超声原理及生物医学工程应用

生物医学超声学

第二版

牛金海 编著

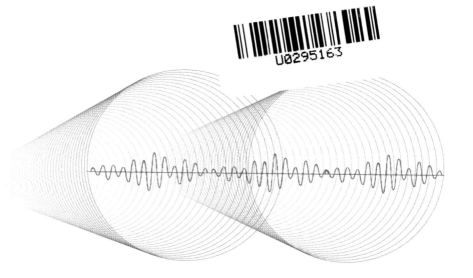

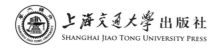 上海交通大学出版社
SHANGHAI JIAO TONG UNIVERSITY PRESS

内容提要

本书内容主要包括超声物理基础，压电效应及换能器技术，超声成像原理及诊断技术，高强度聚焦超声及其他超声治疗技术，医学超声实验，医学超声的最新进展等。每章配置了一定量的思考与练习题，以帮助读者巩固书中的内容并提高分析和解决问题的能力。为配合双语教学，本书保留了关键专业词汇的中英文对照。

本书的特点是在注重基本概念、基本原理、基本方法的同时，兼顾一定的工程技术实用性，如包含声场的数值模拟，超声图像的 C 语言程序处理，超声波发射电路原理，换能器的匹配技术等。本书适合医学超声以及相关领域的本科生作教材，也可供该领域的研究生、科研及工程技术工作者参考。

图书在版编目(CIP)数据

超声原理及生物医学工程应用：生物医学超声学／
牛金海编著. —2 版. —上海：上海交通大学出版社，
2020
ISBN 978-7-313-22836-9

Ⅰ.①超… Ⅱ.①牛… Ⅲ.①生物医学工程－超声学
－高等学校－教材 Ⅳ.①R318②R312

中国版本图书馆 CIP 数据核字(2020)第 013166 号

超声原理及生物医学工程应用：生物医学超声学(第二版)
CHAOSHENG YUANLI JI SHENGWU YIXUE GONGCHENG YINGYONG：
SHENGWU YIXUE CHAOSHENGXUE (DIERBAN)

编　　著：牛金海				
出版发行：上海交通大学出版社		地　　址：上海市番禺路 951 号	
邮政编码：200030		电　　话：021-64071208	
印　　制：上海盛通时代印刷有限公司		经　　销：全国新华书店	
开　　本：787 mm×1092 mm　1/16		印　　张：19.25	
字　　数：479 千字		插　　页：4	
版　　次：2017 年 1 月第 1 版　2020 年 4 月第 2 版		印　　次：2020 年 4 月第 4 次印刷	
书　　号：ISBN 978-7-313-22836-9			
定　　价：56.00 元			

第二版前言

　　本书第二版修订了第一版中的错误,充实了部分内容,如(1)换能器晶片的厚度通常取1/2波长的解读,(2)换能器 6 个特征频率的解读,(3)声光衍射测量声场,(4)新增了部分综合思考题,(5)增加了部分参考文献,(6)修订了实验课内容,部分实验内容参考了美国密西根大学 J. Brian Fowlkes 教授给出的示例,在此表示感谢。如对本书有建议请联系作者牛老师 13651621236,微信: NIU-OXFORD。

编者

2019.9

第一版前言

　　生物医学超声学是一门综合性课程,涉及数学、物理、材料、工程、计算机、微电子、医学和生物学等多门学科领域。经过近百年的发展,生物医学超声学已非常成熟,在临床取得广泛应用,同时新的研究方向与应用领域不断开拓。医学超声学是生物医学工程学科的重要分支。超声在该学科领域的应用非常广泛,主要包括诊断、治疗、理疗、制药、美容等。

　　目前,关于生物医学超声的参考书很多;但是从教十年多来,一直很难找到一本非常适合本科生的教材。这也是编者下定决心编写本书的主要原因之一。本书的内容主要包括超声物理基础,压电效应与换能器技术,超声成像诊断原理,超声治疗技术,医学超声实验,医学超声的最新进展等。每章都配置了一定量的思考与练习题,以帮助读者巩固书中的内容,并提高分析和解决问题的能力。为配合双语教学,本书保留了关键专业词汇的中英文对照。本书提供电子课件 PPT,声场仿真 Matlab 源代码,超声图像处理 C 语言代码等内容的下载,请访问上海交通大学出版社网站(http://www.jiaodapress.com.cn)"资源下载"专栏,搜索本书书名即可获得下载资料。

　　本书的特点是在注重基本概念、基本原理、基本方法的同时,兼顾一定的工程技术实用性,如包含声场的数值模拟,超声图像的 C 语言程序处理,超声波发射电路原理,换能器的匹配技术等。本书适合医学超声以及相关领域的本科生作为教材,也可供该领域的研究生、科研及工程技术工作者参考。

　　由于编者水平有限以及时间紧迫,书中存在的问题甚至错误恳请指正,以便再版时更正。此外,本书编写过程中,参考了前辈、同行以及互联网上的大量资料,编者尽可能给出参考文献的出处,若有遗漏,敬请谅解。

2006—2016 十年期间选修《医学超声基础》和在我们课题组开展科研项目的本科生与研究生,参与了本课程建设,在此一并感谢同学们为本书做出的贡献。感谢上海交通大学生物医学工程学院的退休教师以及同事,在我编写此书时给我的支持与帮助,也感谢上海交通大学出版基金的资助以及上海交通大学出版社的大力支持。

本书在生物组织超声散射,数字 B 超硬件实现,医学超声最新进展等方面的内容仍有所欠缺,由于时间与篇幅等原因所限,我们期望再版时,能在这方面有所改进。

谨以此书献给我的导师王鸿樟先生,王老师是国内医学超声领域的前辈。让我们一起努力,为医学超声学科的发展尽自己的微薄之力。

2018.8

编者

目　录

第 3 章　压电效应与压电振子　67

第 4 章　超声换能器　91

第1章 超声及医学应用

1.1 医学超声

声波(sound wave,acoustic wave)是声音的传播形式,是一种周期性的声压力的传播。声波是一种机械波,由物体(声源)振动产生,声波传播的空间称为声场。由于气体和液体不能承受剪切应力,在气体和液体介质中只能传播纵波,但在固体介质中可以混有横波。声波可以理解为介质偏离平衡态的小扰动的传播。这个传播过程只是能量的传递过程,而不发生质量的传递。如果扰动量比较小,则声波的传递满足经典的波动方程,是线性波。如扰动很大,则不满足线性的声波方程,会出现波的色散,产生激波,这时需要用非线性声学理论解释。

人耳可以听到的声波的频率一般为 20~20 000 Hz(赫兹)。频率小于 20 Hz 的声波称为次声波。次声波不容易衰减,不易被水和空气吸收。次声波的波长往往很长,因此能绕开某些大型障碍物发生衍射。1883 年 8 月,南苏门答腊岛和爪哇岛之间的克拉卡托火山爆发,产生的次声波绕地球 3 圈,全长十多万千米,历时 108 小时。1961 年,苏联在北极圈内新地岛进行核试验激起的次声波绕地球转了 5 圈。某些频率的次声波由于与人体器官的振动频率相近甚至相同,容易与人体器官产生共振,对人体有很强的伤害性,危险时可致人死亡。如 4~8 Hz 的次声能在人的腹腔内产生共振,可使心脏出现强烈共振以及肺壁受损。地震、海啸、核爆等都可能产生次声波。

频率高于 20 kHz 的声波为超声波(ultrasound),其频率高于人耳听觉上限。人耳的听觉频率上限因人而异,一般认为健康成年人的听觉频率上限是 20 kHz。超声的应用非常广泛,典型的应用是用超声辐照介质,接收介质回波信号,从回波中获取其内部的信息。回波信号包含可以揭示介质内部结构的细节,此外超声也被动物(如蝙蝠)利用进行捕食。超声最为熟知的应用是超声成像,例如,用来产生子宫内胎儿的影像,如图 1-1 所示。

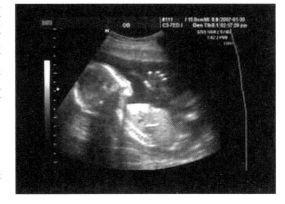

图 1-1 子宫内的胎儿超声影像

超声波的特点:

(1)相对于频率较低的声波,超声波的方向性强,能量更易于集中。

(2)携带能量高。在波幅相等的情况下,超声波携带的能量与频率的平方成正比。

(3)穿透力强。超声波能在各种不同媒质中传播,相对于电磁波,在水中传播距离远,这也是水下探测和通信采用超声波的主要原因;通常情况下,电磁波在大气中的衰减仅为 $1.5\sim3$ dB/Mm(分贝/兆米),而在海水中的衰减是 $0.2\sim10$ dB/m。如果是 10 kHz 的甚低频电磁波在海水中传播,其衰减是 3 dB/m,即每传播 1 m,其功率衰减一半,幅度衰减到原来的 0.7。1 MHz 的超声波在水中的衰减系数约为 0.2 dB/m。

(4) 超声波具有反射、折射、衍射、散射等传播特性。作为波动形式,超声回波承载着被测物的信息,可用作探测及诊断;作为能量形式,当其强度超过一定值时,可与受体媒质相互作用,影响、改变或者破坏后者的状态、性质及结构,用于理疗、治疗、焊接、切割等。

医学超声(medical ultrasound)学是研究超声作用于生物体的规律并加以利用,达到诊断、治疗和保健等目的的一门学科。包括超声诊断学(ultrasound diagnostics)、超声治疗(ultrasound therapy)和生物医学超声工程(biomedical ultrasound engineering)等,其理论基础是振动与波。不同频率超声波的应用如图 1-2 所示。

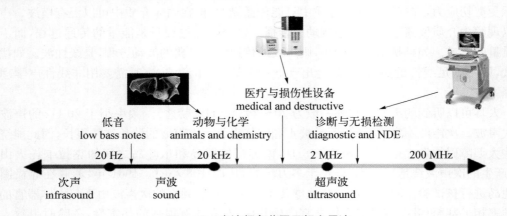

图 1-2　声波频率范围及相应用途

由图 1-2 可以看出,诊断超声常采用较高频率,以提高分辨率;而治疗超声,频率相对较低,以降低能量的衰减。

1.2　医学超声发展简史

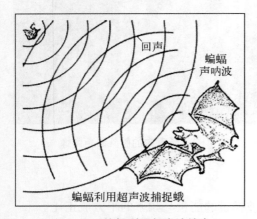

图 1-3　蝙蝠利用超声波捕食

超声研究是一门古老的学问,早在 1794 年,Lazzaro Spallanzani 证实蝙蝠夜间导航能力取决于频率高于人耳响应范围的声波(即超声波)的回音(见图1-3);在 1876 年,Galton 通过其所发明的高尔顿哨子(Galton whistle)产生超声(见图 1-4)。

• 1877 年,Lord Rayleigh 出版"声学理论"(*The Theory of Sound*)首次以数学方程的形式描述声波,构建未来实用声学的基础。

• 1880 年,Pierre Curie 和 Jacques Curie 发现电压(electrical voltage)与某些晶体材料(crystalline material)所受压力有关,即在石英晶体上施加机

械压力会产生电压,这是制造现代超声换能器的突破。

• 1915 年,Paul Langevin 发明水听器(hydrophone)监测冰山,是第一个换能器,一战中用于监测潜艇,是超声史上重要的一步。

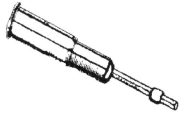

图 1-4 可产生超声的高尔顿哨子

• 1930 年,Karl Dussik 首次使用超声图像(ultrasound picture)诊断脑肿瘤,该过程称为"hyperphonography"。这是超声成像(ultrasound imaging)的开始。

• 1942 年,Dussik 和 Firestone 首先把工业超声探伤原理用于医学诊断,用连续超声波诊断颅脑疾病。1945 年,A. Firestone 制成 A 型脉冲超声检测仪(见图 1-5 和图 1-6)。

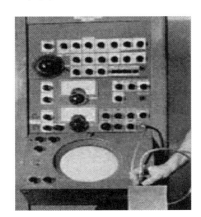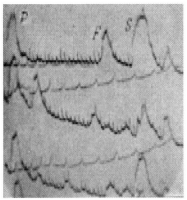

图 1-5 Firestone 制成 A 型脉冲超声检测仪

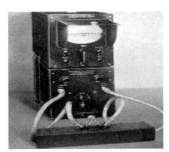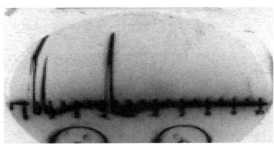

图 1-6 Donald 等发明的 A 型超声

• 1949 年,第一次国际超声医学会议召开,促进了医学超声的发展。

• 1949 年,John Wild 首次使用超声评估肠组织厚度,被后人称为"医学超声之父"。John Wild 和 John Reid 修订医疗成像设备标准,生产手持 B 型扫描仪从不同角度观测乳腺瘤,生产出第一台乳房超声装置。

• 1950 年,Ian Donald 发明并改进众多用于检测怀孕和婴儿发育方面的设备,其中有 B 型扫描仪(B-mode scanner),因而他被称为产科超声(obstetric ultrasound)之父。

• 1953 年,Inge Edler 和 Carl Hellmuth Hertz 在其儿子身上使用医学超声;Kockums 首次用超声成功测量了心脏活动。

● 1955 年，Jafre 发现锆钛酸铅压电材料 lead zirconate titanate(PZT)，这种人造压电材料性能良好，易于制造，极大地促进了工业和医用超声技术的进一步发展。

● 1958 年，Hertz 等首先用脉冲回声法诊断心脏疾病，开始出现"超声心脏图描记法"。现在称为"超声心动图描记法"，亦即"M 型超声心动图"。

● 1963 年，Richard Scldner 设计首台二维实时扫描仪(2D real-time scanner)Vidoson (见图 1－7)。

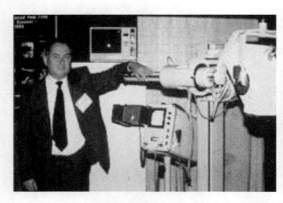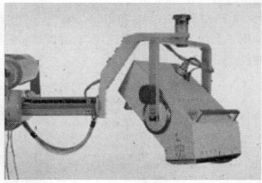

图 1－7　Richard Scldner 以及设计的首台二维实时扫描仪(Vidoson)

● 1976 年，Tom Brown 开发世界首台三维超声扫描仪(见图 1－8)。

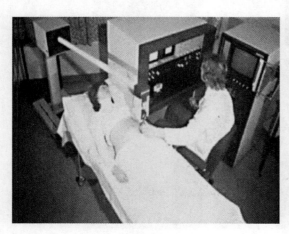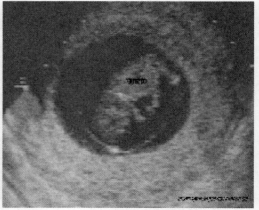

图 1－8　Tom Brown 开发世界首台三维超声扫描仪

● 20 世纪 70 年代中期，静态扫描仪(static scanner)获得空前进步，开发了线阵实时系统(linear array real-time system)，随后又进行了诸多技术的改进。

● 20 世纪 70 年代后期，微型计算机在超声诊断仪器中得到使用，如探头的扫描、图像的数字扫描转换 DSC、图像的数字扫描处理 DSP、仪器操作的程序控制、各种功能的自动检测与显示等。DSC 和 DSP 的出现使医学超声仪器向高度技术性能迈进了一大步。

● 20 世纪 80 年代以后，超声诊断仪日趋精密化、自动化、综合化、多功能化，三维立体技术诞生，彩色 Doppler 超声显像仪出现；超声诊断技术由于具有无痛、无损、无离子辐射和可重复检查等一系列优点，当前已经与 X 射线、核医学、核磁共振并列为四大医学成像技术。

国内的医学超声发展起步相对较晚。1958 年,上海市第六人民医院与上海第一、第二医科大学研究人员合作成立了上海超声医学应用研究小组,为超声诊断的开始;1959 年 7 月,第一届全国超声会议在武汉召开;1960 年,上海医科大学中山医院制作了最早的 B 型扫描仪;1961 年 7 月,《超声诊断学》出版,是中国第一本有关超声的著作;1984 年,中国超声医学研究会成立;1985 年正式发布官方刊物为"中国超声医学杂志(Journal of Chinese Association of Ultrasound in Medicine and Engineering)",协会更名为中国超声医学工程学会;1988 年,王新房、周永昌、郭万学、徐智章及冯若获世界超声医学与生物学联合会所颁"医学超声历史先锋奖"。20 世纪 80 年代末到 90 年代,上海交通大学生物医学工程的王鸿樟教授最早开始超声热疗方向的研究。

20 世纪 80 年代初,超声体外机械波碎石术和超声外科,成为结石症治疗史上的重大突破,如今已在国际范围内推广应用。高强度聚焦超声无创外科,已使超声治疗在当代医疗技术中占据重要位置;高强度聚焦超声(high intensity focused ultrasound,HIFU)被誉为是 21 世纪治疗肿瘤的最新技术。

1.3 超声的应用

超声波广泛运用于诊断学、治疗学、工程学、生物学,军事等领域。① 工程学方面的应用:水下定位与通信、地下资源勘查、水下地貌探测、超声清洗、切割、探测鱼群等;② 生物学方面的应用:剪切大分子、生物工程及处理种子等;③ 诊断学方面的应用:A 型、B 型、M 型、D 型彩超等;④ 治疗学方面的应用:理疗、治癌、外科、体外碎石、牙科等;⑤ 军事方面的应用:水下声呐导航、侦察敌舰、清扫敌布水雷等。

1.3.1 超声波在医学上的应用

1. 物理原理

超声波在声阻抗率不同的两层组织界面处传播,会发生反射,回波信号中包含界面的位置、形状、软硬(相对于超声波)等信息,探头(换能器)接收回波信号,经过处理可以形成反映介质内部细节的超声图像(见图 1-9)。

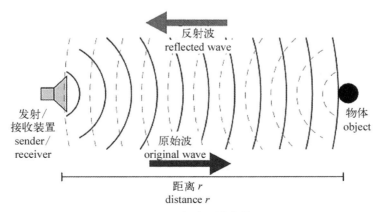

图 1-9 超声回波定位

2. 三种基本扫描方式与诊断仪

1) A 型超声

探头以固定位置和方向对人体发射并接收超声波,声束不进行扫查。超声在人体内传播时,遇到声特性阻抗不同的界面,产生反射,探头接收到反射回波,将其转换为电信号,经处理后送示波器显示。A 型超声诊断仪属于幅度调制显示型,是最早用于临床诊断的一种诊断仪,其原理如图 1-10 所示。

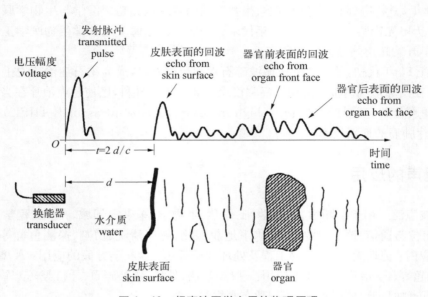

图 1-10   超声波医学应用的物理原理

2) B 型超声

B 型超声在 A 型的基础上发展而来,将 A 型超声的扫描线在一个平面上扫描扩展,并将幅度调制映射为辉度调制,形成一幅二维图像,即为 B 超成像的原理。B 型超声广泛应用于妇产科、心内科等。超声诊断技术主要用于体内液性、实质性组织的诊断,对于骨组织、充满气体的脏器(如肺)以及被它们遮挡的脏器不适合探及(见图 1-11)。

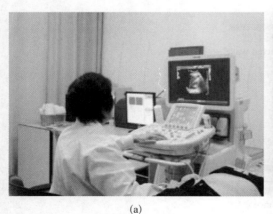
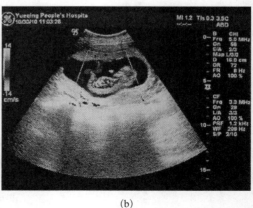

(a)   (b)

图 1-11   临床检查场景(a)以及 12 周的胎儿超声图像(b)

3）M 型超声

M 超也是在 A 超的基础上发展而来,将 A 超的扫描线在时间上扩展,并将幅度调制映射为辉度调制,即形成 M 超。M 超可以获得回波随时间的变化,进而观察记录到脏器(心脏)随时间变化,主要用于心脏疾病的诊断。M 超使用时把探头固定在心脏某一部位,由于心脏有节律地搏动,心脏各层组织与探头的距离也随之改变,在屏幕上仅出现随心脏搏动而上下摆动的一系列光点。在水平慢扫描电压作用下,上下摆动的光点自左向右移动,屏幕上就显示出心脏各层组织在心脏搏动过程中的活动曲线,称之为超声心动图。超声心动图有别于心电图,超声心动图是心脏各组织物理运动的真实反映,而心电图是心脏运动过程中释放出的微弱电信号的记录,两者可以相互补充,综合诊断心脏疾病(见图 1 - 12)。

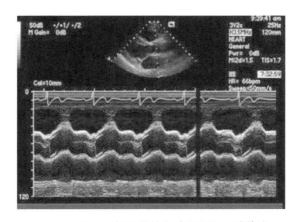

图 1 - 12 M 超记录的心脏各组织运动轨迹

3. 多普勒超声与血流速度测量

多普勒超声利用了多普勒效应,通过检测回波的多普勒频移获取血流的速度、方向等信息。目前有脉冲式多普勒、连续式多普勒及彩色多普勒血流显像等,其中脉冲式多普勒应用最广。多普勒超声是在二维超声心动图定位情况下,利用多普勒原理,采用电子技术,实时显示心脏或大血管内某一点一定容积(SV)血流的频谱图,是一种无创检查心内分流和反流的技术。连续式多普勒可连续发射超声波,因此具有测量高速血流的能力,对于定量分析心血管系统中的狭窄、反流和分流性病变,有其明显的优势。多普勒超声中的三基色为红、绿、蓝;红色表示血流朝向探头;蓝色表示背向探头;湍流显示为绿色;正向湍流为黄色;反向湍流接近深蓝色(见图 1 - 13)。

4. 超声介入检查与治疗

超声介入检查与治疗作为超声医学的一个重要组成部分,在临床诊断和治疗中发挥着不可替代的作用。超声介入检查与治疗不仅指在超声引导下的各种穿刺、引流的诊断治疗技术,实际上还包括术中超声、超声造影(CEUS)、经腔超声内窥镜技术、超声碎石机、超声手术抽吸器等。下面以 B 超引导的羊水穿刺为例加以介绍。羊水穿刺检查是产前诊断的一种方法。一般适合中期妊娠的产前诊断。做产前诊断最佳穿刺抽取羊水时间是妊娠16～24 周。因为这时胎儿小,羊水相对较多,胎儿漂在羊水中,周围有较宽的羊水带,用针穿刺抽取羊水时,不易刺伤胎儿,抽取 20 ml 羊水,只占羊水总量的 1/20～1/12,不会引起子宫腔

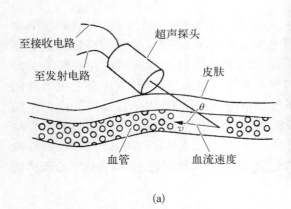

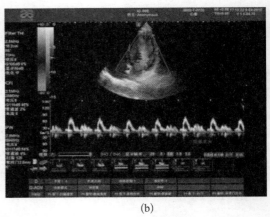

(a)   (b)

图 1-13　超声多普勒测血流示意图(a)以及实测图(b)(见附页彩图)

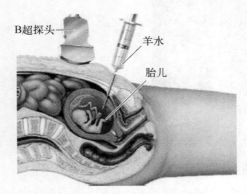

图 1-14　B超引导的羊水穿刺

骤然变小而流产,而且这个时期羊水中的活力细胞比例最大,细胞培养成活率高,可供制片、染色,用作胎儿染色体核型分析、染色体遗传病诊断和性别判定,也可用羊水细胞 DNA 做出基因病诊断、代谢病诊断。测定羊水中甲胎蛋白,还可诊断胎儿开放性神经管畸形等。妊娠晚期,羊水穿刺检查可测定血型、胆红素、卵磷脂、鞘磷脂、胎盘泌乳素等,了解有无母儿血型不合、溶血、胎儿肺成熟度、皮肤成熟度、胎盘功能等(见图1-14)。

此外,超声波在治疗方面也有广泛应用,比如超声手术刀、超声理疗、高强度聚焦超声(HIFU)、超声碎石、超声美容等,其中高强度聚焦超声最为引人注意。

1.3.2　超声波在其他领域的应用

1. 超声波制药

(1)注射用医药物质的分散——将磷脂类与胆固醇混合,用适当方法与药物混合在水溶液中,经超声分散,可以得到更小粒子(0.1 μm 左右)供静脉注射。

(2)草药提取——利用超声分散破坏植物组织,加速溶剂穿透组织作用,提高中草药有效成分提取率。如金鸡纳树皮中全部生物碱用一般方法浸出需 5 小时以上,采用超声分散只要半小时即可完成。

(3)制备混悬剂——在超声空化和强烈搅拌下,将一种固体药物分散在含有表面活性剂的水溶液中,可以形成 1 μm 左右口服或静脉注射混悬剂。例"静注喜树碱混悬剂""肝脏造影剂"和"硫酸钡混悬剂"。

(4)制备疫苗——将细胞或病毒借助于超声分散将其杀死以后,再用适当方法制成疫苗。

2. 超声波对化妆品的分散

为了更进一步提取药物精华和粒子微细化,并节约生产成本,达到分散、乳化效果,使化妆品更深入渗透到肌肤里层,让肌肤很好地吸收,发挥药物的效力和作用,采用超声波乳化可达到非常理想的效果。采用超声分散,则不需要使用乳化剂,就能使蜡及石蜡乳化、化妆水等油的微粒子分散。石蜡在水中分散的粒子直径可达 1 μm 以下。

3. 超声波对酒的醇化——催陈技术

一瓶美酒以它的酒味醇厚、绵软柔和、芳香浓郁为人们所青睐,人们常用陈年老酒来形容酒的珍贵,一瓶 20 世纪的陈酒,标价几万元,其价格的含义在于时间的存放上。酒的主要控制因素是化学变化即酸的形成,并进一步酯化,酯参与乙醇和水的缔合。刚出厂的酒含有戊醇,有辛辣味,这种气味要经过很长时间才能化解,这个缓慢变化称酒的醇化。用功率 1.6 kW、频率 17.5～22 kHz 的超声波处理 5～10 min,可使酒的老熟时间缩短1/3 到 1/2。

4. 超声波清洗

超声波清洗机由超声波发生器发出的高频振荡信号,通过换能器转换成高频机械振荡而传播到介质,清洗溶剂中超声波在清洗液中疏密相间地向前辐射,使液体流动而产生数以万计的微小气泡,存在于液体中的微小气泡在声场的作用下振动,当声压达到一定值时,气泡迅速增大,然后突然闭合,在气泡闭合时产生冲击波,在其周围产生上千个大气压,破坏不溶性污物而使它们分散于清洗液中,当团体粒子被油污裹着而黏附在清洗件表面时,油被乳化,固体粒子及时脱离,从而达到清洗件净化的目的。超声波清洗是基于空化作用,即在清洗液中快速形成无数气泡并迅速内爆。由此产生的冲击将浸没在清洗液中的工件内外表面的污物剥落下来。随着超声频率的提高,气泡数量增加而爆破冲击力减弱,因此,高频超声特别适用于小颗粒污垢的清洗而不破坏其工件表面。

5. 军事应用

在深海的潜艇上,都装有人称水下侦察兵的声呐系统。它是水下导航、通信、侦察敌舰、清扫敌布水雷不可缺少的设备(见图 1-15)。

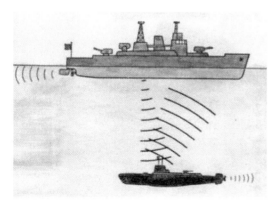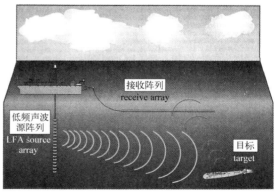

图 1-15　水下声呐通信与军事侦察

6. 其他

超声在纳米材料制备、电子行业、机电行业、轻纺行业、表面处理行业、磷化处理、铁路段修领域、军事装备领域、电镀、喷涂前工艺等行业领域中都有自己的一席之地。在这里就不一一赘述了。超声波的应用非常广泛,表 1-1 对其进行归纳分类。

表 1-1　超声应用分类

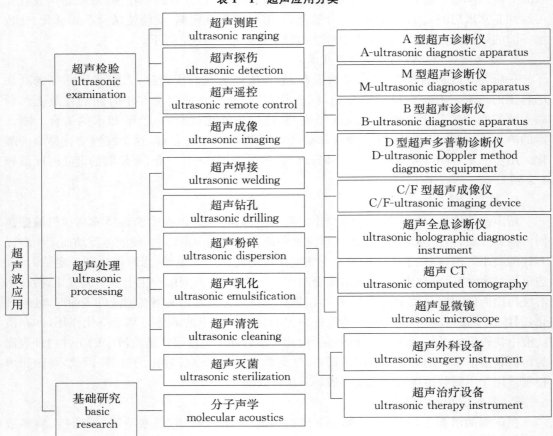

思考与练习题

1. 次声波有什么特点?

2. 波动分哪几类? 引力波是独立的一类吗?

3. 什么是超声波? 与无线电波相比,超声波有哪些特点?

4. 超声波在生物医学工程领域有哪些主要应用(诊断和治疗)?

5. 超声波在空气中衰减很严重,而在水中可以很好地传播。这正是跟踪飞机需要用电磁波的雷达,而在水下跟踪潜艇则使用声呐的原因。但是,为什么蝙蝠却可以在空气中用超声波来定位,并捕食呢?

6. 超声应用与其频率有什么关系? 如何理解?

7. 相对于其他频段的声波,简述超声波的特点与应用。

8. 体检做 B 超检查过程中,给腹部涂抹的一层类似胶水的液体是什么? 起什么作用?

9. 彩色多普勒测血流,其中的不同颜色代表什么?

10. 超声心动图与心电图是有什么不同?

第 2 章　超声物理基础

2.1　超声波的基本概念

2.1.1　机械振动与机械波

1. 机械振动

物体沿直线或者曲线在某一平衡位置附近做往复周期性的运动,称为机械振动
(mechanical vibration)。日常生活中常见的振动如图 2 - 1 所示。(还有哪些机械振动?)

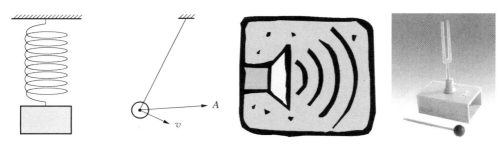

图 2 - 1　常见的振动(弹簧、单摆、喇叭、音叉)

描述振动的参数:

(1) 周期 T:指事物在运动、变化过程中,其某些特征会多次重复出现,这种运动称为周
期运动,其运动特征第一次出现至下次出现的这段时间称为一个"周期",单位为秒,记作 s。

(2) 频率 f:指单位时间内完成周期性变化的次数,单位为赫兹,记作 Hz,周期与频率
的关系为 $T = 1/f$。

(3) 相位 θ:相位指的是某一时刻,描述振动的参量在一个周期中的位置,单位是角度。
两个频率和幅度相同的振动可以用相位来区别。如图 2 - 2(a)所示,弹簧振子的初始位置
为 O,其围绕 O 点在 A 与 A' 两点之间做周期运动,如果 $t = 0$ 时,质点在 O 点,那么质点离
开 O 点的距离随时间的变化如图 2 - 2(b)所示。如果 $t=0$ 时,质点在 A 点,那么质点离开
O 点的距离随时间的变化如图 2 - 2(c)所示,我们说这时它的相位比图(b)超前 90°。如果
$t=0$ 时,质点在 A' 点,那么质点离开 O 点的距离随时间的变化如图 2 - 2(d)所示。我们说
这时它的相位比图 2 - 2(b)落后 90°。

2. 机械波

振动的传播过程称为波动。波动分为机械波(mechanical wave)以及电磁波(还有引力
波),声波属于机械波。机械振动在弹性介质中的传播过程,称为机械波;交变电磁场在空间
的传播过程,称为电磁波。产生机械波动首先要有波源,它的振动系统激发波动,其次要有

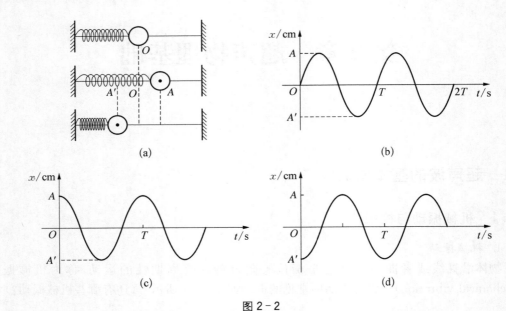

图 2-2

(a) 弹簧振子　(b) 振子起始在平衡位置　(c) 相位超前 90°　(d) 相位落后 90°

能够传播波动的介质。只有通过介质中质点间的相互作用，才能把机械振动向外传播出去。振动和波动的关系十分密切，振动是产生波动的根源，波动是振动的传播。产生机械波具备以下两个条件：① 要有做机械振动的波源；② 要有能传播机械振动的弹性介质。

3. 波长、频率、波速(见图 2-3、图 2-4)

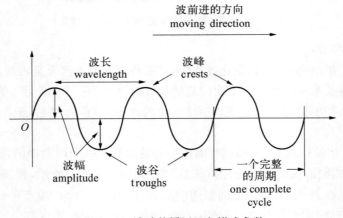

图 2-3　波动传播以及各描述参数

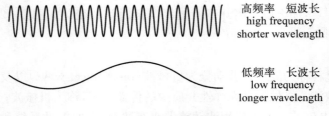

图 2-4　高频波与低频波

（1）波长：同一波线上振动相位相同的相邻两质点间的距离，称为波长，用 λ 表示。波源或介质中任意一质点完成一次全振动，波动正好前进一个波长的距离。波长的单位通常为毫米（mm）、米（m）。

（2）频率：波动过程中任一给定点在 1 s 内所通过的完整波的个数，称为波动频率，用 f 表示，单位为 Hz。

（3）波速：单位时间内波动形式所传播的距离称为波速，用 c 表示。常用单位为米/秒（m/s）或千米/秒（km/s）。波速、波长和频率的关系为 $c = \lambda f$。

2.1.2　超声波的分类

1. 根据质点的振动方向

（1）纵波：质点的振动方向与波的传播方向相同。凡是能承受拉伸或者压缩应力的介质都可以传播纵波，固体可以承受拉伸应力所以可以传播纵波；虽然液体或者气体不能承受拉伸应力，但是可以承受压缩应力，所以也可以传播纵波。

（2）横波：振动方向与波的传播方向垂直。只有固体才能承受剪切应力[①]，如图 2-5 所示，液体与气体不能承受剪切应力，所以只有固体才能传播横波，气体与液体不能传播横波（见图 2-6、图 2-7）。

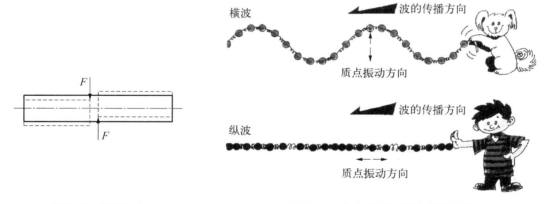

图 2-5　剪切应力　　　　　　　図 2-6　产生横波和纵波的示意图

（3）表面波：介质表面质点做椭圆运动，椭圆的长轴垂直于波的传播方向，短轴平行于波的传播方向；当介质表面受到交变应力作用时，沿介质表面传播的波称为表面波，表面波是瑞利最早提出的，也叫瑞利波。图 2-8 给出表面波与正弦波的比较，以及表面波的产生。

（4）板波：比较复杂，感兴趣的读者可以查阅相关参考书。

2. 根据波面分类，波阵面的形状（见图 2-9）

（1）平面波：波源为一个平面，振幅与传播距离无关。

----

①　概念：什么是剪切力？"剪切"是在一对相距很近、大小相同、指向相反的横向外力（即平行于作用面的力）作用下，材料的横截面沿该外力作用方向发生的相对错动变形现象。能够使材料产生剪切变形的力称为剪力或剪切力。发生剪切变形的截面称为剪切面。判断是否"剪切"的关键是材料的横截面是否发生相对错动。

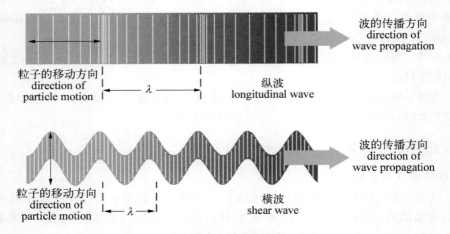

图2-7　横波和纵波传播与质点振动方向

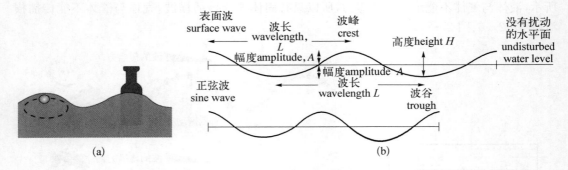

图2-8　表面波形成(a)以及与正弦波的比较(b)

（2）柱面波：波源为一条直线，振幅与传播距离的平方根成反比。

（3）球面波：波源为一个点，振幅与传播距离成反比。

对于平面换能器发射的声场，近场可以近似为平面波，远场近似为球面波。

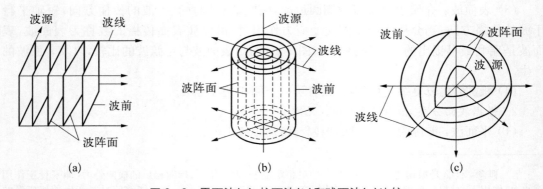

图2-9　平面波(a)、柱面波(b)和球面波(c)比较

3. 根据振动持续时间

(1) 连续波：振源连续不断振动，辐射发出的波为连续波。

(2) 脉冲波：振源振动时间很短，时断时续，间隙辐射的波为脉冲波(见图 2 - 10)。

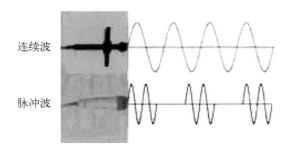

连续波

脉冲波

图 2 - 10　脉冲波与连续波

2.1.3　超声波的传播速度

超声波在介质中的传播速度与介质的弹性模量和介质的密度有关，对于一定的介质，弹性模量与密度为常数，所以声速也是常数。不同介质中的声速不同。

1. 固体中的声速

固体介质不仅可以传播纵波，也可以传播横波与表面波；不同类型的波(横波、纵波、表面波)在固体介质中的速度不同；弹性模量越大，密度越小，声速越大；对于同一介质，纵波声速最大，横波声速次之，表面波声速最小。

纵波声速为
$$c_l = \sqrt{\frac{E}{\rho}}\sqrt{\frac{1-\lambda}{(1+\lambda)(1-2\lambda)}} \qquad (2-1)$$

横波声速为
$$c_s = \sqrt{\frac{G}{\rho}} = \sqrt{\frac{E}{\rho}}\sqrt{\frac{1}{2(1+\lambda)}} \qquad (2-2)$$

表面波声速为
$$c_u = \frac{0.87+1.12\lambda}{1+\lambda}\sqrt{\frac{G}{\rho}} \qquad (2-3)$$

式中：E 是介质的杨氏弹性模量，表示介质承受的拉应力与相对伸缩之比；ρ 是介质密度；G 是介质的弹性切变模量，λ 是介质的泊松比。关于这方面的详细内容，可以参考《弹性力学》相关内容。

2. 液体与气体中的声速

液体与气体介质中只能传播纵波，原因是液体与气体只能承受压缩应力，而不能承受剪切应力；液体和气体中的声速为

$$c_l = \sqrt{\frac{B}{\rho}} \qquad (2-4)$$

式中：B 为液体、气体介质的容变弹性模量，表示产生单位容积相对变化量所需压强；ρ 为液体、气体介质的密度。

3. 液体与气体中声速随温度的变化(见表 2-1)

表 2-1   不同温度下水中的声速

温度/℃	10	20	25	30	40	50	60	70	80
声速/(m/s)	1 448	1 488	1 497	1 510	1 530	1 544	1 552	1 555	1 564

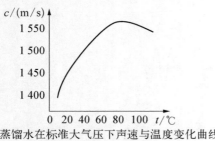

蒸馏水在标准大气压下声速与温度变化曲线

图 2-11   水中声速随温度的变化

超声波在水中的传播速度与温度的关系为 $C_0 = 1\,402 + 5.01t - 0.055t^2 + 0.000\,22t^3$ (m/s),式中,1 402 m/s 是 0℃时声速,一般说来,每升高 1℃时水中声速增加约 5.01 m/s。图 2-11 画出了水中声速与温度的关系,t 是温度。利用声速与温度的关系,可以无损检测组织内部的温度。表 2-2 给出不同生物组织的声速。

表 2-2   不同人体组织中的声速

人体组织和体液的声速		
Tissue	组织	声速 c/(m/s)
Liver	肝脏	1 578
Kidney	肾脏	1 560
Amniotic fluid	羊水	1 534
Fat	脂肪	1 430
Average tissue	组织的平均声速	1 540
Water	水	1 480
Bone	骨	3 190~3 406
Air	空气	333

2.1.4　超声波的叠加、干涉、绕射

1. 叠加原理(superposition principle)

当几列波在同一介质中传播相遇的时候,相遇点的介质的振动是各列波引起的分振动的合成,任一时刻该质点的位移是各列波引起的位移的矢量和。相遇后各列波仍然保持它们各自原有的特性,频率、波长、振幅、振动方向等不变,表现出波的独立性,如图 2-12 所示。

2. 波的干涉(interference of wave)(见图 2-13)

频率相同、振动方向相同、相位相同或者相位差恒定的波相遇时,由于波的叠加原理,会使某些位置的振动加强,另外一些位置的振动减弱或者完全抵消,称为波的干涉。复杂声源的声场可以看作是组成复杂声源的各子声源独立产生声场干涉叠加的结果。

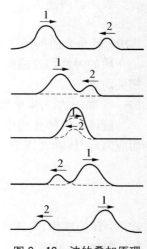

图 2-12   波的叠加原理

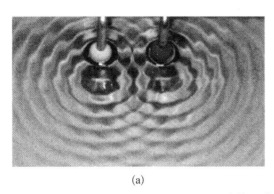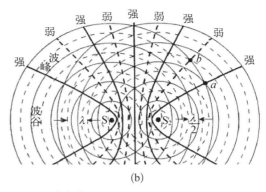

(a)   (b)

图 2-13 波的干涉(a)以及干涉条纹(b)

3. 驻波(standing wave)

波在介质中传播时其波形不断向前推进,故称行波;但是,频率和振幅均相同、振动方向一致、传播方向相反的两列波叠加后形成的波,其波形并不向前推进,故称驻波。我们知道,两列沿相反方向行进的平面波可以分别表示为

$$p_i = p_{ia} e^{j(wt-kx)} \tag{2-5}$$

$$p_r = p_{ra} e^{j(wt+kx)} \tag{2-6}$$

根据叠加原理,合成波的表达式为

$$p = p_i + p_r = 2p_{ra}\cos(kx)e^{jwt} + (p_{ia} - p_{ra})e^{j(wt-kx)} \tag{2-7}$$

可见合成声场由两部分组成,第一项代表驻波场,各个位置的质点都做同相位振动,但是振幅大小却随位置而异,当 x 为 1/2 波长的整数倍时,声压振幅最大,称为声压波腹,当 x 等于 1/4 波长的奇数倍时,声压振幅为 0,称之为声压的波节,如图 2-14 所示。第二项代表 x 方向行进的平面行波,其振幅为原先两列波的振幅之差;如果两列波的幅度相同,这一项为 0。

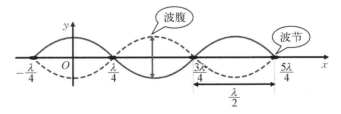

图 2-14 驻波(y 轴表示声压)

当入射波遇到介质边界时产生反射,入射波与反射波在空间叠加可形成驻波,由式(2-7)分析可以得出,合成的声压振幅将随着位置的变化出现极大值和极小值。特别是当反射波的振幅与入射波的振幅非常接近时,式中的第二项近似为 0,忽略不计,只剩下第一项,这时合成的声场为一个纯粹的"驻波",有时也称为定波。

当声波从波疏(声阻抗率 Z 小)介质垂直入射到波密(声阻抗率 Z 大)介质,入射波与反射波的质点振动速度在界面处的相位恰好相反,合成的波的质点振动速度在界面处形成波节;即反射波的质点振动速度在分界处产生的相位跃变,相当于出现了半个波长的波程差,称半波损失,如图 2-15(a)所示。

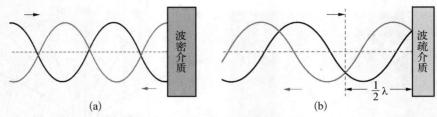

图 2-15   形成驻波时质点振动速度

(a) 波疏→波密   (b) 波密→波疏

在制作换能器时,换能器晶片的厚度通常取波长的二分之一,这是为什么呢?下面给出解释。

当声波从波密介质垂直入射到波疏介质时,入射波与反射波的质点振动速度在界面处的相位时时相同,即反射波质点振动速度在分界处不产生相位跃变,合成的波的质点振动速度在界面处形成波腹,如图 2-15(b)所示。这种情况下形成的驻波,分界面处质点振动形成腹波,意味着介质质点的振幅也是最大;与此同时,在波密介质中距密-疏介质分界面 λ/2 奇数倍处,反射波与入射波的质点振动速度也是同相叠加,形成波腹,但是此处合成波的质点振动速度的方向与密-疏介质分界面处合成波的质点振动速度方向相反,这种情况意味着这两个界面的质点的相对位移最大,即波动能量也将以最大数值由波密介质向两边的波疏介质辐射;只有两个界面的距离为 λ/2 奇数倍是才有上述振动效果,所以在制作换能器时,换能器压电晶片的厚度应该选择声波在换能器介质中波长的二分之一(或者是二分之一波长的奇数倍),该波长对应的频率的整数倍称之为谐波频率,当 $n=1$ 时对应的频率为基频。

4. 波的绕射(diffraction)

波在传播的过程中遇到障碍物时能绕过障碍物继续前进的现象,称为波的绕射或者衍射。衍射的本领与障碍物的尺寸有关。当障碍物的尺寸远远大于波长时,只反射,不衍射;当障碍物的尺寸远远小于波长时,只衍射,不反射;当障碍物的大小与波长相当时,既反射,又衍射。

由此可见,当被测物体的尺寸远远小于探测声波的波长时,由于衍射,导致反射超声信号很弱,无法有效探测被测物。在临床上,这是超声探头所能分辨的最小病灶组织的尺寸为 1/2 波长的物理依据,也是超声脉冲回波设备纵向分辨率的理论极限(见图 2-16)。

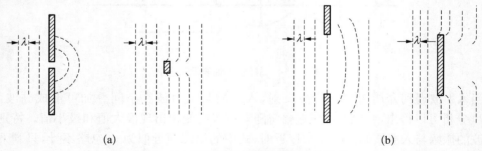

图 2-16   声波衍射与障碍物尺寸的关系

(a) 小孔、小屏障   (b) 大孔、大屏障

2.1.5   超声场的表征值

超声波有良好的指向性,在声波的传播过程中,弹性介质内充满超声能量的空间区域,

即为超声场。超声场具有一定的空间分布。描述超声场的表征值(即物理量)主要有声压、声强和声阻抗率等。声场也称为声束,通常声束是由一个能量集中的主瓣和许多小的旁瓣组成,如图 2-17 所示。

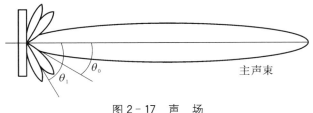

图 2-17　声　场

1. 声压(p)

(1) 声压(sound pressure):声场中,介质中某点的压强与没有声波传播时的静态压强是有差别的。超声场中某一点在某一瞬时所具有的压强 p_1 与没有超声波传播时同一点的静态压强 p_0 之差,称为该点的声压,用 p 表示,单位为 Pa(帕),1 Pa=1 N/m^2。

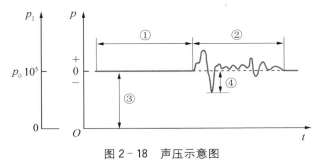

图 2-18　声压示意图
① 无声;② 可闻音;③ 大气压;④ 瞬时声压

声波在空气中传播时形成压缩和稀疏的交替变化,所以压强增值是正负交替的,通常意义上的声压是有效声压,即一定时间间隔 T 内,瞬时声压对时间取均方根值,故实际上有效声压总是正值,表达式如下:

$$p_e = \sqrt{\frac{1}{T}\int_0^T p^2 \mathrm{d}t} \tag{2-8}$$

平面余弦波的声压为

$$p = \rho c A \omega \sin \omega \left(t - \frac{x}{c}\right)$$
$$p_m = \rho c A \omega,\text{其中 } A \text{ 是振源振幅} \tag{2-9}$$

(2) 声压级:表示声压大小的指标,给定声压与参考声压之比的以 10 为底的对数乘以20,以分贝计,声压级计算如下:

$$L_p = 20\lg \frac{p}{p_0} \tag{2-10}$$

式中:L_p 为声压级(dB);p 为声压(Pa);p_0 为基准声压,数值为 2×10^{-5} Pa,该值是对 1 000 Hz 声音人耳刚能听到的最低声压。日常生活中声音的声压和声压级如图 2-19 所示。

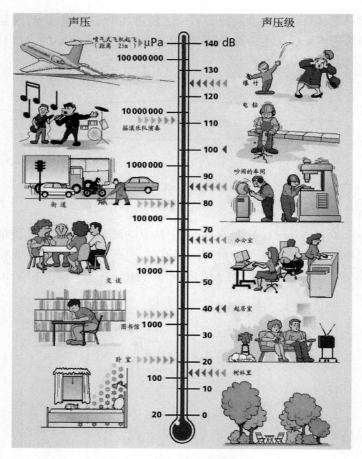

图 2 - 19　日常生活中的声音对应的声压与声压级

2. 声阻抗和声阻抗率

(1) 声阻抗(acoustic impedance)：定义为界面声压与通过该面的声通量之比。

$$Z_a = \frac{p}{U} = \frac{p}{vS} = R_a + jX_a \qquad (2-11)$$

式中：p 是声压；U 是体速度；v 是质点的振动速度；S 为面积；声阻抗以复数表示，包括两个部分，实数部分 R_a 表示声阻，虚数部分 X_a 表示声抗。声阻抗有时候也称为声欧姆。与电路理论类比，声压相当于电压，体速度相当于电流，实部相当于电阻，虚部相当于电抗。声阻表示的是声的能量传递而不是损耗，这一点与电学中的电阻含义不同。声阻抗是衡量介质声学性质的重要参数，但是声阻抗与介质的面积有关，一般情况下我们不用声阻抗这个定义，而是用声阻抗率的定义，声阻抗率是一个与面积无关的量，更能反映介质的声学特性。

(2) 声阻抗率(specific acoustic impedance)Z_s：介质中某点的声压与质点的振动速度之比为声阻抗率。通常表示为小写 z 或者 Z(如果不做特殊说明我们用到的 Z 通常指声阻抗率，而不是声阻抗)。

$$Z_s = \frac{p}{v} = Z \tag{2-12}$$

同理，一般情况下，声阻抗率也是复数，但是对于无衰减的平面波，声阻抗率是一个与频率无关的实数，它等于媒质的密度与声速的乘积。它完全由媒质的性质决定，与位置没有关系，其正负表示传播方向。

$$Z = \frac{p}{v} = \rho c \tag{2-13}$$

通常，在水和生物体软组织等似水介质中，可近似地认为式(2-13)成立。这种情况下，声阻抗率完全由媒质的特性决定，是衡量介质声学性质的重要参数，所以有时候也称声阻抗率为媒质的特性阻抗。在接下来的章节中，将能看到特性声阻抗在声波的传播过程中起着很大的作用，许多超声技术的应用都与特性声阻抗有关。介质的特征声阻抗有两种表示方式：

$$z = \frac{\omega \rho_0}{k} = \rho_0 c \ \text{或} \ z = \rho_0 \left[\frac{1}{\sqrt{\rho_0 K}} \right] = \sqrt{\frac{\rho_0}{K}} \tag{2-14}$$

式中：ω 是角频率；k 是波数；K 是绝热压缩系数；ρ_0 是介质密度；c 为介质中的声速。单位可以是下述的任何一种：$Pa \cdot s/m$、$N \cdot s/m^3$、$kg/m^2 s$ 或 Rayl(瑞利)，对于 35℃ 的水，它的数值为

$$z = \sqrt{\frac{10^3 \ \text{kg/m}^3}{4.48 \times 10^{-10} \ \text{m}^2/\text{N}}} = 1.5 \times 10^5 \ \text{Rayl} \tag{2-15}$$

人体似水组织的声阻抗率的平均值约为 1.5×10^6 牛·秒/米³($N \cdot s/m^3$)，而常见介质的密度和声阻抗率则如表 2-3 所示。

表 2-3　几种物质及人体组织的声阻抗率

介　质	密度/(g/cm³)	声阻抗率/(×10⁶ N·s/m³)
空气(0℃)	0.001 29	0.000 428
水(37℃)	0.993 4	1.513
生理盐水(37℃)	1.002	1.537
石蜡油(33.5℃)	0.835	1.186
血　液	1.055	1.656
脑脊水	1.000	1.522
羊　水	1.013	1.493
肝　脏	1.050	1.648
肌肉(平均值)	1.074	1.684
软组织(平均值)	1.016	1.524
脂　肪	0.955	1.410
颅　骨	1.658	5.570
水晶体	1.136	1.874

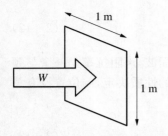

图 2-20　声强是单位面积
上的声功率

3. 声强

声强(sound intensity)I，单位时间内垂直通过单位面积的声能量。声强的单位是 W/m²(瓦/平方米)，如图 2-20 所示。

对于平面余弦波，声强与声压平方成正比，与频率平方成正比。可以理解为单位面积上的声功率。声强的计算公式为

$$I = \frac{1}{2}\rho c A^2 \omega^2 = \frac{p_m^2}{2z} \tag{2-16}$$

声传播时也伴随着能量的传播。由式(2-16)看出，声强除了与振幅平方成正比，与频率平方成正比之外，还与声速成正比。与频率的平方成正比这一点，可以帮助我们更好理解为什么超声波比频率低的声波可以携带更多能量。即在振幅相同的情况下，频率高的超声波携带的能量大。超声波的声强大不但与其振幅有关，而且也与其频率高有关；而炸弹爆炸的声强大主要是因为振幅大，这是两种情况。关于脉冲声强，请参考 2.2 节详细介绍。

4. 分贝与奈培的概念

人耳能感受到的声强范围很大(10^{-12} W/m²～1 W/m²)，心理物理学的研究表明，人对声音强弱的感觉并不是与声强成正比，而是与其对数成正比，这正是人们使用声强级来表示声强的原因。采用声强比的对数作为衡量声强大小的单位，称为贝尔；后来，又因贝尔这单位太大，取贝尔的 1/10 称为分贝(dB)，作为声强级的单位，并规定以闻阈声强 $I_0 = 10^{-12}$ W/m² 为标准。按上述定义，闻阈的声强级为 0 分贝。当声强为 1 W/m² 声音时，人耳已有痛感称为痛阈，声强级为 120 分贝。声强再大的声音将损伤人的听觉系统。

声强级(sound intensity level)：在某一指定方向上，给定声强与参考声强之比，并以 10 为底求对数，再乘以 10，以分贝计。声强级的计算：

$$L_I = 10\lg \frac{I}{I_0} (\text{dB}) \tag{2-17}$$

式中：I 为声强，I_0 为基准声强，声强级的常用单位是分贝(dB)。

如果用声压计算，则表达式为

$$L_I = 10\lg \frac{I}{I_0} = 20\lg \frac{p}{p_0} (\text{dB}) \tag{2-18}$$

p 除以 p_0 并取自然对数为奈培：

$$L_n = \ln \frac{p}{p_0} (\text{Np}) \tag{2-19}$$

1 分贝是人类耳朵刚刚能听到的声音，20 分贝以下的声音，一般来说，我们认为它是安静的，当然，一般来说 15 分贝以下的我们就可以认为它属于"死寂"的了。20～40 分贝大约是情侣耳边的喃喃细语。40～60 分贝属于我们正常的交谈声音。60 分贝以上就属于吵闹范围了，70 分贝我们就可以认为它是很吵的，而且开始损害听力神经，90 分贝以上就会使听力受损，而待在 100～120 分贝的空间内，如无意外，一分钟人类就得暂时性失聪(致聋)。其中汽车噪声介于 80～100 分贝，以一辆汽车发出 90 分贝的噪声为例，在 100 米处，仍然可以

听到 81 分贝的噪声。表 2-4 是几种常见声音的比较。

表 2-4　几种常见声音的声强、声强级和响度比较

声　源	声强/(W/m²)	声强级/dB	响　度
聚焦超声波	10^3	150	
炮声	1	120	
痛觉阈	1	120	
铆钉机	10^{-2}	100	
闹市车声	10^{-5}	70	震耳
通常谈话	10^{-6}	60	响
室内轻声收音机	10^{-8}	40	正常
耳语	10^{-10}	20	轻
树叶沙沙声	10^{-11}	10	极轻
听觉阈	10^{-12}	0	

5. 辐射压与声功率

静态声压为辐射压,辐射压与振动频率无关,只与声功率有关。声功率是指单位时间内,声波通过垂直于传播方向某指定面积的声能量。声功率级计算如下:

$$L_W = 10\lg \frac{W}{W_0} \qquad (2-20)$$

式中:L_W 为声功率为 W 的声功率级(dB);W 为声功率(W);W_0 为基准声功率,噪声检测中,采用$W_0 = 10^{-12}$ W。

声功率的测量方法通常为辐射力法。对于平面波全吸收情况下辐射声压力 F 与声功率 W 的关系计算公式为

$$F = W/c \qquad (2-21)$$

式中:c 为声速。而对于全反射型界面,计算公式为

$$F = 2W/c \qquad (2-22)$$

声强可以通过超声功率除以接收面积来获得。

6. 声功率与其他声学参数的换算关系

对于平面超声波,其中 Z 为声阻抗率,有以下换算公式:

$$P_{ac} = \xi^2 \omega^2 ZA = v^2 ZA = \frac{a^2 ZA}{\omega^2} = \frac{p^2 A}{Z} = EcA = IA \qquad (2-23)$$

式中各量如表 2-5 所示。

7. 非线性声学参量

通常我们讨论的内容属于线性声学的范畴,线性声学的假设条件是:声波是小振幅;具体包含质点速度远小于声速,质点位移远小于波长,媒质的密度扰动远小于静态密度。忽略了媒质运动方程、连续性方程、物态方程中的二级以上的微量,即进行了线性化简化。然而

如果是大振幅声波(有限振幅声波),这些二次项就不能忽略,这时需要考虑声波的非线性问题。下面简要介绍描述声波非线性特性的参量 B/A。

表 2-5　超声波参数计算中常见的量、单位及意义

符　号 symbol	单　位 units	含　　义 meaning
p	Pa	声压　sound pressure
f	Hz	频率　frequency
ξ	m	粒子位移　particle displacement
c	m/s	声速　speed of sound
v	m/s	粒子速度　particle velocity
$\omega=2\pi f$	rad/s	角频率　angular frequency
ρ	kg/m^3	介质密度　density of medium
$Z=c\rho$	N·s/m^3	声阻抗率　acoustic impedance
a	m/s^2	粒子加速度　particle acceleration
I	W/m^2	声强　sound intensity
E	W·s/m^3	声能量密度　sound energy density
P_{ac}	W	声功率 sound power or acoustic power
A	m^2	面积　area

将流体(包括气体以及液体)的物态方程的声压参数

$$p = p(\rho) \tag{2-24}$$

在绝热或者等熵的条件下按照泰勒级数展开:

$$p = p_0 + \left(\frac{\partial p}{\partial \rho}\right)_{S,\rho_0}(\rho-\rho_0) + \frac{1}{2!}\left(\frac{\partial^2 p}{\partial \rho^2}\right)_{S,\rho_0}(\rho-\rho_0)^2 + \cdots$$

$$= p_0 + \rho_0\left(\frac{\partial p}{\partial \rho}\right)_{S,\rho_0}\left(\frac{\rho-\rho_0}{\rho_0}\right) + \frac{1}{2!}\rho_0^2\left(\frac{\partial^2 p}{\partial \rho^2}\right)_{S,\rho_0}\left(\frac{\rho-\rho_0}{\rho_0}\right)^2 + \cdots$$

$$= p_0 + A\left(\frac{\rho-\rho_0}{\rho_0}\right) + \frac{1}{2}B\left(\frac{\rho-\rho_0}{\rho_0}\right)^2 + \cdots \tag{2-25}$$

式中: $A = \rho_0\left(\frac{\partial p}{\partial \rho}\right)_{S,\rho_0}$; $B = \rho_0^2\left(\frac{\partial^2 p}{\partial \rho^2}\right)_{S,\rho_0}$,下标 S 表示等熵过程。定义非线性参量为

$$\frac{B}{A} = \rho_0 c_0^{-2}\left(\frac{\partial^2 p}{\partial \rho^2}\right)_{S,\rho_0} \tag{2-26}$$

这个量反映媒质的非线性性质,非线性参数被认为是医学诊断技术的新参量。非线性波传播过程中会发生畸变。正弦有限振幅声波传播时:介质密度增大,介质可压缩性变小,传播速度增大。波形上压强不同点,声速不同,导致波形变化。如图 2-21 所示。图(a)为声源处的原始声压波形。A 点为最大声压处,传播速最快,大于线性声波声速;B 点为最负声压

处,传播速最慢,小于线性声波声速;O 点为零声压处,传播速度居中,等于线性声波声速。图 2-21(b)为传播中波形畸变。图 2-21(c)为波形呈锯齿状的冲击波。

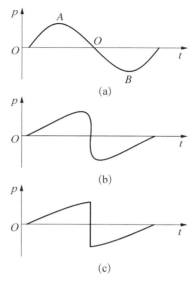

图 2-21　有限振幅声波传播的畸变

非线性声学参量 B/A 是非线性声学中的基本参量。它不仅表明了超声波通过媒质时产生非线性效应的大小,而且借助它还可以对高频、高强度、大功率超声导致的波形畸变、输出饱和、谐波滋生等其他非线性现象进行描述与提供解释。特别是近 20 年来,不少研究表明,对于生物组织而言,B/A 参量能较其他线性声学参量(如声速、声阻抗、声衰减等)能更灵敏地反映组织性质的变化。不同生物组织 B/A 的实测值,如血液(blood)B/A 为 6.1,脑组织(brain)的为 6.6,脂肪(fat)为 10,肝脏(liver)为 6.8,肌肉组织(muscle)为 7.4,水(water)为 5.2。这很可能为生物医学组织定征以及占位性病变前的早期诊癌提供新的途径。因而,这方面的研究进展也格外引人注目。如当正常肝变为肝硬化时,其声速、密度、声衰减系数等线性参量的变化不超过 5%,而其非线性参量 B/A 的变化则可达约 30%。

2.2　脉冲波声强及计算

多数超声设备(如 B 超)采用脉冲波,脉冲波声强的大小在临床上对人体健康和安全意义重大。脉冲超声医疗仪器的相关安全法规对脉冲超声的使用强度做出规定与限制。本节将重点讨论脉冲波声强的定义与计算。关于超声波对人体的安全剂量问题,最初人们注意的是发射声功率,但随着声聚焦技术的广泛应用,声场中的声强的瞬时峰值和空间峰值日益为人们所重视。现已定义了一系列声强来描述脉冲声场的特性,促进了超声剂量学和超声生物效应的研究。超声功率、强度的大小和剂量事关人体安全健康,是需要严格控制的医学参数和仪器性能指标。超声诊断的安全性(即不使人体发生不希望的生物效应的最大超声强度)至关重要。如对孕妇的早期超声诊断,很可能造成胎儿的染色体变异,导致某些先天性疾病。国际电工委员会 IEC1157-92 也做出了规定,要求脉冲超声设备的 $I_{SPTA} < 100 \text{ mW/cm}^2$。如果超声诊断仪的声强超出了这些规定值,必须公布其声强输出的具体值。超声强度超出规定,将造成若干生物效应,如育龄妇女早熟排卵、受孕率下降,胎儿体重减轻、生产后儿童发育迟缓等现象。美国的 FDA 也对脉冲超声的声强做出限制性规定,其中对于升温密切相关的空间峰值-时间平均声强 I_{SPTA} 在体估算值限制如下:外周血管 720(1 500)mW/cm^2,心脏 430(730)mW/cm^2,胎儿及其他 94(180)mW/cm^2,眼睛 17(68)mW/cm^2,其中括号内数字是标准化条件下水中的测值,在体估算值是由水中测值按照规定声衰减系数折算而得;"胎儿及其他"中的其他包括腹部、术中、小器官(乳房、甲状腺、睾丸)、未满月的婴儿头部和成人头部。通常 B 超的 I_{SPTA} 在 15~30 mW/cm^2 之间,一般是安全的;M 超的 I_{SPTA} 大约是 B 超的 2~3 倍,但是声功率要低很多。连续波多普勒超声声强可能会超过 1 000 mW/cm^2,脉冲多普勒的 I_{SPTA} 为 200~300 mW/cm^2。

2.2.1 脉冲波声强的定义

脉冲波声强不同形式的定义如下：

（1）空间峰值时间峰值声强（I_{SPTP}，spatial peak-temporal peak）：声场特定平面内，声强的空间峰值（最大值）和时间峰值（最大值）。

（2）空间峰值时间平均声强（I_{SPTA}，spatial peak-temporal average）：声场特定平面内，声强的空间峰值和指定时间段内的平均值。

（3）空间平均时间峰值声强（I_{SATP}，spatial average-temporal peak）：声场特定平面内，声强在指定区域的空间平均值和时间峰值。

（4）空间平均时间平均声强（I_{SATA}，spatial average-temporal average）：声场特定平面内，声强在指定区域的空间平均值和指定时间内的时间平均值。

（5）空间平均脉冲平均声强（I_{SAPA}，spatial average-pulse average）：声场特定平面内，声强在指定区域的空间平均值和脉冲持续时间内的时间平均值。

（6）空间峰值脉冲平均声强（I_{SPPA}，spatial peak-pulse average）：声场特定平面内，声强的空间峰值和脉冲持续时间内的时间平均值。

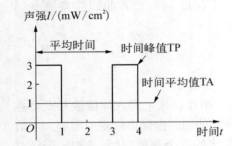

图 2-22 脉冲波时间峰值与时间平均

国外对超声生物效应的研究表明：I_{SATA} 小于 $0.2\ mW/cm^2$ 的超声照射 7.5 分钟，引起姊妹染色体互换率增高；I_{SATA} 为 $4\ mW/cm^2$ 的超声照射 10 分钟会降低 DNA 先质的结合；I_{SATA} 为 $2\ mW/cm^2$ 的超声照射 30 分钟，会使膜抗原损失；I_{SATA} 为 $10\ mW/cm^2$ 的超声照射 3 分钟可致胚胎发育延迟；I_{SATA} 为 $1.5\ mW/cm^2$ 的超声照射 5 分钟，造成胚胎体重下降；I_{SATA} 为 $10\ mW/cm^2$ 的超声照射 30 分钟，可使胚胎骨骼变化，I_{SATA} 为 $0.5\ mW/cm^2$ 的超声照射 1 分钟，血小板就增加，出现伪足；I_{SATA} 为 $3\ mW/cm^2$ 的超声照射 0.03 秒，红细胞释出 ATP。鉴于上述理由，首先应在产科诊断中对超声应用进行严格的限制。例如，对 3 个月以下的孕妇及有习惯性流产家属畸变史和有先兆流产症状者，最好不做超声检查；对 3 个月以上的胎儿的心脏、脑、脊髓、眼等脏器的定点检查应控制在 3 分钟以内，其他脏器则在 5 分钟以内等。

这里先探讨时间平均与空间平均的概念。图2-22是时间峰值与时间平均的示意图，假设空间某区域声强的时间峰值为 $3\ mW/cm^2$，该脉冲波的占空比为 1:3，则该声强的时间平均值为 $1\ mW/cm^2$（占空比是指脉冲信号的有效时间与一个完整周期之比。在一串理想的脉冲周期序列中（如方波），正脉冲的持续时间与脉冲总周期的比值）。

接下来，再看空间平均的概念，如果声场中（0～1）空间的声强空间峰值为 $3\ mW/cm^2$，那么该声场在 0～5 之间的空间尺度上的平均值为 $0.6\ mW/cm^2$（见图 2-23）。

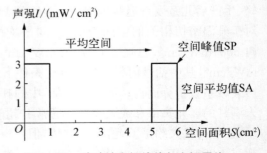

图 2-23 脉冲波空间峰值与空间平均

实际情况下,声场空间分布以及时间变化都没这么简单,复杂的时空分布情况可以用积分的方式来计算。

图 2-24 是沿垂直轴轴对称的声场空间分布示意图,其中图(a)给出了空间峰值与空间平均的声强示意图,图(b)给出二维映射图,其中圆中心最亮的部分为声强的空间峰值,而空间平均值为虚线圆圈处的声强值。

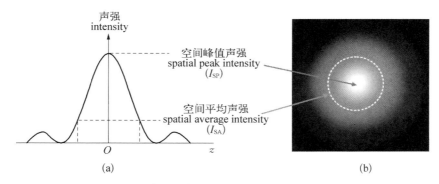

图 2-24　声场分布空间峰值(SP)与空间平均(SA)

下面介绍脉冲峰值与脉冲平均,通常脉冲波时间分布如图 2-25 所示,有正向的声压峰值与负向的声压峰值,脉冲平均指的是对整个脉冲持续的时间进行平均。同时图 2-26 给出时间平均与脉冲平均的比较图。

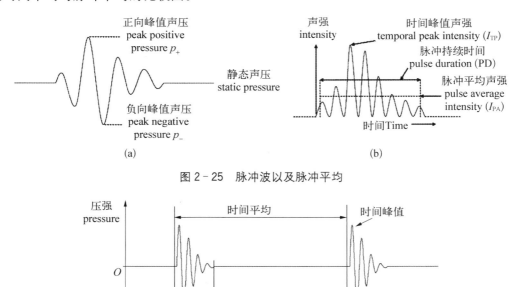

图 2-25　脉冲波以及脉冲平均

图 2-26　时间平均(TA)与脉冲平均(PA)的比较

2.2.2　脉冲波声场声强的测量计算

在超声诊断仪换能器的脉冲超声场中,选三维直角坐标系(x, y, z)的原点于发射换能器表面声中心处,x 轴为声束的中心轴。在其最大瞬时声压的空间位置$(l_P,0,0)$处,安放兆赫级测量水听器,测得水听器的输出电压最大瞬时值为 $U_L(l_P,0,0,t_P)$,用式(2-27)计算空间峰值时间峰值声强:

$$I_{SPTP} = U_L^2(l_p,0,0,t_p)/(M_L^2\rho c) \tag{2-27}$$

式中:l_P 为声场中声压幅值最大处与发射换能器辐射面的距离,单位 m;t_P 为声压脉冲波形中最大瞬时值出现的时刻,单位 s;M_L 为水听器灵敏度,单位 V/Pa;ρ 为纯水的密度,单位 kg/m³;c 为纯水中的声速,单位 m/s。

　　声压经过水听器接收之后,被转换为电压,用示波器记录电压随时间 t 的变化波形,用式(2-28)计算空间峰值,时间(脉冲)平均声强:

$$I_{SPTA} = \frac{F}{M_L^2\rho c}\int_{t_1}^{t_2}U_L^2(l_p,0,0,t)\,\mathrm{d}t \tag{2-28}$$

式中:F 为超声脉冲的重复频率,单位 Hz;t_1 为单个超声脉冲起始的时刻,单位 s;t_2 为同一个超声脉冲终止的时刻,单位 s。

　　用兆赫频段测量水听器在 $x=l_P$ 的 y-z 平面内做二维扫描(见图 2-27),获得所需空间各点处的水听器输出电压波形并在示波器屏幕上记录,用式(2-29)计算空间平均时间平均声强:

$$I_{SATA} = \frac{F}{M_L^2\rho cA}\iint_A\left[\int_{t_1}^{t_2}U_L^2(l_p,y,z,t)\,\mathrm{d}t\right]\mathrm{d}y\mathrm{d}z \tag{2-29}$$

式中:A 为在 $x=l_P$ 处的波束横截面积(所测量的声波空间分布范围),单位 m²。

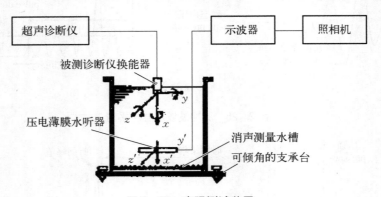

图 2-27　声强测试装置

2.3　波动方程及其解

　　超声学的理论基础是振动与波。为研究超声波的传播规律,需要用数学来表述波动物理参量之间的时空关系。早在 1877 年,Lord Rayleigh 出版"声学理论"(*The Theory of Sound*)首次以数学方程的形式描述声波,构建未来实用声学的基础。为简化起见,这里以一维平面声压的波动方程为例展开讲述。一维平面波声压的波动方程如下:

$$\frac{\partial^2 p}{\partial x^2} = \frac{1}{c^2}\frac{\partial^2 p}{\partial t^2} \qquad (2-30)$$

式中：p 是声压；t 是时间；x 是一维空间坐标；c 是声速。

为了推导一维平面声压的波动方程，这里先建立超声波传播过程中的介质体元，如图 2-28 所示。

在推导波动方程之前，先给出推导波动方程的前提条件：① 体积元的尺寸远小于波长；② 体积元内的量变忽略不计；③ 体积元的尺寸远大于原子分子的微观尺寸，同时认为介质是连续的，上述条件也是线性声学满足的条件。

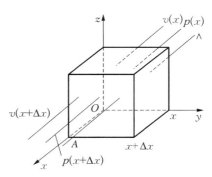

图 2-28　超声波传播中的介质体元

出发点 1：对于介质体元，应用牛顿第二定律（运动方程）得

$$F = ma = m\frac{\mathrm{d}v}{\mathrm{d}t} = m\left(\frac{\partial v}{\partial t} + \frac{\partial v}{\partial x}\frac{\mathrm{d}x}{\mathrm{d}t}\right) \qquad (2-31)$$

变换为

$$F = m\left(\frac{\partial v}{\partial t} + v\frac{\partial v}{\partial x}\right) \qquad (2-32)$$

同时作用在体积元上的合力又等于体积元两端的压力差：

$$F = [p(x) - p(x+\Delta x)]A \qquad (2-33)$$

上两式合并可得

$$\frac{p(x) - p(x+\Delta x)}{\Delta x} = \rho\left(\frac{\partial v}{\partial t} + v\frac{\partial v}{\partial x}\right) \qquad (2-34)$$

当 $\Delta x \rightarrow 0$ 时，变为微分形式：

$$-\frac{\partial p}{\partial x} = \rho\left(\frac{\partial v}{\partial t} + v\frac{\partial v}{\partial x}\right) \qquad (2-35)$$

当超声波功率较低时，假设体元的密度变化是一个微小的量，则有

$$\rho = \rho_0 + \rho_1 \quad 且 \quad \rho_1 \ll \rho_0 \qquad (2-36)$$

将式（2-36）代入式（2-35），假设介质密度扰动很小，且质点振动幅度不大，这里 p，v，$\frac{\partial v}{\partial x}$，$\rho_1$，$\frac{\partial v}{\partial t}$ 都是一阶小量，而它们的乘积是高阶小量，忽略高级小量，可得

$$\frac{\partial p}{\partial x} + \rho_0\frac{\partial v}{\partial t} = 0 \qquad (2-37)$$

出发点 2：另外，根据质量守恒定律，单位时间内离开体积元的质量，等于体积元质量的减少，有

$$A[\rho(x+\Delta x)v(x+\Delta x)-\rho(x)v(x)]=-A\Delta x\frac{\partial\rho}{\partial t} \qquad (2-38)$$

将上式整理,令 $\Delta x \to 0$,得

$$\frac{\partial(\rho v)}{\partial x}+\frac{\partial\rho}{\partial t}=0 \qquad (2-39)$$

利用式(2-36),略去高阶小量,得

$$\rho_0\frac{\partial v}{\partial x}+\frac{\partial\rho_1}{\partial t}=0 \qquad (2-40)$$

出发点 3:为了反映介质特性,定义绝热压缩系数(物态方程)为

$$K=\frac{\rho_1}{\rho_0}\frac{1}{p} \qquad (2-41)$$

将式(2-41)对 t 求偏微分,并代入式(2-40),有

$$\frac{\partial p}{\partial t}+\frac{1}{K}\frac{\partial v}{\partial x}=0 \qquad (2-42)$$

合并式(2-37)和式(2-42),可得(自己推导)

$$\frac{\partial^2 p}{\partial x^2}-\frac{1}{c^2}\frac{\partial^2 p}{\partial t^2}=0 \qquad (2-43)$$

式(2-43)为平面声波的一维波动方程。式中 c 为波速,其定义为

$$c=\frac{1}{\sqrt{\rho_0 K}} \qquad (2-44)$$

对于平面波,波动方程的特解为

$$p=A_1 e^{j(\omega t-kx)}+A_2 e^{j(\omega t+kx)} \qquad (2-45)$$

其中 A_1,A_2 是由边界条件确定的声压幅度常数,其他的参数关系为

$$\lambda=\frac{2\pi}{k}=\frac{c}{f} \qquad (2-46)$$

色散关系为

$$\frac{\omega}{k}=c=\frac{1}{\sqrt{\rho_0 K}} \qquad (2-47)$$

在应用这个波动方程的时候,切记推导出它所使用的几个前提条件:① 假定媒质中传播的横波比起纵波来小得可忽略不计,通常在生物体软组织或水等剪切弹性模量极小的媒质中这条件是满足的。② 假定声强不是太大,因此体积元的密度变化也不是太大。这在超

声应用于诊断的情况下都是能够满足的。但在超声治疗等强功率超声情况下,如果直接应用式(2-43)将会产生较大的误差。③ 在声波的传播过程中无热量的交换。也就是说,声波的传播是在绝热条件下进行的。这一点,在超声治疗等强功率而频率较低的超声情况下很难满足,应当注意。④ 推导出波动方程时,没有考虑媒质吸收等引起的衰减。

波动方程的解,其图示形式如图 2-29 所示。

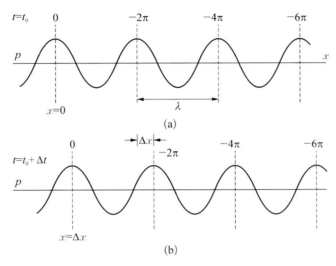

图 2-29　声压的时空分布

图 2-29(a)是在时间 $t = t_0$ 点空间各点的声压分布,图(b)是经过 Δt 之后,空间各点的声压分布图。

对于球面波,振源为点,波阵面为球面的波为球面波,简谐球面波的波动方程为

$$\frac{\partial^2 (rp)}{\partial r^2} = \frac{1}{c^2} \frac{\partial^2 (rp)}{\partial t^2} \tag{2-48}$$

其解为

$$p(r, t) = \frac{P_0}{r} \cos(\omega t - kr),其中 P_0 是 r = 1 的声压振幅 \tag{2-49}$$

由式(2-49)可以看出:球面波的振幅随距离增加而减小,且与距离成反比关系。

对于柱面波,振源为线,波阵面为同轴圆柱面。对于简谐柱面波,其波动方程为

$$\frac{1}{r} \frac{\partial}{\partial r} \left(r \frac{\partial p}{\partial r} \right) = \frac{1}{c^2} \frac{\partial^2 p}{\partial t^2} \tag{2-50}$$

其远场的解为

$$p \approx P_0 \sqrt{\frac{2}{\pi k r}} \cos(\omega t - kr),其中 P_0 是 r = \frac{2}{\pi k} 处的声压振幅 \tag{2-51}$$

可以看出,其振幅随着径向距离增加而减小,与距离的平方根成反比。具体推导,这里不再赘述。

2.4　声波的反射、折射和透射

声波的反射、折射和透射原理与几何光学类似。读者可以借鉴几何光学的相关内容以加深对声学的理解。超声波从一种介质传播到另外一种介质时,在两种介质的分界面上,一部分能量被反射回原介质,称为反射波;另一部分能量透过界面在另一种介质内继续传播,称为透射波。在界面上声能的分配和传播方向的变化都遵循一定的规律。

生物医学工程领域的超声检测设备、超声成像设备的原理都是基于声波在不同介质中传播时所呈现出的差异这一物理原理。当超声波传播到两种不同组织媒质的界面上时,反射波携带着组织界面的位置和形状等重要信息,而透射波则继续前进,探索更深处的组织特性。因此,了解并掌握界面上波的反射和透射的原理,对于学好这门课至关重要。介质的分界面形状各不相同,这里先从平面分界面入手,然后再延伸到曲面分界面。

2.4.1　超声波垂直入射到平界面上的反射与透射

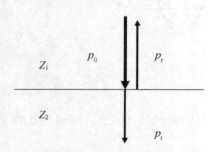

图 2-30　超声波垂直入射到平面界面的反射与透射

超声波垂直于平面界面入射是讨论波的反射与透射最简单的情形,其具体声路如图2-30所示。入射声波 p_0 从 Z_1 介质进入 Z_2 介质,产生了反射波 p_r 和透射波 p_t。边界上则必须满足以下两个条件:

(1) 界面两侧的声压相等, $p_t = p_r + p_0$

(2) 界面两侧质点振动速度相等, $v_0 + v_r = v_t$

此时定义声压的反射率 r 和透射率 t,以及声强的反射率 R 和透射率 T,根据基本定义可以推得以下公式(详细推导可以参考《声学基础》(第 2 版),杜功焕等著,南京大学出版社,2001,p201-202)。

$$r = \frac{p_r}{p_0} = \frac{Z_2 - Z_1}{Z_2 + Z_1} \tag{2-52}$$

$$t = \frac{p_t}{p_0} = \frac{2Z_2}{Z_2 + Z_1} \tag{2-53}$$

$$R = \frac{I_r}{I_0} = \frac{\dfrac{p_r^2}{2Z_1}}{\dfrac{p_0^2}{2Z_1}} = \frac{p_r^2}{p_0^2} = r^2 = \left(\frac{Z_2 - Z_1}{Z_2 + Z_1}\right)^2 \tag{2-54}$$

$$T = \frac{I_t}{I_0} = \frac{\dfrac{p_t^2}{2Z_2}}{\dfrac{p_0^2}{2Z_1}} = \frac{Z_1}{Z_2}\frac{p_t^2}{p_0^2} = \frac{4Z_2 Z_1}{(Z_2 + Z_1)^2} \tag{2-55}$$

由以上 4 个公式容易得到

$$t - r = 1 \tag{2-56}$$

$$T + R = 1 \tag{2-57}$$

上述两式反映了什么样的物理规律,请思考?

可以发现,垂直入射时,声压与声强的反射率和折射率仅与组成界面的介质的声阻抗率有关,下面分析 Z_1 与 Z_2 的相互关系变化的情况下,声压和声强的反射率与透射率:

(1) 当 $Z_1 \approx Z_2$ 或者 $Z_1 = Z_2$ 时, $r = 0$, $t = 1$, $R = 0$, $T = 1$,也就是说,只要两种介质的 Z 相等,对于声的传播来说,分界面就像不存在,声波全部透射到另外一种介质,没有反射波。

(2) 当 $Z_1 > Z_2$,说明介质 2 相比于介质 1,其声学特性比较"软"。反射波的质点振动速度会"过冲",与入射波的相位相同,反射波的声压与入射波的声压相位改变 180°。

(3) 当 $Z_2 > Z_1$,说明介质 2 相比于介质 1,其声学特性比较"硬",反射波的质点振动速度与入射波的质点振动速度相位改变 180°,反射波的声压与入射波的声压相位相同。

(4) 当 $Z_2 \gg Z_1$,说明介质 2 相比于介质 1,其声学特性非常"硬",这时 $r \approx 1$, $t \approx 2$; $R = 1$, $T = 0$。质点的振动速度碰到分界面之后,完全弹回介质 1,所以反射波的质点速度与入射波的质点速度大小相等,方向相反,结果在界面上合成的质点速度为 0,而反射波与入射波的声压大小相等、相位相同,所以,在界面上合成的声压为入射波声压的两倍。实际上,这时发生了全反射。在介质 1 中,入射波与反射波叠加形成驻波,界面上质点振动速度是波节,声压是波腹。该情况相当于声波传播遇到"绝对硬边界",媒质 2 相当于理想刚体,无弹性,不可压缩,在其中也不可能形成声波传播。比如,在水下听不到外面人的声音,就是这个原因。

(5) $Z_1 \gg Z_2$;类似的,这时, $r = -1$, $t = 0$; $R = 1$, $T = 0$,表明界面非常"柔软",也发生全反射。界面上,质点的振动速度为波腹,声压为波节。该情况相当于遇到"绝对软边界",媒质 2 相当于"真空",也无弹性,在其中也无声波传播。

从上面分析可以看出,在平面声波垂直入射时。声波在两种媒质界面的声压和声强的反射与透射系数的大小仅取决于两种媒质的特性阻抗。上述关系虽根据平面正弦波推导,但对于其他平面波,也能得到同样的结果。所以上述结论不仅对于平面正弦波,对于任意形状的平面波都适用。

一般情况介质分界面处的反射分为镜面反射与漫反射。镜面反射的反射面光滑平整,入射声波以固定的反射角反射;漫反射面凹凸不平,即使是平行声波入射,反射波的方向也杂乱无章,如图 2-31 所示。

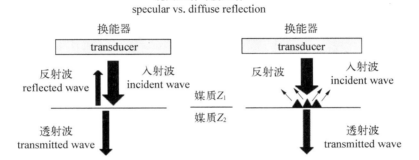

图 2-31　镜面反射与漫反射

　　图 2-32(a)是胫骨(tibia)的超声图像,箭头所指就是镜面反射的很好例子。大面积平整光滑的骨骼界面,由于其与周围软组织的声阻抗率差异很大,引起明显的镜面反射。图 2-32(b)是胸大肌(pectoris major muscle)的声像图,箭头所指的位置是很好的漫反射例子。不同声阻抗率的肌纤维结构,在 B 超图像中引起各种灰色的暗点以及白色的亮点。此外,镜面反射可以产生镜像伪差,在临床诊断中也需要多加注意,如图 2-33(a)所示。

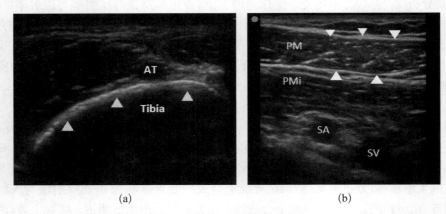

(a)　　　　　　　　　　　(b)

图 2-32　镜面反射(a)与漫反射(b)声像图(www.vaultrsound.com)

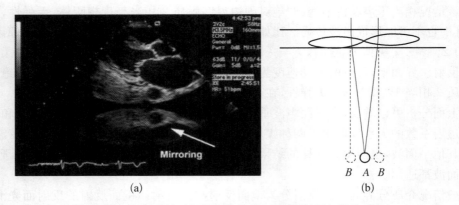

(a)　　　　　　　　　　　(b)

图 2-33　镜面反射引起的图像伪差(a)和折射引起的伪差(b)

2.4.2　超声波斜入射到平界面上的反射与透射

　　声波的折射与几何光学中光线的折射类似,也满足折射定律,该定律由荷兰数学家斯涅耳发现也称为斯涅耳定律(Snell's Law)。

　　入射波、反射波、透射波的数学表达式分别为

$$p_i = A_1 e^{j(\omega t - k_1 x\cos\theta - k_1 y\sin\theta)} \tag{2-58}$$

$$p_r = B_1 e^{j(\omega t + k_1 x\cos\theta - k_1 y\sin\theta)}$$

$$p_t = A_2 e^{j(\omega t - k_2 x\cos\theta' - k_2 y\sin\theta')}$$

相比垂直入射,超声波斜入射到平界面时必须考虑入射角的角度,其中,A_1,B_1,A_2 分别是

入射、反射、透射声压的幅值。如图 2-34 所示，入射角与折射角的关系为

$$\frac{\sin\theta}{\sin\theta'} = \frac{\lambda_1}{\lambda_2} = \frac{c_1}{c_2} = \frac{k_2}{k_1} \tag{2-59}$$

声波在折射率不同的介质界面处发生折射后，波阵面的前进方向与速度也有所不同，如图 2-35 所示。

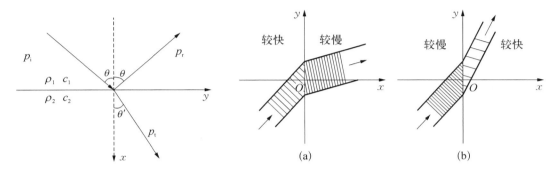

图 2-34　超声波斜入射到平界面的　　　　图 2-35　声波在疏密介质中的折射
　　　　　　反射与折射

此时声压的反射率与折射率分别为

$$v_p = \frac{\rho_2 c_2 \cos\theta - \rho_1 c_1 \cos\theta'}{\rho_2 c_2 \cos\theta + \rho_1 c_1 \cos\theta'} = \frac{Z_2 \cos\theta - Z_1 \cos\theta'}{Z_2 \cos\theta + Z_1 \cos\theta'}$$

$$\tau_p = \frac{2\rho_2 c_2 \cos\theta}{\rho_2 c_2 \cos\theta + \rho_1 c_1 \cos\theta'} = \frac{2Z_2 \cos\theta}{Z_2 \cos\theta + Z_1 \cos\theta'} \tag{2-60}$$

从以上公式可以看出，垂直入射实际上是斜入射在入射角为 0°时的特殊情况。对式 (2-60)做简要分析讨论：

(1) 当入射角为 0°的时候，为垂直入射。

(2) 声波的折射与透射，不仅与介质的声阻抗率 Z 有关，而且还与入射角有关。

(3) 全透射，当 $Z_2 \cos\theta = Z_1 \cos\theta'$，声压反射率 v_p 为 0，入射波全透射。

(4) 全反射，当 $\sin\theta > \dfrac{c_1}{c_2}$，折射角 θ' 大于 90°，折射波全部返回原来的介质，为全反射。

如上所述，声束在斜入射的情况下，在两种不同介质的界面处会发生折射，折射使得超声的传播方向发生变化，在超声成像系统中产生折射伪像，也称为棱镜效应。如图 2-33(b) 所示为经腹壁横断面折射伪像产生的示意图，在临床诊断中要多加注意，其中 A 为实物所在位置，B 为由于折射引起的伪差图像。

2.4.3　超声波在曲界面上的反射与折射[6]

当平面波入射到曲界面上时，其反射波将发生聚焦或发散。平面波束与曲界面上各入射点的法线构成不同的夹角：入射角为 0℃的声束沿原方向返回，称为声轴，其余声线的反射则随着与声轴距离的增大，反射角逐渐增大。当曲界面为凸球面时(曲面的凹凸以第二介质的视角为参考)如图 2-36(a)所示，反射线汇聚于一个焦点上；当曲界面为凹球面时，如

图2-36(b)所示,反射线相当于从虚焦点发出球面波。

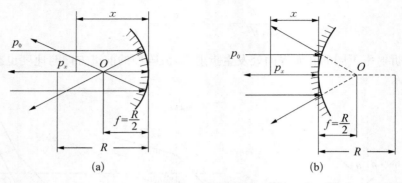

图2-36　平面波在曲界面上的反射

平面波入射到球面时,其反射波发生聚焦或发散,与球面的凹凸有关。反射波可视为从焦点发出的球面波,其反射声压为

$$p_x = rp_0 \left| \frac{f}{x \pm f} \right| \tag{2-61}$$

式中:x 的含义是以入射角为 $0°$ 的声束与反射面的接触点为参考,中心轴线上某观察点到该参考点的距离;f 是焦距;p_0 是入射波的声压,p_x 是反射波的声压;r 为声压反射系数,通常在这种情况下,我们认为发生了全反射即 $r = 1$,如果不是全反射,r 不等于 1;聚焦取"$-$",发散取"$+$"。

当曲界面为凸圆柱面时,反射线汇聚于一条焦线上。当曲界面为凹圆柱面时,反射线相当于从虚焦线发出的柱面波。此时,焦距 f 为曲面的曲率半径 R 的一半。平面波入射到柱面时,其反射波可视为从焦轴发出的柱面波,其反射声压为

$$p_x = rp_0 \sqrt{\left| \frac{f}{x \pm f} \right|} \tag{2-62}$$

式中各参数的含义与上面球反射情况相同。

2.4.4　超声波多层介质透射[9]

由超声波的入射与反射定理可知,声波遇到特性阻抗相差很大的两种介质的界面时,会发生很强的反射,透射声波能量的不足会导致在医学应用时无法深入探测内部组织结构。通过声学匹配,可以在一定程度上解决这个问题。下面通过三层介质的透射模型,简要分析解释声学匹配的原理。

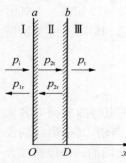

图2-37　三层介质模型

前面在讨论声波反射与折射时假定媒质Ⅰ与媒质Ⅱ都无限延伸,以突出分界面对声传播的影响。实际中有更多的是声波通过中间层的情况,这里主要讨论垂直入射。

设有一厚度为 D、特性阻抗为 $Z_2 = \rho_2 c_2$ 的中间层媒质置于特性阻抗为 $Z_1 = \rho_1 c_1$ 的无限媒质中(见图 2-37),当一列平面声波

(p_i, v_i)垂直入射到中间层界面上时，一部分发生反射回到媒质 I 中，即形成了反射波(p_{1r}, v_{1r})；另一部分透入中间层，记为(p_{2t}, v_{2t})。当声波(p_{2t}, v_{2t})行进到中间层的另一界面上时，由于特性阻抗的改变，又会一部分反射回中间层，记为(p_{2r}, v_{2r})，其余部分就透入中间层后面的 $\rho_1 c_1$ 媒质中去，记为(p_t, v_t)。由于这里的 $\rho_1 c_1$ 媒质延伸到无限远，所以透射波(p_t, v_t)不会再发生反射。

如图 2 - 37 选取坐标，则各列波可具体表示为

$$p_i = p_{ia} e^{j(wt - k_1 x)} \tag{2-63}$$

$$v_i = v_{ia} e^{j(wt - k_1 x)} \tag{2-64}$$

$$p_{1r} = p_{1ra} e^{j(wt + k_1 x)} \tag{2-65}$$

$$v_{1r} = v_{1ra} e^{j(wt + k_1 x)} \tag{2-66}$$

$$p_{2t} = p_{2ta} e^{j(wt - k_2 x)} \tag{2-67}$$

$$v_{2t} = v_{2ta} e^{j(wt - k_2 x)} \tag{2-68}$$

$$p_{2r} = p_{2ra} e^{j(wt + k_2 x)} \tag{2-69}$$

$$v_{2r} = v_{2ra} e^{j(wt + k_2 x)} \tag{2-70}$$

式中：$k_1 = \omega / c_1$，$k_2 = \omega / c_2$，至于透射波(p_t, v_t)，它沿正 x 方向传播，只不过现在相当于坐标原点左移了一段距离 D，因此(p_t, v_t)的表示式应写为

$$p_t = p_{ta} e^{j[wt - k_1 (x - D)]} \tag{2-71}$$

$$v_t = v_{ta} e^{j[wt - k_1 (x - D)]} \tag{2-72}$$

中间层左面媒质中的声场就是(p_i, v_i)与(p_{1r}, v_{1r})的叠加；中间层中的声场就是(p_{2t}, v_{2t})与(p_{2r}, v_{2r})的叠加；中间层右面媒质中的声场就仅为(p_t, v_t)。下面就应用 $x = 0$，$x = D$ 处的声学边界条件来确定反射及透射的大小。

应用 $x = 0$ 的声压连续与法向质点速度连续条件得

$$p_{ia} + p_{1ra} = p_{2ta} + p_{2ra} \tag{2-73}$$

$$v_{ia} + v_{1ra} = v_{2ta} + v_{2ra} \tag{2-74}$$

应用 $x = D$ 处的声压连续与法向质点速度连续条件得

$$p_{2ta} e^{-jk_2 D} + p_{2ra} e^{jk_2 D} = p_{ta} \tag{2-75}$$

$$v_{2ta} e^{-jk_2 D} + v_{2ra} e^{jk_2 D} = v_{ta} \tag{2-76}$$

因为各列波都是平面波，所以有

$$v_{ia} = \frac{p_{ia}}{Z_1}, \ v_{1ra} = -\frac{p_{1ra}}{Z_1}, \ v_{2ta} = \frac{p_{2ta}}{Z_2}, \ v_{2ra} = -\frac{p_{2ra}}{Z_2}, \ v_{ta} = \frac{p_{ta}}{Z_1} \tag{2-77}$$

　　将式(2-77)代入式(2-75)与式(2-76),经过一些代数运算即可求得透射波(p_t, v_t)在 $x=D$ 界面上的声压与入射波(p_i, v_i)在 $x=0$ 界面上的声压之比为

$$t_p = \frac{\mid p_{ta} \mid}{\mid p_{ia} \mid} = \frac{2}{[4\cos^2(k_2 D) + (Z_{12} + Z_{21})^2 \sin^2(k_2 D)]^{1/2}} \tag{2-78}$$

式中: $Z_{12} = Z_2/Z_1$, $Z_{21} = Z_1/Z_2$, 由此也可求得透射波声强与入射波声强之比,即声强透射系数为

$$\begin{aligned} t_I = \frac{I_t}{I_i} &= \frac{\mid p_{ta} \mid^2/(2\rho_1 c_1)}{\mid p_{ia} \mid^2/(2\rho_1 c_1)} \\ &= \frac{4}{4\cos^2(k_2 D) + (Z_{12} + Z_{21})^2 \sin^2(k_2 D)} \end{aligned} \tag{2-79}$$

以及反射波声强与入射波声强大小之比,即声强反射系数为

$$r_I = \frac{\mid p_{1ra} \mid^2/(2\rho_1 c_1)}{\mid p_{ia} \mid^2/(2\rho_1 c_1)} = 1 - t_I \tag{2-80}$$

　　式(2-79)及式(2-80)表明,声波通过中间层时的反射波及透射波的大小不仅与两种媒质的特性阻抗 Z_1, Z_2 有关,而且还同中间层的厚度与其中传播的波长之比 D/λ_2 有关。现分几种情况讨论:

　　(1) $k_2 D = \dfrac{2\pi D}{\lambda_2} \ll 1$, 此时 $\cos(k_2 D) \approx 1$, $\sin(k_2 D) \approx 0$, 由式(2-79)得 $t_I \approx 1$。这说明如果在媒质中插入一中间层,而且这中间层的厚度 D 与层中的声波波长 λ_2 相比起来很小,那么这中间层在声学上就好像是不存在一样,声波仍旧可以全部透过。例如,有一些电声器件,为了防止外界湿气进入,在振膜前加了一层薄膜材料,它既可以防潮,但又不妨碍声波的进入。当然必须注意,中间层的厚度是相对于声波波长 λ_2 而言的,对一定的厚度 D, 如果频率高了(即 λ_2 小),那么透声效果就会较差。例如,舞台演出时用的无线传声器,演员把这种传声器佩戴在外衣口袋内,由于外衣对高频的透声比低频差,因而使用这种传声器就会使高频灵敏度下降。为了补偿这一传声损失,在设计传声器时。必须预先使其高频灵敏度有一相应的提升。

　　(2) $k_2 D = n\pi(n = 1, 2, 3, \cdots)$, 这种情况相当于 $D = \dfrac{\lambda_2}{2} n$, 即中间层厚度为半波长的整数倍。由式(2-79)得 $t_I \approx 1$, 这说明在现在这种情况下,声波也可以全部透过,好像不存在隔层一样。这就是在超声技术中常采用的半波透声片的透声原理。

　　(3) $k_2 D = (2n-1)\dfrac{\pi}{2}$, 且 $Z_1 \ll Z_2$, 这相当于 $D = (2n-1)\dfrac{\lambda_2}{4}(n = 1, 2, 3, \cdots)$, 即中间层厚度为 1/4 波长的奇数倍。由式(2-79)得 $t_I \approx 0$。这说明在现在情况下,声波全然不能透过去,中间层完全隔绝了声波。

　　比较(2)和(3)两种情况可以推断,如果用一固定厚度的中间层插入无限媒质中去,并且中间层的特性阻抗与无限媒质特性阻抗不同,那么中间层的透声本领将随频率而变化,这

种变化具有周期性。值得指出的是,式(2 - 79)和式(2 - 80)是基于连续波假设得到的结果,事实上,连续波在中间层中传播时,由于前后分界面的反射,在中间层中已经形成了驻波。

另外一种很有实用价值的情况是第一和第三种媒质不相同,即声波由第一种媒质入射到第二种媒质再进入第三种媒质。采用本节所述的波动方程结合声学边界条件的方法,不难得到式(2 - 81)的声强透射系数:

$$t_I = \frac{4Z_1 Z_3}{(Z_1 + Z_3)^2 \cos^2(k_2 D) + \left(Z_2 + \dfrac{Z_1 Z_3}{Z_2}\right)^2 \sin^2(k_2 D)} \tag{2-81}$$

仔细分析式(2 - 81)可以发现:当 $k_2 D = (2n-1)\dfrac{\pi}{2}$,即中间层厚度为 1/4 波长的奇数倍 $D = (2n-1)\dfrac{\lambda_2}{4}(n = 1, 2, 3, \cdots)$。且 $Z_2 = \sqrt{Z_1 Z_3}$ 时 $t_I = 1$,这意味着如果通过的声波由一种媒质进入另一种媒质,而且它们的声阻抗不完全匹配,因而总有一部分声能量反射回第一种媒质。但如果适当加入一片中间匹配层,而且正确选取匹配层的厚度及声阻抗率,即有可能实现声能量的全透射,这就是超声技术常用的 $\lambda/4$ 波片匹配的全透射技术。这一结论与上述(2 - 79)公式的情况(2)、(3)结论并不矛盾,因为 Z 在其中扮演重要角色,声透射不只是受厚度的影响。

2.4.5　超声耦合剂

在医学上,通常将耦合剂填充于探头表面和皮肤之间,以驱除空气,形成使超声波顺畅和不失真传播的通道。20 世纪 70 年代初的美国专利中曾对"超声耦合凝胶"提出过十项要求,虽然历经 40 多年,但现在看来仍不过时。分别是:

(1) 与人体组织声速相等,以确保超声波束形状不致失真。

(2) 衰减系数很小,不致降低信噪比,有利于检出弱回波信号。

(3) 与人体组织声特性阻抗近似相等,以减少反射损失。

(4) 与探头表面和皮肤两者良好浸润,以彻底排除空气。

(5) 涂布后能保持较长时间而不干化。

(6) 涂布后在较长时间内保持黏性和黏附性,以便探头沿皮肤顺畅滑移。

(7) 不刺激皮肤,且即使较长时间接触也不引起致敏反应。

(8) 不使患者反感,即必须是非脏污的,外观悦目,呈水溶性,很容易洗掉。

(9) 具有热稳定性,即在临床环境下和涂布于皮肤上之后黏附力不降低。

(10) 同时具备声透射和电绝缘能力。

目前临床上用的超声耦合剂是一种由新一代水性高分子凝胶组成的医用产品。pH 值为中性,对人体无毒无害,不易干燥,不易酸败,超声显像清晰,黏稠性适宜,无油腻性,探头易于滑动,可湿润皮肤,消除皮肤表面空气,润滑性能好,易于展开;对超声探头无腐蚀、无损伤;对皮肤无刺激、无过敏反应,且易擦除,具有良好触变性且不流淌,操作容易掌握;不污染衣物,易于清洗;稳定性好,不受气候变化影响(见图 2 - 38)。

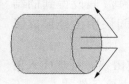

几乎所有的超声波在金属/空气界面会被反射(>99.998%)

Almost all US is reflected at the metal/air interface(>99.998%)

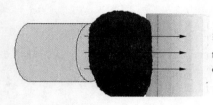

经过耦合剂的传播

transmission through coupling medium

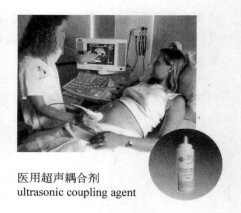

医用超声耦合剂
ultrasonic coupling agent

图 2-38　声耦合剂和应用

2.5　声波的散射和多普勒效应

2.5.1　超声波的散射

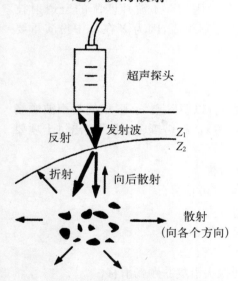

图 2-39　超声波的散射以及与反射、折射、衰减等的比较

当介质的表面粗糙、障碍物的尺寸很小(接近或者小于超声波的波长)时,超声波作用在该类介质上时,声波的反射、折射和透射等理论不再适用,这时需要用散射和衍射理论来解释超声波的传播特性。当超声波与载波介质相互作用时,超声波的幅度、波前方向、相位以及频率由于介质中非均匀体(粒子或界面)对超声波的再辐射而发生变化的现象称为超声波的散射,由入射波与散射波相干而形成的超声波场称为散射波场。除了吸收以及反射,其他的原因引起声场的变化,都可以理解为散射。超声波在生物组织中的衰减主要由吸收与散射组成。人体组织结构复杂,对超声波而言,属于非均匀介质,当超声波在生物组织中传播时,其中的非均匀部分会成为二次或高次再辐射波源,产生再辐射波。图 2-39 为生物组织对超声波的散射以及与反射、折射、衰减等的比较。

1. 超声散射的参数

描述超声散射的参数主要有如下几个[3]:

1) 目标强度 T_s

如图 2-40 所示,O 点为散射体所处位置,I_i 为入射波在 O 点的声强。$I(\theta)$ 为以 O 点为中心的空间球面上一点 P 的散射波声强,球的半径 R 为单位距离,θ 角为 OP 与入射声线之间的夹角,目标强度 T_s 定义为

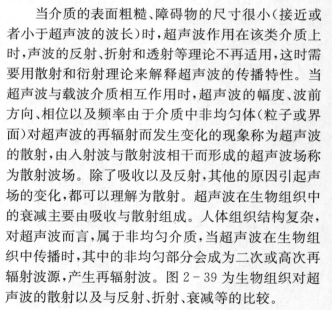

图 2-40　目标强度 T_s

$$T_s = I(\theta)/I_i \tag{2-82}$$

2）散射截面 S

散射截面 S 定义为障碍物所产生的总的散射声功率与入射声强之比。

$$S = \frac{W_s}{I_i} \tag{2-83}$$

式中：W_s 为总散射声功率；I_i 为入射声强。

3）散射系数 μ（scattering coefficient）

散射系数为散射波的声压与入射波声压之比。当入射波与散射波的夹角 $\Phi = 180°$ 时，为背向散射系数。

2. 散射的分类与研究方法

超声遇到障碍物时的声场变化和障碍物大小与波长的关系有关。广义散射可以分为三种类型。

（1）当散射体的尺寸远大于超声波长时，这类散射可视为前面介绍的界面上反射、透射、折射等问题，这时的散射截面为 1。

（2）当散射体的尺寸与波长相当时（1/2 波长），散射比较复杂，可以用衍射理论来研究，这类问题与几何光学类似。假设散射物为一圆盘，如图 2-41 所示，当它受一光源照射时，所形成的暗影的中心为一亮点，而四周有明暗相间的光圈产生。

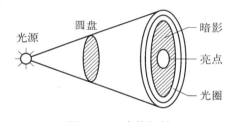

图 2-41　光的衍射

这种情况下，超声波的传播特性与光的类似，超声波会绕过障碍物沿着障碍物的边缘向前传播，反射的能量很少。这就是我们说的，为什么超声波的波长越短，发现微小障碍物的能力越强，即分辨率越高，极限为 1/2 波长。

（3）当散射体的尺寸远远小于波长时，形成散射辐射，可以用瑞利散射（也称分子散射）模型来近似。如果障碍物为刚性球体，则服从瑞利散射分布，散射截面与波长的四次方成反比，与球体半径的六次方成正比。

$$S \propto k^4 a^6 \tag{2-84}$$

该理论认为：对于小粒子情况，由于分子或粒子的热运动破坏了分子间的位置关系，使得分子再辐射波之间不再具有相干性，在计算大量小粒子总的散射波强度时，不必用波叠加的方法，只需将各粒子的散射波强度简单求和即可。因此，对于粒子尺度远小于波长的散射波场，只要求出单个粒子的散射强度，即可用叠加的方法求出总的散射强度。

3. 典型的散射场模型

声波的散射比较复杂，分析散射问题的基本步骤是：首先，确定散射体的形状，由此选择适合的波动方程和坐标系统；然后，明确边界的性质，以便建立求解的边界条件；最后，分析求解，得出散射体尺寸对散射场的影响。目前对球体，柱体散射的研究比较成熟，限于篇幅，这里以球体散射为例加以介绍。

1）刚性球体的散射

球体是最常采用的散射粒子近似形态，具有较大的实用价值。为简化问题，考虑一个球

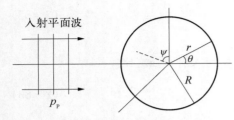

图 2-42　刚性球超声散射模型

心位于原点,半径为 R 的刚性球体的散射问题,其中 θ 是入射波与散射波之间的夹角,如图 2-42 所示,平面波由左侧入射。

关于球面上的边界条件,在 $r=R$ 处,对于刚性球 $v_i+v_s=0$;对于柔性球,$p_i+p_s=0$;对于弹性球,$p_i+p_s=p_t$ 和 $v_i+v_s=v_t$,其中 v_i,v_s 是入射波与散射波的质点振动速度;p_i 和 p_s 是入射波与散射波的声压;p_t 和 v_t 是球体内透射波的声压与质点速度。

先按对称性将入射平面波用球函数叠加的形式表示,表达式如下:

$$p_P = Ae^{jk(r\cos\theta-ct)}$$
$$= A\sum (2m+1)j^m P_m(\cos\theta)J_m(kr)e^{j\omega t} \tag{2-85}$$

式中:$A=\sqrt{\rho_0 cI}$,ρ_0、c、I 分别是球体外面介质的密度、声速以及入射波的声强。P_m 为 m 阶勒让德(Legendre)函数;J_m 为 m 阶球贝塞尔函数的实部。当入射波与刚性球相互作用时,将产生下述散射波:

$$p_S = -A\sum_{m=0}^{\infty}(2m+1)j^{m+1}e^{-j\delta_m}\sin\delta_m P_m(\cos\theta)\cdot[j_m(kr)+jn_m(kr)]e^{-j\omega t} \tag{2-86}$$

式中:n_m 为 m 阶球贝塞尔函数的虚部;δ_m 定义如下:

当 $kR\gg m+\dfrac{1}{2}$ 时,

$$\delta_m \approx kR-\frac{\pi}{2}(m+1) \tag{2-87}$$

当 $kR\ll m+\dfrac{1}{2}$ 时,

$$\delta_m \approx \begin{cases} \dfrac{1}{3}(kR)^3, & m=0 \\[3mm] \dfrac{-m(kR)^{2m+1}}{1^2\times3^2\cdots(2m-1)^2(2m+1)(m+1)}, & m\geqslant 0 \end{cases} \tag{2-88}$$

有关 j_m,n_m,δ_m 等的取值已有数据表可查。可估算出散射波场强度 I_s 如下式:

$$I_s = \frac{I}{r^2k^2}\sum_{m,n=0}^{\infty}(2m+1)(2n+1)\sin\delta_m\sin\delta_n\cos(\delta_m-\delta_n)P_m(\cos\theta)P_n(\cos\theta) \tag{2-89}$$

在波长远大于粒子尺度及波长远小于粒子尺度两种情况下可以将上式简化为

$$I_s \approx \begin{cases} \dfrac{16\pi^4 f^4 R^6 I}{9c^4 r^2}(1-3\cos\theta)^2, & kR\ll 1 \\[3mm] I\left[\dfrac{R^2}{4r^2}+\dfrac{R^2}{4r^2}\cot^2\left(\dfrac{\theta}{2}\right)J_1^2(kR\sin\theta)\right], & kR\gg 1 \end{cases} \tag{2-90}$$

在波长与散射粒子尺度相当时,散射场强度在与入射波传播方向平行的截面内的分布由图2-43给出,图中圆圈表示球形散射子所在位置,箭头表示入射波传播方向。

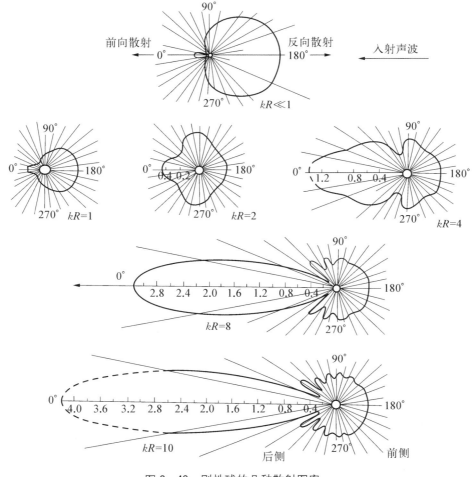

图 2-43　刚性球的几种散射图案

由图(2-43)可以看出随着 kR(其中 k 是波数 $k=2\pi/\lambda$)的不同,散射声强的分布不同。当 kR 较小时($kR\ll1$),散射声强的大部分均匀地分布在对着入射波的方向,图中给出的是散射场的分布,但是总的散射功率很小,大部分声波透射;随着 kR 的增大,在波的入射方向上散射波的声强在逐渐加强,指向性也变得越来越复杂;当 kR 很大时($kR\gg1$),通常称为高频近似。此时刚性球对声波产生镜反射,在球的前侧(面向入射波的方向)散射波与入射波相干叠加,可以推出其散射截面为 $4\pi R^2$,总的散射功率为入射声功率的 2 倍形成声反射,而在球的后侧散射波与入射波完全相消,不存在声场,形成"声影"。此时球体实际上成为一个良好的反射体。

2)弹性体的散射场简介

刚性球只是理想近似,实际中,散射常是弹性散射。散射应该满足弹性或黏弹性方程,边界条件也比刚性球散射复杂。显然,散射声场包含有目标的特征信息,如几何形状、尺度、材料、内部结构等信息。严格地求解其散射场,可以应用积分方程方法和分离变量法。分离变量法虽然只能对球、无限长圆柱等规则目标给出严格理论解,但毕竟是一种解析解,以它为基础可以深入研究声散射和回声的形成机理。实际上,目前人们对于声散射机理的认识都是从 Rayleigh 简正级数解发展出来的。以 Rayleigh 简正级数解为基础发展起来的蠕波分析法、共振散射理论和奇异点展开理论,从时域和频域两方面深入地阐述了声散射机理和回声成分及其特性。

(1)蠕波分析方法:用这种方法对弹性球、弹性柱体等目标的声散射研究取得了一系列成果,使我们对目标时域回声结构有了清晰的了解。按照散射波的传播形式,弹性目标的回波可以分成:① 几何散射波,包括光滑表面上的镜反射波和棱角波;② 环绕波和其他表面散射波,这是存在于界面两侧表面上的表面波,是波在两种介质分界面上作用的结果。按照散射波的产生原因,弹性目标的回波可以分成:① 刚性或准刚性散射波,这些波的性质与刚性时十分接近,包括镜反射波、棱角波和 Franz 波等;② 弹性散射波,它是由于目标的弹性性质而产生的波,包括弹性体内的各类表面波、穿透波和 Stoneley 波。

(2)共振散射理论 RST:共振散射理论是把量子力学中的共振散射理论推广到声学中建立起来的方法,是分析弹性体声散射频域特性的基本方法,它将散射场近似分解成为一个刚性背景或软性背景和一些共振项。当入射波频率偏离共振频率时,散射场接近背景场,只依赖于目标的几何特性。但是当入射波频率接近某个共振频率时,对应的共振模式将被激发并起主要作用,在形态函数或共振谱中表现为一窄的共振峰,因此散射形态函数包含了许多共振谱。Ubrall、G. C. Gaunaurd 等人利用 RST 对水下弹性球、球壳、弹性柱、柱壳的散射特性做了深入研究,计算了这些目标散射声场的共振谱,分析了极点与弹性表面波的联系,以及各类表面波的频散曲线,进一步揭示了目标声散射机理。同样利用目标共振模式表示散射声场的另一种理论方法是奇异点展开理论(SEM)。SEM 是在电磁散射中发展起来的,应用所有的奇异点(包括极点、分支点、本性奇异点、无穷远奇异点)来描述散射声场。已经证明,对应于共振模式的极点对散射声场远场有重要贡献。

4. 超声散射波的理论模型

由于生物组织的复杂结构和时变特性,仅依靠上述理论还不能解决实际问题。随着计算机技术的发展,采用建立生物组织模型的方法,已经成为该领域主要的研究手段,主要有离散模型与连续非均匀介质模型两种。

1)离散模型

在离散模型中,散射物被视为在均匀物质中分布的离散粒子。对于离散模型,介质的声学特性在特定小区域内是均匀的,而在各子区域分界面上则出现跃变。计算离散模型散射的方法之一是波恩(Born)近似方法,即认为总散射为每个粒子散射的简单求和,且单个粒子的散射可在不计其余粒子存在的条件下分别求得。

2)连续非均匀介质模型

连续非均匀介质模型认为,其声学变量是空间变量的连续函数。人们常采用单位体积的散射截面来度量。

5. 生物组织的超声散射以及应用

前面章节讨论的反射和折射,其中有一个重要条件,即反射界面对于超声波波长来说是无限大的,即 $d \gg \lambda$;其他情况,反射与折射理论不再适用。当 d 与 λ 可比时,则发生绕射,如胆结石;当 $d \ll \lambda$,则发生散射,如红细胞。多普勒测血流,主要就是利用了红细胞对超声的散射。红细胞的数量越多,散射信号越强,红细胞的数量与多普勒频移没有关系,但是其运动速度与多普勒频移有关(见图2-44、图2-45)。

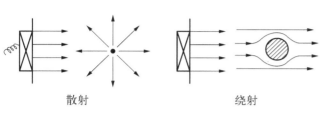

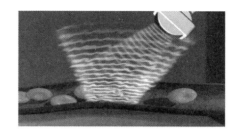

图2-44　红细胞的散射与结石的绕射模型

图2-45　红细胞的散射

瑞利散射发生在散射体结构尺寸小的情况下。这种散射在红细胞(red blood cells, RBC)中很常见,红细胞的平均直径约为 $7\ \mu\mathrm{m}$,超声的波长大约为 $300\ \mu\mathrm{m}$(5 MHz),当声波的波长大于结构体的尺寸时,将产生全方向的均幅度的散射,而反射到换能器的声波非常少或者几乎没有反射(见图2-46)。散射与4个因素有关:散射粒子尺寸大小、散射体的数量、散射体与周围介质的声阻抗率差异程度以及超声的频率。

图2-47是左隐静脉 left saphenous vein (SV),股总静脉 common femoral vein (CFV),股浅动脉 superficial femoral (SFA),股深动脉 profunda femoris (PFA) arteries 的声像图。在每条血管中,都发生了瑞利散射。

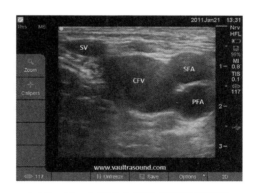

图2-46　声波的散射

图2-47　血管中血液的超声散射声像

6. 超声造影剂(ultrasound contrast agent)

超声散射在生物医学中的应用很多,其中最引人注目是多普勒测血流,该技术利用了流动血液对入射超声的散射信号。此外,复旦大学他得安教授等的研究表明通过超声背向散射系数可以评价骨质疏松等。超声造影剂技术利用散射原理,提高超声图像的质量已在临床上得到广泛应用。

超声造影剂是在超声成像中用来增强图像对比度的物质。一般是直径为微米量级的包膜微气泡,通过静脉注射进入血液循环系统,以增强超声波的散射强度,从而达到超声造影成像的目的。其作用是超声造影剂注入血管后,可以改变组织的超声特性(如背向散射系数、衰减系数、声速及非线性效应）产生造影效果，增强效果取决于超声造影剂的浓度、尺寸以及超声发射频率。它的最基本性质就是能增强组织的回波能力，可在 B 型超声成像中提高图像的清晰度和对比度。其非线性效应产生一定能量的谐波分量，利用谐波成像和谐波 Doppler 技术可测量体内微小血管血流与组织灌流，能抑制不含超声造影剂的组织运动在基频上产生的杂波信号，大大提高信噪比。

　　接收到的超声散射强度是入射强度和反射体的散射截面的函数。散射截面与频率的四次方和散射体半径的六次方成正比，这对所有的造影剂介质都适用。理论上，通过简单的计算就可以看到气泡粒子的散射截面要比同样大小的固体粒子（例如铁）大很多倍。这也是气泡组成的造影剂的造影效果比别的散射体优越的原因所在。

　　造影剂微气泡在超声的作用下会发生振动，增强散射超声信号。这也是超声造影剂的最重要的特性——增强背向散射信号。气泡散射还有一个十分有意义的特性——气泡共振。当入射声波的频率与气泡共振频率一致时，入射声波的能量全部被气泡共振吸收，形成共振散射，这时散射截面远比非共振情况下的大。例如在 B 超中，通过往血管中注入超声造影剂，可以得到很强的 B 超回波，从而在图像上更清晰的显示血管位置和大小。

　　第一代造影剂包括 Albunex、Echo-vist（SHU－454）和 Levovist（SHU－508A），其物理特性，包括包膜较厚，弹性差，而且包裹的空气易溶于水等，决定了它持续时间短，容易破裂，从而限制了临床应用中观察和诊断的时间。第二代造影剂包括 Aerosomes（DMP－115）、EchoGen、Imagent（AFO150）、NC100100、Quantison、Sonovue（BR－1）、AI－700、Bisphere、Sonovist（SHU－563A）、PESDA 以及 Optison（FS069）。第二代超声造影剂为包裹高密度惰性气体（不易溶于水或血液）为主的外膜薄而柔软的气泡，直径一般在 $2\sim5\ \mu\mathrm{m}$ 左右，稳定时间长，振动及回波特性好（如图 2－48）。有无造影剂的图像对比如图 2－49 所示。

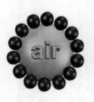 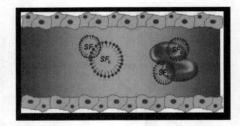

图 2－48　第一、二代超声造影剂结构以及在血液中的示意图

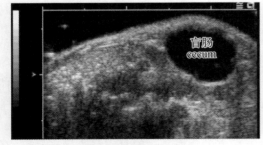

B 型（没有造影剂）
B－Mode(no contrast agent)

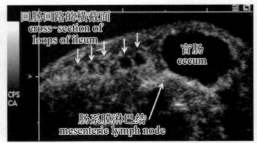

对比图像（灌注造影剂）
Contrast Imaging with Targestar P(perfusion agent)

图 2－49　有无造影剂的对比

2.5.2　超声多普勒效应

当波源、介质、观察者(接收装置)之间相对静止时,接收到的波的频率并没有发生变化。但在下面几种情况下:

(1) 波源相对于介质、观察者之间;

(2) 观察者相对于波源、介质之间;

(3) 波源、观察者相对于介质之间有运动时。

这时观察者发觉波的频率发生变化。这种现象称为多普勒效应(Doppler effect)。变化的频率(增减)称为多普勒频移(见图 2 - 50)。这个现象是奥地利物理学家和数学家克里斯蒂安·多普勒(1803—1853)在 1842 年发现的,后人以他的名字命名。多普勒效应在医学上的应用主要是多普勒测血流。

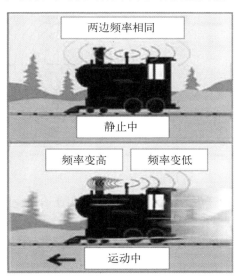

图 2 - 50　多普勒现象的发现

1. 多普勒效应的发现

1842 年的一天,多普勒正路过铁路交叉处,恰逢一列火车从他身旁驰过,他发现火车从远而近时汽笛声变响,音调变尖,而火车从近而远时汽笛声变弱,音调变低。他对这个物理现象感到极大兴趣,并进行了研究。发现这是由于振源与观察者之间存在着相对运动,使观察者听到的声音频率不同于振源频率的现象。因为,声源相对于观测者在运动时,观测者所听到的声音会发生变化。当声源离观测者而去时,声波的波长增加,音调变得低沉,当声源接近观测者时,声波的波长减小,音调就变高。音调的变化同声源与观测者间的相对速度和声速的比值有关。这一比值越大,改变就越显著(见图 2 - 51)。

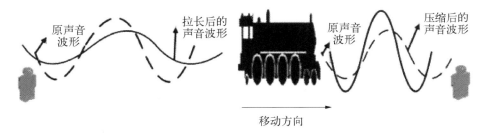

图 2 - 51　多普勒频移的解释

2. 多普勒频移的几种情况

(1) 观察者以速度 V 相对于介质运动,波源与介质相对静止。

假定观察者向波源运动。此时 1 s 内不仅原来位于观察处的波向右传播了 c,而且还由于观察者本身向左运动了 V,相当于波通过观察者的总距离为 $c+V$,因而观察者在单位时间内接受的波数发生变化。在单位时间内观察者所接收的波数(频率)f' 为

$$f' = \frac{c+V}{\lambda} = \frac{c+V}{cT} = \left(1 + \frac{V}{c}\right)f \qquad (2-91)$$

此时观察者接收到的频率为原来的 $\left(1+\dfrac{V}{c}\right)$ 倍,其过程如图 2-52(a)所示。

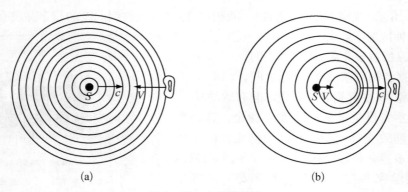

图 2-52　多普勒效应

(2)波源以速度 V 相对于介质运动,观察者相对于介质静止。

波源运动会影响波在介质中的分布,波阵面不再是同心球面。若波源向右运动则波阵面向右挤紧。当下一个振动从波源发出时,波源已经向前运动了一段距离 VT。这相当于波长缩短了 VT。所以通过观察着所在处的波长为

$$\lambda' = \lambda - VT = (c-V)T \tag{2-92}$$

但是单位时间内观察者处的波阵面仍旧向前传播了 c,所以观察着接收到的波数为

$$f' = \frac{c}{\lambda'} = \frac{c}{(c-V)T} = \frac{c}{c-V}f \tag{2-93}$$

此时观察者接收到的频率为原来的 $\left(\dfrac{c}{c-V}\right)$ 倍,其过程如图 2-52(b)所示。

(3)波源与观察者同时相对介质运动。

综合以上两种情况,可得当波源和观察者相对运动时,速度分别为 V_r,V_s,观察者接收到的频率为

$$f' = \frac{c+V_r}{c+V_s}f \tag{2-94}$$

式中:c 是介质中的声速;V_r 接收者相对于介质的速度,如果接收者朝向声源,这个值取正数,反之为负;V_s 声源相对于介质的速度,声源远离接收者时,该值为正,反之为负。

3. 超声多普勒效应的应用

超声多普勒在医学上的应用以超声多普勒(见图 2-53)测血流最为熟知。为了检查心脏、血管的运动状态,了解血液流动速度,可以通过发射超声来实现。由于血管内的血液是流动的物体,所以超声波振源与相对运

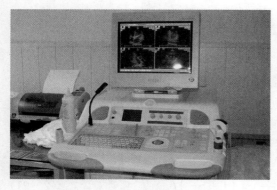

图 2-53　超声多普勒效应装置

动的血液间就产生多普勒效应。血管向着超声源运动时,反射波的波长被压缩,因而频率增加。血管离开声源运动时,反射波的波长变长,因而频率减少。反射波频率增加或减少的量,是与血液流动速度成正比,从而就可根据超声波的频移量,测定血液的流速。彩超是应用了上述多普勒原理的一种超声技术。彩超简单地说就是高清晰度的黑白 B 超再加上彩色多普勒效应。首先介绍超声频移诊断法,即 D 超,此法应用多普勒效应原理,当声源与接收体(即探头和反射体)之间有相对运动时,回声的频率有所改变,此种频率的变化称为频移,D 超包括脉冲多普勒、连续多普勒和彩色多普勒血流图像。彩色多普勒超声一般是用自相关技术进行多普勒信号处理,把自相关技术获得的血流信号经彩色编码后实时地叠加在二维图像上,即形成彩色多普勒超声血流图像。由此可见,彩色多普勒超声(即彩超)既具有二维超声结构图像的优点,又同时提供了血流动力学的丰富信息,实际应用受到了广泛的重视和欢迎,在临床上被誉为"非创伤性血管造影"。

2.6　生物组织的超声特性及超声生物效应

2.6.1　生物组织的超声特性

不同的生物组织,其声阻抗率、声速、散射、吸收等超声参数存在差异,这些参数的特异性是超声成像的关键,同样在超声治疗领域也有应用。

上皮组织、肌肉组织、神经组织、结缔组织和血液及其他体液,它们的声学特性与水的声学特征比较接近,称之为似水组织。骨头、肺泡、脂肪等组织的超声特性差异较大。骨骼呈现固态,与周围的软组织声阻抗率差异较大,且其结构呈多孔等特性,对超声波的吸收很大;肺泡中充满空气,对超声的散射很明显;脂肪密度比水小,其声学特性也与其他组织差异明显。因此,超声常用于无骨骼遮挡的实质性脏器,比如心内科、妇产科、泌尿科等;几乎不用于肺、脑、骨骼的检查,多脂肪组织对超声诊断与治疗有明显影响,不容忽视。

2.6.2　生物组织的超声特性参数值

1. 声速

人体组织结构复杂,其软组织性质接近流体性质,故超声波在大多数软组织内的传播速度相差不大,并与超声波在流体中的传播速度相近,其平均声速约为 $c=1\,540$ m/s。人体骨骼性质与固体接近,故其传播速度也与固体的接近,其声速为软组织中的 3 倍左右。在利用超声回波定位测距时,声速在保证测距精度上是一重要因素,超声在人体正常组织中的传播速度如表 2-6 所示。

表 2-6　超声在生物组织及有关物质中的传播速度[6]

媒质(生物组织及有关物质)	传播速度/(m/s)	媒质(生物组织及有关物质)	传播速度/(m/s)
空气(肺、胸腔)	332~340	角膜	1 550
脂肪	1 450	肝	1 550
小脑	1 470	大脑	1 460

续表

媒质(生物组织及有关物质)	传播速度/(m/s)	媒质(生物组织及有关物质)	传播速度/(m/s)
羊水	1 474	肾	1 560
体液(25℃)	1 493	脾	1 560
前房水	1 495	血液	1 570
玻璃体	1 495	颅骨	4 080
体液(37℃)	1 496	石蜡油(88.5℃)	1 420
胎体	1 505	蓖麻油	1 520
脑脊水	1 522	有机玻璃	2 640
软组织(平均值)	1 540	PZT	4 400

2. 声阻抗率以及声压反射系数

人体各组织声阻抗率以及主要由声阻抗率差确定的声压反射系数是目前所有脉冲回波超声诊断系统的基础。表 2-7 和表 2-8 分别是人体组织和某些材料的声阻抗率以及界面上的声压反射系数。

3. 超声衰减系数

生物组织中超声衰减主要由声束扩散、散射、组织吸收和界面上的反射等因素产生。

(1) 扩散衰减:超声在理想媒质中传播时,衰减主要来自超声波束的扩散,即由于声波在离开声源一定距离后,声场面积扩大、声能分布在更大面积上,导致单位面积上的声能量减弱。

表 2-7   超声在生物组织及有关材料中的声阻抗率[6]

人体组织及材料	声阻抗率/(×10⁶ Pa·s/m)	人体组织及材料	声阻抗率/(×10⁶ Pa·s/m)
空气	0.000 439	肾	1.620
脂肪	1.410	软组织(平均值)	1.632
水	1.430	脾	1.640
羊水	1.463	血液	1.656
体液	1.492	甲状腺	1.620~1.660
玻璃体	1.496	肌肉组织	1.684
前房水	1.499	水晶体	1.870
小脑	1.514	颅骨	6.184
脑脊水	1.523	有机玻璃	2.950
胎体	1.579	PZT	39.000
大脑	1.510	钢铁	47.400

表 2-8   垂直入射时人体各组织界面的声压反射系数[6]

	水	脂肪	肌肉	皮肤	脑	肝	血液	颅脑
水	0	0.047	0.020	0.029	0.007	0.035	0.007	0.570
脂肪		0	0.067	0.076	0.054	0.049	0.047	0.610
肌肉			0	0.009	0.013	0.015	0.020	0.560
皮肤				0	0.022	0.006	0.0290	0.660
脑					0	0.028		0.570
肝						0	0.028	0.550
血液							0	0.570
颅脑								0

（2）散射衰减：实际媒质是非均匀的，声波传到不同声阻抗的介质界面时，将引起镜面反射（界面较大时）及散射（界面较小时），散射使超声能量沿着新的路径传播，使原方向传播的能量变小，即引起散射衰减。

（3）吸收衰减：超声在均匀媒质中传播时，由于振动引起的弹性摩擦将一部分超声能量转变为其他形式的能量，因而表现为超声能量被媒质吸收了，原传播方向的超声能量衰减了。吸收衰减系数主要由超声频率、组织黏滞性等决定。超声波被媒质吸收的原因与媒质的性质有关；在没有黏滞性的媒质中，超声能量的衰减正比于频率。非肺的人体组织中，吸收是主要的衰减因素，大约 80% 的超声波被胶原蛋白所吸收，且吸收系数与超声的频率大约成正比（在 $1\sim15$ MHz 的频段）。人体软组织对超声波的吸收不仅与其物理特性有关，而且与其生理状态有关。从临床实验得知，正常组织与病变组织对超声的吸收不同，癌组织对超声吸收较大，炎症组织次之。血液和眼前房液的吸收最小；肌肉组织的吸收有所增加；纤维组织和软组织则吸收大量能量，骨质吸收更大。体液中如果含有蛋白成分较多，声吸收也较大；组织中含胶原蛋白和钙质越多，声吸收越大。

（4）界面上反射引起的超声衰减：在声阻抗率不同的两种媒质的界面上，超声波的反射将使透射进入更深层组织中的声波能量下降，从而引起传播超声波随距离增加而衰减。

对于似水生物组织，吸收是引起超声衰减的主要原因，几乎大部分的超声波被生物组织中胶原蛋白所吸收。表 2-9 列出了人体组织对超声波的吸收系数。从表 2-9 可知，水的吸收系数很小，超声波在水中可传播较远的距离，而血液的吸收系数随着超声频率的增高而增大，其他软组织对超声的吸收均大于血液。由于超声能量在传播中被人体组织吸收，因此，传播距离受到一定限制。骨质吸收系数最大，故超声很难通过骨质传播，空气吸收系数也很大，而肺气泡内总是储有大量空气，故肺的吸收系数也较大。由于生物组织超声衰减主要因素是吸收衰减，所以我们常用吸收系数表示组织超声衰减的程度，其定义可参考 2.7.3 节。

表 2 - 9　人体组织对超声波的吸收系数

人体组织	吸收系数/(dB/cm)	超声频率/MHz
水、液体	0.002	1
血浆	0.380	2
血液	0.200	1
	0.400	2
	1.000	4
	2.000	7
	3.000	10
脂肪	0.600	1
玻璃体	0.700	3
软组织(平均值)	0.800	1
肝	0.900	1
大脑	0.900	1
肾	1.000	1
肌肉(平均值)	2.300	1
肺	4.800	1
空气	12.000	1
颅骨	13.000	1

2.6.3　超声的生物效应

超声波作用在生物组织上,会对生物组织产生什么影响呢? 这是医学超声学科非常关心的话题。研究表明,声强在 $0.1\ \text{W/cm}^2$ 以下时,不引起明显的生物效应,这是超声诊断即利用脉冲超声回波诊断疾病的剂量要求。目前超声诊断用的平均声强多在 $0.01\ \text{W/cm}^2$ 以下,对人体基本无害。但对生殖细胞,胚胎等娇嫩组织是否有潜在性危害,以及安全剂量的阈值何在,还需进一步研究。超声的强度在 $0.1\ \text{W/cm}^2$ 以上时,会引起人体组织发生功能性和器质性变化,由此而产生治疗作用。器质性的改变又分为可逆性的和非可逆性的,一般认为 $3\ \text{W/cm}^2$ 以上的超声强度对某些组织即可产生非可逆性的器质变化。低强度超声治疗剂量一般为 $0.2\sim2.5\ \text{W/cm}^2$,它是非损伤性疗法。超过 $3\ \text{W/cm}^2$ 以上,为高强度损伤性超声治疗法,例如超声碎石、超声治癌、超声减肥、超声手术刀等。高强度聚焦超声(HIFU)的强度有的可高达 $7\,500\ \text{W/cm}^2$。

1. 超声生物效应的机理

在一定的阈值范围内,超声对人体的作用可以忽略不计。但是随着超声波强度的逐渐增强,其生物组织效应逐渐明显。超声强度适中时,将改善局部血液和淋巴液循环,对细胞的物质交换及组织营养都有好处。此外超声还可以使组织升温,从而可以使局部血管扩张,血液循环加快,组织代谢增高,白细胞吞噬作用增强,促进病理产物的吸收消散等。而适当剂量的超声可使局部组织出现稳态或非稳态的生物过程,加速或抑制生化反应。下面详细讨论具体的超声生物效应。

1) 热效应

由于组织对声波的吸收,使得超声波在组织中传播时,一部分机械能转变成热能,引起组织升温(见图 2-54)。被组织吸收的超声波作用于分子会产生两种基本的结果:① 分子振动和转动能量发生可逆性的增加,使组织温度上升;② 分子结构发生永久性地改变。由于组织有相当高的吸收系数,而热传导性较差,当组织中温度升高足够大,组织将被损伤,如蛋白变性。在

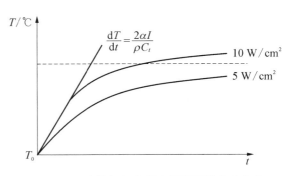

图 2-54　生物组织在超声辐照下温度的上升

生物组织中,绝大部分损耗掉的声能是由大的蛋白分子经各种弛豫过程所吸收。然而,由于超声对人体的作用不像 X 射线具有累积效应,并且超声声子能量还不足以引起危险的电离损害,所以超声波对人体是相对安全的。

下面进行定量分析。如声强为 $I(\mathrm{W/cm^2})$ 的平面行波超声束在声吸收系数为 $\alpha(\mathrm{Np/cm})$ 的媒质中传播时,那么,在单位媒质体积 t 秒时间内所产生的热能为

$$Q = 2\alpha I t\,(\mathrm{J/cm^3}) \tag{2-95}$$

式中:I 是声强;α 是吸收系数;t 是时间。

当超声治疗机声头通过耦合剂向人体内辐照超声波时,由于人体组织有较高的超声衰减系数,则可近似地看成是行波而满足上式条件。从已获得的有关超声吸收的数据出发,可以认为,动物软组织的超声吸收系数 α 与超声频率 f(单位取 MHz)的关系约为

$$\alpha = 0.026 f^{1.1}\,(\mathrm{Np/cm}) \tag{2-96}$$

如设软组织的密度 $\rho=1\ \mathrm{g/cm^3}$,比热容与水接近,即 $C_t=4.4\ \mathrm{J \cdot g/K}$,且吸收声能而转变的热能又不失散,那么经超声波幅照 t 秒之后,软组织的升温 ΔT 应为

$$\rho C_t \Delta T = 2\alpha I \Delta t \tag{2-97}$$

如取 $f=1\ \mathrm{MHz}$,$I=1\ \mathrm{W/cm^2}$,则超声波辐照 $\Delta t=1\ \mathrm{s}$ 引起的温升为 $0.012\,℃$;辐照 1 min 温升为 $0.7\,℃$;5 min 为 $3.5\,℃$。

由此可见,超声辐照引起的组织升温是显著的。在超声理疗中,为防止人体组织内的局部升温过高,需不停地移动探头辐照位置。式(2-97)同时适用于连续超声波与脉冲超声波,只需注意式中声强 I 为时间平均值,且 t 为总的超声辐射时间,在脉冲超声波情况下,它应是脉冲发射与间歇时间之总和。已知骨骼的超声吸收要比软组织高出几十倍,因此当超声用于辐照骨骼时,其致热效应较为显著,对此应予特别注意。此外,当较强的超声波辐照人体时,由于组织的非线性特性,而导致声波的非线性畸变。产生高次谐波成分,从而使超声吸收增大,这种附加的温升贡献常常也是不可忽视的。

超声波的热效应,可引起血管功能和代谢过程的变化,以及由此引起的一系列复杂

的神经反射或各种其他效应。如果超声波的能量持续增加,组织温度上升到 65℃ 以上,由于过热,组织将会发生蛋白质变性引起的凝固性坏死,这也是 HIFU 杀死肿瘤组织的主要因素。

2) 机械效应

超声波是机械振动能量的传播,故描述波动过程的各有关力学参量,如质点位移、振动速度或加速度及声压等交替压缩与伸张,形成的压力变化都可能与声波的生物效应有关。超声波在人体内传播时振动和压力会对细胞和组织结构产生直接或者间接的效应。当生物效应的发生与一个或多个上述力学参数有关,便可把产生这种生物效应的物理机制归结为机械机制。可以设想当生物体系中的生物大分子、细胞及组织结构处在激烈变化的机械运动场中时,其功能、生理过程乃至结构都可能受到影响。当声强较低时,生物组织产生弹性振动,其振动幅度与声强的平方根成比例,机械效应相当于对细胞作轻微的按摩,这种按摩将引起一系列反应,如增加细胞半透膜的弥散作用,增强细胞的代谢和活力;这对增强组织渗透、提高代谢、促进血液循环、刺激神经系统及细胞的功能等均有重要意义。当声强足够大时,机械振动产生的剪切力会超过组织细胞的弹性极限,造成组织断裂或粉碎,这时机械效应对组织具有损伤性。超声手术刀和超声碎石等都利用了这一效应。尤其重要的是,当辐射声强再高时,声场中的一些二阶声学参量(主要为辐射压力、辐射扭力以及声冲流等)会变得明显起来,从而可能出现各种非线性现象,对超声的生物效应产生影响。

3) 超声空化

超声空化定义为充有气体或者水蒸气的空腔在外场的作用下发生振荡的任何现象。超声空化一般分为稳态空化以及瞬态空化。空化可以通过升高温度,施加机械力来影响生物系统,还可以通过产生自由基引起化学变化。猛烈的声空化会引起高热和更大的机械力,可能给组织造成严重的损伤或破坏。

当用强度较高的超声波(如 HIFU)辐照液体时,声场中气泡的动力学过程变得更为复杂和激烈。在声波的负压半周期内空化核(微小气泡)迅速膨胀,随后又在声波正半周期内气泡被压缩以至崩溃,这一过程称为瞬态空化。当气泡被压缩至崩溃前的短暂时间内(可能为 1 ns 以下),气泡内的温度可高达数千度,压力可高达几百个大气压。"超声瞬态空化"现象表现为存在于液体中的微小气泡(空化核)在强超声场的作用下振动、生长并不断聚集声场能量,当能量达到某个阈值时,空化气泡急剧崩溃闭合的过程,如图2-55所示。空化气泡的寿命约 0.1 μs,它在急剧崩溃时可释放出巨大的能量,并产生速度约为 110 m/s、有强大冲击力的微射流,使碰撞密度高达 1.5 kg/cm^2。空化气泡在急剧崩溃的瞬间产生发光、局部高温(5 000 K)、10^7 Pa 以上的高压、冷却速度可达 10^9 K/s、冲击波和射流等极端的物理条件。超声波这种空化作用大大提高非均相反应速率,实现非均相反应物间的均匀混合,加速反应物和产物的扩散,促进固体新相的形成,控制颗粒的尺寸和分布。瞬态空化效应产生的这种极端高温、高压以及剧烈的振动,可以在瞬时杀死病变组织,在 HIFU 的治疗中起到一定作用。

当液体媒质的声场中存在有适当大小的气泡时(气泡太大会飘浮至液面而逸走,反之气泡太小时,因表面张力很大,会溶解在液体中),它会在声波的交变声压作用下进入振动(即体脉动)状态。当声波频率接近气泡共振的特征时,气泡的振动就进入共振状态,使脉动的幅度达到极大。气泡的这种动力学表现称之为稳态空化。

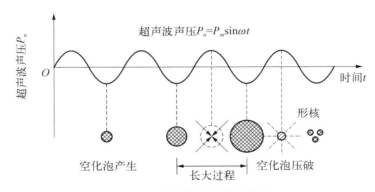

图 2 - 55　空化效应的发生过程

4）生物化学效应

超声波在生物组织中传播时，其压力和温度的变化可引起组织化学特性的变化，如化学动力学特性和化学通路的变化。超声波的生物化学作用是不容忽视的，如影响酶的活性，加速细胞新陈代谢，刺激人体细胞合成等。

5）声冲流效应

当超声射入两种不同声阻抗率的媒质界面时，动量发生变化，产生辐射压力。两媒质阻抗相差较大且界面为平面时，辐射压力基本上正比于超声束的作用面积以及声波的平均声强度。辐射压力对组织可产生撕力，引起声冲流，当这种运动的幅度足够大时，会引起组织的损伤。

6）触变效应

超声波的作用会引起生物组织结合状态的改变，如引起黏滞性降低，造成血浆变稀、血球沉淀等，称为触变效应。声强较低时，触变效应可能是可逆的，声强过高时会造成组织的不可逆变化。

7）弥散效应

超声波能提高半透膜渗透作用，可使药物更易进入细菌体内。目前已证明将消毒药物与超声合并使用，可提高细菌对药的敏感性，增强药物的杀菌作用，药物透入疗法的原理就在于此。

2. 超声诊断安全剂量的阈值

超声生物效应在很大程度上取决于辐射的强度与持续的时间。当辐射强度变大时，其辐射在短时间内具有时间累积效应，照射时间愈长，生物效应越明显，所以如果辐照时间较长则允许的安全声强愈低，比如超声诊断，一般认为几十 mW/cm^2 是比较安全的。图 2 - 56 给出了阈值剂量曲线，一般认为，对于该阈值剂量曲线，在低声强长辐照时间范围内，引起损伤的原因是以热学机制为主，而在高声强、辐照时间短的范围内，损伤机制则是以瞬态空化为主；当声强为 700～1 500 W/cm^2 的中间范围时，损伤机理主要来自力学机制。

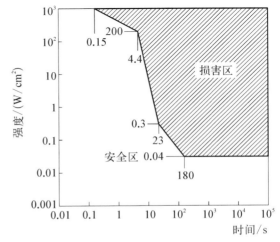

图 2 - 56　安全的超声剂量

表 2-10 所示是常见超声应用的参数范围,可以参考。

表 2-10　不同超声设备的辐射剂量

应用范围		超声功率	声强 I_{SPTA}	脉冲宽度	系统基频(PRF)
诊断超声	A、M、B方式	20 mW	15 mW/cm²	1 μs	2～5 kHz
	多普勒效应	50 mW	40 mW/cm²	1 μs～10 μs	3～10 kHz
治疗超声	理　疗	5 W	1.5 W/cm²	2 ms	100 Hz 或连续波
	热　疗	10～90 W	5 W/cm²	10～50 ms	1 kHz 或连续波
	外　科	200 W	30～100 W/cm²	0.1～10 s	单次照射

通常治疗超声采用较低频率,一般多用 0.8～1.2 MHz;诊断超声使用的频率较高,常用 2.5～7.5 MHz;表浅器官用 10 MHz 或以上;超声显微镜等用 50 MHz 至数百 MHz。可见诊断超声应用高频率,小剂量;而治疗超声使用低频率,大剂量。

2.7　声学参量及声场测量

2.7.1　声速的测量

声波的传播速度与其频率和波长的关系为

$$c = \lambda f \tag{2-98}$$

由(2-98)式可知,测得声波的频率和波长,就可以得到声速。同样,传播速度为

$$c = L/t \tag{2-99}$$

若测得声波传播所经过的距离 L 和传播时间 t,也可获得声速。

测量声速的方法有多种,如干涉共振驻波法,水浸式脉冲插入取代法,脉冲透射时差法,脉冲回波法,相位比较法等,下面重点介绍干涉共振驻波法等。

1. 干涉共振驻波法

实验装置如图 2-57 所示,图中 S_1 和 S_2 为压电晶体换能器,S_1 作为声波源,它被高频信号发生器输出的交流电信号激励后,由于逆压电效应发生受迫振动,并向空气中定向发出近似为平面正弦波的超声波;S_2 为超声波接收器,超声波传至它的接收面上时,被反射。当 S_1 和 S_2 的表面近似平行时,超声波就在两个平面间来回反射。根据驻波原理,当两个平面间距 L 为半波长的整倍数,即 $L = n\lambda/2$,$n = 0, 1, 2, \cdots$ 时,S_1 发出的超声波与其反射超声波在 S_1 和 S_2 之间共振形成驻波。

驻波法测波长物理原理:入射波与反射波的声压 p_1, p_2 在介质 1(空气)中波动方程分别表达如下:

$$p_1 = A\cos 2\pi\left(ft - \frac{x}{\lambda}\right) \tag{2-100}$$

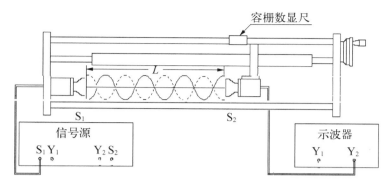

图 2-57 驻波法测声速的实验装置

$$p_2 = A\cos 2\pi\left(ft + \frac{x}{\lambda}\right) \tag{2-101}$$

叠加后合成波 p，经过和差化积公式处理（$\cos\theta + \cos\varphi = 2\cos[(\theta+\varphi)/2]\cos[(\theta-\varphi)/2]$）为

$$p = 2A\cos(2\pi x/\lambda)\cos(2\pi ft) \tag{2-102}$$

当 $x = \pm n\lambda/2$ 时，p 的幅度为 $\pm 2A$，产生声压的波腹；当 $x = \pm(2n+1)\lambda/4$ 时 $p = 0$，产生声压的波节。因此只要测得相邻两波腹（或波节）的位置 x_n、x_{n-1} 即可得波长。

根据驻波原理，当 $x = \pm n\lambda/2$ 时，在 S_2 分界面左侧的介质中（空气）中，由于入射波与反射波质点振动速度相位相反，所以合成的质点振动速度为 0，形成质点振动速度的波节；同时入射波与反射波的声压同相，形成声压的波腹；在 S_2 分界面的右侧介质中（压电晶片）中，由于左侧介质合成质点振动速度为 0，所以波动并没有向右侧的介质传播，S_2 的压电晶片只感受到 2 倍入射声压，其幅度最大，但仍然随时间波动。反映在接收器上就是一个压强的峰值，对应示波器输出一个电压的峰值（见图 2-58）。

本实验测量的是声压，所以当接收换能器 S_2 位于 $\lambda/2$ 的整数倍时，接收器压强的输出会出现明显增大。从示波器上观察到的电信号幅值也是极大值（见图 2-59）。图中各极大值之间的距离均为 $\lambda/2$，由于散射和其他损耗，各极大值的幅值随距离增大而逐渐减小。只要测出各极大值对应的接收器 S_2 的位置，就可测出波长。由信号源读出超声波的频率值后，即可由式（2-98）算出声速。

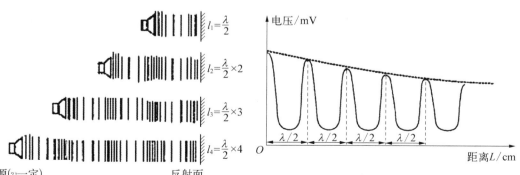

图 2-58　驻波原理　　　　　　　　图 2-59　干涉共振峰

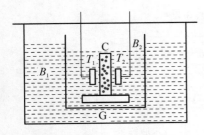

图 2-60　水浸式脉冲插入取代法
C—样品盒;T_1、T_2—发射与接收换能器;
G—支架;B_1—恒温水浴容器;
B_2—除气蒸馏水容器

2. 水浸式脉冲插入取代法

设样品以及水中的声速分别以 $c(y)$ 和 $c(w)$ 表示,D 是样品的厚度,置入样品时引起的接收脉冲时移为 Δt,则样品声速为

$$c(y) = \frac{Dc(w)}{D - \Delta t c(w)} \qquad (2-103)$$

由图 2-60 所示,只需要测得插入样品引起的脉冲时移 Δt,就能根据式(2-103)算出样品中的声速。水浸式脉冲插入法优点为简单,方便,精确,需要样品数量少。

2.7.2　声阻抗率的测量

1. 密度测量方法

声阻抗率 Z=密度×声速,根据,密度=质量/体积,质量可以由天平测量,体积可以用排水法测量,利用公式 $\rho = m/V$,计算样品密度。有了声速和密度的数据就可以利用公式 $Z = \rho c$ 计算出该介质的声阻抗率。

2. 垂直入射反射系数测量方法

声阻抗率的另一种测量方法,是通过测量平面超声波垂直入射条件下的反射系数而实现,如图 2-61 所示。具体步骤为:首先,利用一已知声阻抗率 Z_0 的液体介质(如水);先测得水与空气交界面声压反射幅度。由于空气和水的阻抗率相差很大,所以产生全反射,设水中的反射声压为 p_{r0},如果忽略超声在水中传播时的损耗,则 p_{r0} 和入射波的声压幅度 p_0 应基本相同,$p_{r0} = p_0$。这时再将被测介质代替空气,测出反射声压幅度 p_{rx}。

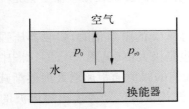
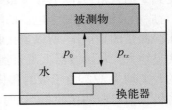

图 2-61　反射系数法测量声阻抗率

由声压反射系数计算式 $r = p_{r0}/p_{rx} = (Z_x - Z_0)/(Z_x + Z_0)$,可得声特征阻抗

$$Z_x = (1+r)Z_0/(1-r)$$

式中:p_{rx}、p_{r0} 可以测出,即 r 可测出,Z_0 已知,可以推出样品的特性阻抗率 Z_x。影响该方法测量精度因素有:① 声束垂直入射的条件满足程度;② 超声是否是平面波;③ 介质尺寸是否满足比波长大很多等条件。

2.7.3　声衰减系数的测量

超声波在组织中的衰减表现为声压或声强沿传播距离的减少,声学研究证明,声压信号衰减为

$$\alpha(\text{dB/cm}) = 20\left(\lg \frac{p_z}{p_0}\right)/Z(\text{cm}) \tag{2-104}$$

以声强的形式写为

$$\alpha(\text{dB/cm}) = 10\lg \frac{I_z}{I_0}/Z(\text{cm}) \tag{2-105}$$

式中：Z 为声传播的距离；α 为衰减系数；p_0、I_0 是初始的声压和声强；p_z、I_z 是传播距离 Z 之后的声压和声强。衰减系数描述了组织对超声信号的衰减特性。

　　1. 辐射压力法

　　该方法的测量装置与辐射力法测声功率的装置相同。当平面超声波以 θ 角入射到全反射靶面上时，声强的表达式为

$$I = \frac{Fc}{2A\cos^2\theta} \tag{2-106}$$

式中：F 是测量到的辐射力；c 是介质中的声速；A 是作用在反射靶面上声束的面积。由式（2-106）可以测算出超声换能器向水中发射的初始声强 I_1，然后插入被测样本，再测超声波透过生物组织试样后的声强 I_2，根据下式可以求出衰减系数：

$$\alpha(\text{dB/cm}) = 10\lg \frac{I_2}{I_1}/D(\text{cm}) \tag{2-107}$$

式中：D 为试样厚度。

　　2. 脉冲回波比较法

　　目前，许多脉冲反射型诊断中，为了弥补超声通过人体脏器后随着距离的衰减。采用了深度补偿的方法，即 TGC 技术。利用 TGC 法估计：调节不同的 TGC 值使逐渐减小的一系列回波脉冲的幅度都相等，即衰减之后的超声波的幅度与入射声波的幅度相同。则此时的 TGC 值，比如 3 dB/cm，就是这个介质的衰减系数。该方法适用于一些衰减不大的、形状比较规则的测试样品（见图 2-62）。

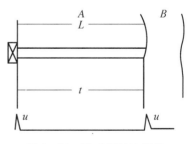

图 2-62　脉冲回波比较法
测衰减系数

2.7.4　声功率的测量

　　声压、声强和声功率是声学测量中三个很重要的量。在国内外的声学计量中，很多研究都是围绕着上述三个量开展的。超声功率是超声医学、工业等应用领域中最关心的基本量之一。超声功率的准确与否直接关系到医疗设备的安全性、可靠性等，是超声设备质量控制的重要依据。超声功率的测量方法很多，比如：

　　（1）基于超声辐射产生的力的方法有电磁力法、链条法、天平法等。

　　（2）基于吸收超声辐射而引起的温度变化和体积变化的方法有量热法、体积法等。

　　（3）声场空间积分法和声光衍射法。声场空间积分法也称轴向声压法，是空气和水声工程中测量声源功率的基本法方法，可以推广到兆赫频段。声光衍射法测量精度高，不扰动

声场,能测出距换能器辐射表面很近处的声功率,但局限是只能在透明液体中进行测量。

(4)此外还有电测法,二次曝光全息法等。

1. 辐射力法测量声功率[69]

由于辐射力天平法具有测量速度快、量值准确、容易实现、自动化等优势,被广泛采用。图2-63是反射靶的测量装置。其不足是辐射力法只适用于连续波和长脉冲超声平面波的时间平均功率测量,不适合测量聚焦声场,对脉冲波反射式超声仪的平均声功率测量尚需验证。

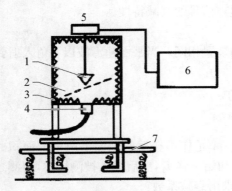

图2-63　辐射压力天平装置

1—反射靶;2—薄膜;3—消声水槽;
4-超声换能器;5—电子天平的机械横梁装置;
6—电子微量天平;7—隔振平台

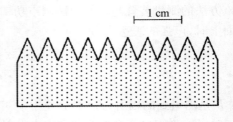

图2-64　吸收靶的剖面

对于小振幅平面超声波,两种媒质的界面处出现的辐射力,等于两边声能密度的差值。辐射力与换能器声功率的关系如下:对于全吸收靶:$P = cF$,对于全反射靶:$P = cF/(2\cos^2\theta)$,其中 P 为声功率,单位是 W;F 为辐射力,单位是 N;c 为声束在媒质中的传播速度,单位是 m/s;θ 为入射波传播方向与反射面法线之间的夹角,单位是 rad 或者(°)。对于全吸收靶,靶的形状一般设计为如图2-64所示,测试装置可以是声束向上,也可以是声束向下,如图2-65和图2-66所示。

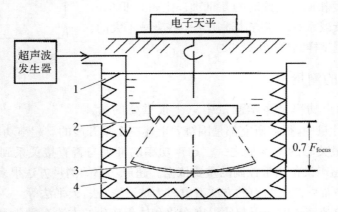

图2-65　采用吸收靶的辐射力天平系统(声束向上)

1—消声水槽;2—吸收靶;3—聚焦换能器或换能器阵;4—吸声材料

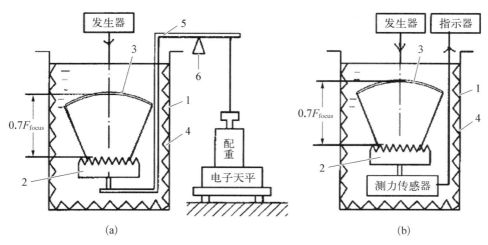

图 2-66　使用不同测力机构的辐射力天平系统(声束向下)

1—消声水槽；2—吸收靶；3—聚焦换能器或换能器阵；4—吸声材料；5—杠杆机构；6—支架

2. 量热法

量热法也是测量超声功率的基本方法之一。其基础是测定工作液体吸收超声能量转化为热能引起的温升或体积膨胀，再换算成声功率的一种方法。前者称量热计，后者称热胀法。图 2-67 示出一种量热计的简图。量热器呈锥形，竖直安装。工作物质是蓖麻油，由上下进出口在量热计内流过。流入与流出液体体积相等。其温度差用热敏电阻测得。换能器的超声束经过顶端的塑料薄膜进入量热器。当系统达到热平衡状态时，声辐射功率为

$$W = 4.18 \, mS \cdot \Delta T \tag{2-108}$$

式中：S 是工作液体的热容，单位为 $\mathrm{kcal/(kg \cdot ℃)}$；$m$ 是工作液体质量流的速率，单位 $\mathrm{kg/s}$；ΔT 是热平衡时输出液体与输入液体的温度差，单位是 ℃。图 2-67 的装置可以工作于 $1 \sim 15 \, \mathrm{MHz}$。估计的不确定度为 $\pm 7\% + 0.2 \, \mathrm{mW}$。量热法的优点是可以测量聚焦换能器的功率，量程和频率范围宽。缺点是装置较复杂，测量较费时间。

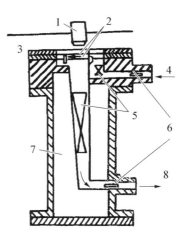

图 2-67　测量声功率的量
热计装置

1—换能器；2—塑料薄膜；3—水浴；
4—进油；5—加热区；6—热敏电阻；
7—空气；8—出油

2.7.5　非线性声学参量 B/A 的测量

这里简要介绍热力学测量方法测量非线性声学参量 B/A 的方法，非线性声学参量 B/A 的定义有下列多种形式。

$$B/A = 2\rho_0 c_0 \left(\frac{\partial c}{\partial p} \right)_{S_0} \tag{2-109}$$

或

$$B/A = -\frac{2\rho_0 c_0^2}{t} \left(\frac{\Delta t}{\Delta p} \right)_{S_0} \tag{2-110}$$

根据非线性声学参量 B/A 的定义,在一定条件下改变热力学变量(压力、温度等),测量声波波速的变化,就能得到 B/A 的值。比如,在 ρ_0、c_0 已知的情况下,在等熵(S_0)过程下,改变声压,测量声速,就可以根据式(2-109)得到 B/A。若在 ρ_0、c_0 已知的情况下,改变样品上的压力,同时测量出传播时间 t 及其相应的时间变化 Δt,代入式(2-110)也能得出 B/A 值。示意图如图 2-68 所示。

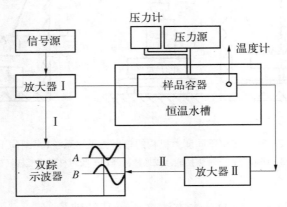

图 2-68　非线性参数 B/A 测量装置

实验时将样品放在可以加压的装置中,用一个校准了的传感器测量出压力瞬时值,改变压力,接收到的信号相位发生变化,后者通过相位比较法测出。此外,还有有限振幅声波法(二阶谐波法)可以测定介质的非线性参量 B/A。

2.7.6　声光衍射法测量声场[72-73]

布里渊于 1923 年首次提出声波对光作用会产生衍射效应。随着激光技术的发展,声光相互作用已经成为控制光的强度、传播方向等最实用的方法之一,同时也提供了声场测量新手段,其中声光衍射技术应用最为广泛。

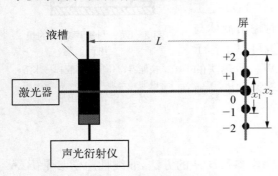

图 2-69　声光衍射的光路图

声波在气体、液体介质中传播时,会引起介质密度呈疏密交替的变化并形成液体声场。介质密度的交替变化,同时引起介质光折射率的变化。当光通过这种声场时,就相当于通过一个透射光栅并发生衍射,这种衍射称为"声光衍射",如图 2-69 所示。存在着声波场的介质则称为"声光栅",当采用超声波时,通常就称为"超声光栅"。

当一束单色准直光垂直入射到超声光栅上(光的传播方向在光栅的栅面内)时,出射光即为衍射光,如图 2-70 所示。图中 m 为衍射级次数,θ_m 为第 m 级衍射光的衍射角,可以证明,与光学光栅一样,形成各级衍射的条件是:

$$\sin \theta_m = \pm m\lambda/\lambda_s \qquad (2-111)$$

式中 λ 为入射光波长;λ_s 为超声波波长($m = 0, \pm 1, \pm 2, \cdots\cdots$)。

声光衍射法是我国国标推荐的二级标准方法，其原理是 Raman-Nath 衍射，小振幅超声平面波束在透明液体中产生的相位光栅，调制与其垂直相交的单色光束后引起的 m 级衍射光的光强 I_{lm} 与 Raman-Nath 参量的 m 阶贝塞尔函数平方 $J_m^2(\nu)$ 成正比：即

$$I_{lm} = I_{l0} J_m^2(\nu) \qquad (2-112)$$

$$v = \frac{2\pi}{\lambda} \Delta n L \qquad (2-113)$$

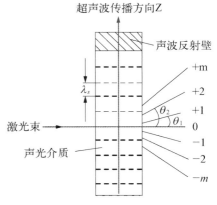

图 2-70 超声光栅对光束的衍射作用

式中 I_{l0}——液体中未施加超声时，直达光的强度；ν——Raman-Nath 参量，表征光波通过液体后产生的相位调制幅度；λ——真空中单色光的光波长；Δn——因超声引起的液体中光折射率 n 的最大变化量；L——声光干涉长度或声场深度。通过测量 m 级衍射光强的相对值 I_{lm}/I_{l0}，用其平方根查贝塞尔函数表得到相应的 ν 值。用下式可以计算圆形平面活塞换能器的声功率：

$$W = \frac{\rho c^3 \lambda^2 v^2}{32\pi(n-1)^2} \qquad (2-114)$$

上述公式（2-112）的限制条件为

$$Q = k_s^2 L / (nk) \leqslant 0.5$$

$$\nu \leqslant 6$$

$$Q\nu \leqslant 2 \qquad (2-115)$$

式中 ρ—— 液体的密度，$\text{kg}、/\text{m}^3$；k_s——液体中的超声波数，rad/m；k——液体中的光波波数，rad/m；n——液体中的光折射率。

声光衍射法的实验装置如下图 2-71 所示。其中（1）是固态激光源，它产生的光束由扩展器（2）放大，并准直成平行光束，在经过光圈（3）中变成窄的平面光束；中和密度滤光片

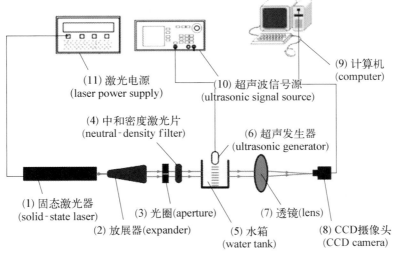

图 2-71 声光衍射实验装置

(4)用于减弱光强度,使 CCD 摄像机(8)不会过载;光线经过水箱时,由于水箱(5)中水在超声的作用下,起到光栅的作用,从而产生衍射条纹,其中(6)是超声波发生器;透镜(7)用于将声光作用的衍射图像聚焦在 CCD 摄像机(8)上,最后将图像传递到计算机(9),并使用软件计算超声功率值;其中(10)是超声波信号源,(11)是激光电源。

声光衍射法测量精度高,不扰动声场,能测出距换能器辐射表面很近处的声功率,但只能局限在透明液体中进行测量。

思考与练习题

1. 请根据驻波理论,分析压电陶瓷厚度与频率的关系,什么条件下陶瓷片有更强的向外辐射能量的能力?

2. 在机械波传播的过程中,媒质质点有没有随着波动向前运动? 向前传播的是什么?

3. 声压反射、透射系数之间的关系 $t-r=1$ 反映了什么物理规律?

4. 声强反射、透射系数之间的关系 $T+R=1$ 反映了什么物理规律?

5. 当声波从介质 Z_1 传播入射介质 Z_2 时,如果 $Z_1 \gg Z_2$, $r=-1$, $t=0$,表明界面非常柔软,也发生全反射。界面上,Z_2 介质的质点的振动速度为波腹,声压为波节。如何理解全反射的形成?

6. 请理论估算,气泡粒子作为造影剂的散射截面要比同样大小的固体粒子(例如铁)大多少倍?

7. 对于同一介质,纵波声速>横波声速>表面波声速,如何理解其物理含义?

8. 如何理解声阻抗,声阻抗率?

9. 炸弹爆炸的声强很大,主要反映在哪个物理量上,幅度还是频率?

10. 声功率的测量方法有哪些?

11. 分贝的概念? 马路上用以测量噪声的分贝计是如何定义的? 其含义是什么?

12. 假设检测超声波的频率为 $3.5\,\mathrm{MHz}$,超声在生物组织中的传播速度为 $1\,500\,\mathrm{m/s}$。试估计超声诊断组织的最小尺寸。

13. 媒质中超声波的声速与什么因素有关?

14. 如何理解横波,纵波,表面波?

15. 请从声阻抗率的原始定义 ($Z=p/v$) 出发,推导对于单频率的平面行波,其声阻抗率 $Z=\rho c$。ρ 为介质的密度,c 为声波速度。

16. "声压就是媒质中静态情况下的瞬时压强",这句话是否正确?

17. 表征声场的参数主要有哪些?

18. 已知一维平面余弦波的声压表达式为:

$$p = \rho c A \omega \sin \omega \left(t - \frac{x}{c} \right)$$

$$p_\mathrm{m} = \rho c A \omega$$

且有效声压的定义为一定时间间隔内,瞬时声压对时间取均方根值: $p_\mathrm{e} = \sqrt{\dfrac{1}{T} \int_0^T p^2 \,\mathrm{d}t,}$

试求解一维平面余弦波的有效声压。

19. 某介质的超声衰减系数为 $0.7\ \mathrm{dB\cdot cm^{-1}\cdot MHz^{-1}}$，用 3 MHz 的超声回波成像，请分析比较 5 cm 厚的介质与 1 cm 厚的同种介质，超声衰减的差异。

20. 在水中测得一束超声的峰值声压为 1 MPa，问相应的瞬时声强是多少 $\mathrm{W\cdot m^{-2}}$？假设水的密度为 $1\,000\ \mathrm{kg\cdot m^{-3}}$，水中声速为 $1\,500\ \mathrm{m\cdot s^{-1}}$。

21. 以声压 p 的一维波动方程推导为例，请简述研究一个物理现象的数学建模过程。

22. 关于本节一维平面波动方程的推导过程，请回答如下几个问题：

$$\frac{\partial^2 p}{\partial x^2}-\frac{1}{c^2}\frac{\partial^2 p}{\partial t^2}=0$$

(1) 一维平面声压的波动方程推导过程中使用了哪两个基本定律。

(2) 一维平面声压的波动方程的适用范围，B 超中适用吗？HIFU 中适用吗？为什么？

23. 多（三）层介质的超声传播模型，在满足一定的条件下，会发生全透射。这一结果是否与超声波在不同介质界面上的反射定律相矛盾？为什么？该如何解释？

注：超声反射定律：超声波遇到声阻抗率不同的两种介质 Z_1，Z_2 的界面时，会发生反射。声压反射率只与介质的特性阻抗有关。难道在三层介质模型全透射情况下，超声波从介质 Z_1 传播到介质 Z_2 没有发生反射吗？如何解释这一矛盾？

24. 请详细推导三层介质模型下，什么情况下发生全透射，什么情况下发生全反射？

25. 一束声强为 $1\ \mathrm{mW/cm^2}$ 的波垂直界面并由水射向肥肉，对于肥肉，若 $c\approx1.47\times10^5\ \mathrm{cm/s}$，$\rho_0=1.07\ \mathrm{g/cm^3}$。(1) 求反射波的声强；(2) 求折射波的声强。

26. 对于上题的结果用 dB 分别表示反射波与入射波声强之比以及折射波与入射波声强之比。

27. 在题图 27 中，换能器向脂肪中发射平均声强为 $10\ \mathrm{mW/cm^2}$ 的超声波，如果换能器的面积为 $10\ \mathrm{cm^2}$，频率为 3 MHz，在忽略波束散射的情况下，确定由脂肪/肾界面反射回换能器的平均功率。

28. 为了研究插入高阻抗物质层的"阴影"效果，将上题中数值不变，仅假定在脂肪中央加入一层 3 mm 后的骨组织，重做上题。

29. 超声波在遇到障碍物的时候，什么情况下发生散射？什么情况下发生反射？

30. 什么是多普勒效应？简述多普勒效应在医学超声中的应用。

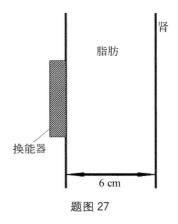

题图 27

31. 生物组织的超声散射模型有哪些？散射场的表征参数有哪些？各自的定义是什么？

32. 请用瑞利散射原理解释"蓝天与夕阳"的现象，请用散射理论解释微气泡超声造影剂的原理。

33. 非肺生物组织中超声衰减的主要因素是什么？肺组织中超声衰减的主要因素是什么？

34. 脂肪组织的超声特性为什么与其他软组织不同？

35. 表 2-8 中为什么皮肤与颅骨的声压反射系数最大？

36. 超声的生物效应有哪些? 安全的超声剂量取决于哪两个因素?

37. 经颅超声刺激大鼠实验中,通过超声波无创伤刺激大鼠脑区神经,有望为抑郁症、中风等疾病提供新的治疗手段。实验中,采用频率为 0.5 MHz,声强为 100 mW/cm² 的超声波,大鼠的大脑皮层神经位于颅骨内,假设头皮 1 mm 厚,颅骨厚度为 2 mm,请估算刺激脑神经的声强大约为多少? 给出估算的过程和结果。

38. 某公司有用于 HIFU 的多元聚焦换能器(见题图 38),阵元数为 16,每个单元换能器发出波束近似为柱形的平面波,柱形波束的半径为 3 cm;瞬时功率为 5 W,发射超声波的占空比为1∶2;请计算如下几个参数。

(1) 请计算某个换能器单元的柱形波束截面上的界面上的 I_{SPTP}, I_{SPTA}, I_{SATP}, I_{SATA}。

(2) 如果该换能器阵列,以相同的相位发射,且聚焦到同一生物组织区域,产生半径为 3 cm 的焦斑。当这一换能器阵列,辐照到近似为球形的生物组织上时,其半径为 5 cm。试求生物组织焦点截面上的 I_{SATP}, I_{SATA},以及焦区的 I_{SPTP}, I_{SPTA}。

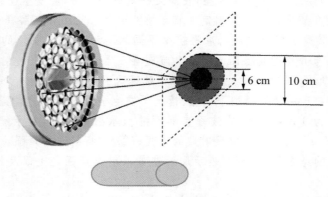

题图 38

39. 非线性声学参量在生物医学工程中有哪些应用? 请调研最新文献。

40. 超声波换能器匹配层是如何设计的?

41. 为什么在考虑超声波剂量的安全性方面,采用声强比声功率更有意义?

42. 在对深部组织、较厚脏器和浅层组织进行探测时,超声的频率一般不同。例如,眼科一般用 10~20 MHz,而心脏和腹部用 2.0~3.5 MHz,为什么?

43. 测量超声速度的方法有哪些?

44. 超声在组织中的衰减规律是什么?

45. 声学波动方程线性近似的条件是什么? 如若不满足线性条件,用什么参量表示其非线性? 含义是什么?

46. 例如一列沿 x 轴正向传播的简谐波方程为 $y_1 = 10^{-3}\cos\left[200\pi\left(t - \dfrac{x}{200}\right)\right]$(m),在 1,2 两种介质分界面上点 A 与坐标原点 O 相距 $L = 2.25$ m,已知介质 2 的波阻大于介质 1 的波阻,假设反射波与入射波的振幅相等,求:(1) 反射波方程;(2) 驻波方程;(3) 在 OA 之间波节和波腹的位置坐标。

47. 试推导垂直入射和斜入射,两种情况下辐射力法测声功率的公式 $P = CF$,以及 $P = CF/(2\cos^2\theta)$。

第 3 章 压电效应与压电振子

3.1 压电效应

压电效应(piezoelectric effect)是指给某些介质施加外力时,造成本体形变而产生带电状态或施加电场而产生形变的双向物理现象,是正压电效应和逆压电效应的总称,一般压电效应指正压电效应。当某些电介质沿一定方向受外力作用而形变时,在其特定的两个表面上产生异号电荷,当外力去除后,又恢复到不带电的状态,这种现象称为正压电效应(positive piezoelectric effect)。它属于将机械能转化为电能的一种效应。压电式传感器大多是利用正压电效应制成的。在电介质的极化方向施加电场,某些电介质在特定方向上将产生机械形变或机械应力,当外电场撤去后,形变或应力也随之消失,这种物理现象称为逆压电效应(reverse piezoelectric effect),又称电致伸缩效应。它属于将电能转化为机械能的一种效应,如图 3 - 1 所示。

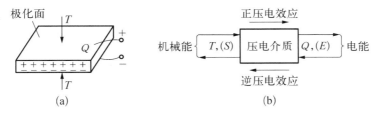

图 3 - 1 (a) 压电效应 (b) 机械能与电能的相互转换

1880 年,法国物理学家 P. 居里和 J. 居里兄弟发现,把重物放在石英晶体上,晶体某些表面会产生电荷,电荷量与压力成比例,这是压电效应的最早发现。随即,居里兄弟又发现了逆压电效应,即在外电场作用下压电体会产生形变,从此开启了压电学的研究篇章。

第一次世界大战期间,居里的继承人郎之万,最先利用石英的压电效应,制成了水下超声探测器,用于探测潜水艇,从而揭开了压电应用史的篇章。1947 年,美国 Roberts 在 $BaTiO_3$ 陶瓷上,施加高压进行极化处理,获得了陶瓷的压电性。随后,日本积极开展利用 $BaTiO_3$ 压电陶瓷制作超声换能器、高频换能器、压力传感器、滤波器、谐振器等各种压电器件的应用研究,该项研究一直进行到 20 世纪 50 年代中期。1955 年,美国 B. Jaffe 等人发现了比 $BaTiO_3$ 压电性更优越的 PZT 压电陶瓷,使压电器件的应用研究又向前推进了一大步。$BaTiO_3$ 时代难以实用化的一些用途,特别是压电陶瓷滤波器和谐振器,随着 PZT 的问世而迅速地实用化。应用声表面波(SAW)的滤波器、延迟线和振荡器等 SAW 器件,在 70 年代后期也取得了实用化。70 年代初期,人们在锆钛酸铅材料二元系配方 $Pb(ZrTi)O_3$ 的基础上又研究了加入第三元改性的压电陶瓷三元系配方,如铌镁酸铅系的

$Pb(Mg_{1/3}Nb_{2/3})(ZrTi)O_3$,可广泛用于拾音器、微音器、滤波器、变压器、超声延迟线及引燃引爆等领域。如铌锌酸铅系$Pb(Zn_{1/3}Nb_{2/3})(ZrTi)O_3$,主要用来制造性能优良的陶瓷滤波器及机械滤波器的换能器。近年来,人们在三元系压电陶瓷配方基础上又研究了四元系压电陶瓷材料,如:$Pb(Ni_{1/3}Nb_{2/3})(Zn_{1/3}Nb_{2/3})(ZrTi)O_3$, $Pb(Mn_{1/2}Ni_{1/2})(Mn_{1/2}Zr_{1/2})(ZrTi)O_3$等,可用来制造滤波器和受话器等。

　　压电效应与逆压电效应,是超声换能器的工作基础。压电效应的物理机理是:具有压电性的晶体对称性较低,当受到外力作用发生形变时,晶胞中正负离子的相对位移使正负电荷中心不再重合,导致晶体发生宏观极化,而晶体表面电荷面密度等于极化强度在表面法向上的投影,所以压电材料受压力作用形变时两端面会出现异号电荷。反之,压电材料在电场中发生极化时,会因电荷中心的位移导致材料变形。利用压电材料的这些特性可实现机械振动(声波)和交流电的互相转换,如图3-2所示。因而压电材料广泛用于传感器元件中,例如地震传感器,力、速度和加速度的测量元件以及电声传感器等。

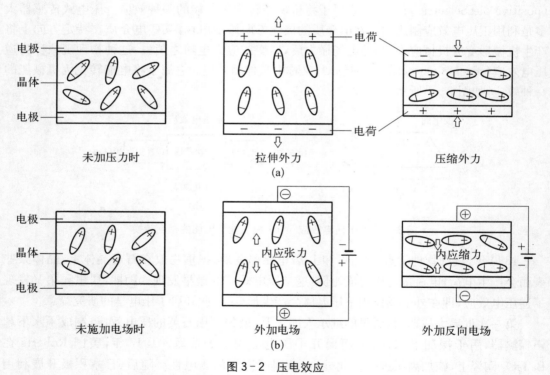

图 3-2　压电效应
(a) 正压电效应——外力使晶体产生电荷　(b) 逆压电效应——外加电场使晶体产生形变

3.2　压电方程

　　压电材料既具有弹性体的特性,又具有介电体的特性。作为弹性体,满足如下关系:$T/S=c$,c称为弹性模量;作为介电体,满足电介质理论,$D/E=\varepsilon$,ε称为介电常数。E是电场强度,D是电位移;T表示应力,S表示应变。压电体是一种各向异性的晶体;具有中心对称的晶体,多数没有压电特性;没有极化过的多晶体也不具备压电特性,只有极化之后才有压电性,压电体的力电转换如图 3-3 所示。

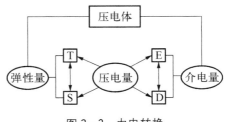

图 3-3　力电转换

1. 介电特性

对于一块不受外界机械力作用的压电材料施加一外电场,它的电学行为可以用电位移和电场强度来描述,如式(3-1)所示。

$$\begin{Bmatrix} D_1 \\ D_2 \\ D_3 \end{Bmatrix} = \begin{bmatrix} \varepsilon_{11} & \varepsilon_{12} & \varepsilon_{13} \\ \varepsilon_{21} & \varepsilon_{22} & \varepsilon_{23} \\ \varepsilon_{31} & \varepsilon_{32} & \varepsilon_{33} \end{bmatrix} \begin{Bmatrix} E_1 \\ E_2 \\ E_3 \end{Bmatrix}$$

用张量形式表示:

$$D_i = \varepsilon_{ij} E_j \qquad (i, j = 1, 2, 3) \tag{3-1}$$

式中:ε_{ij} 称为介电常数,它是二阶张量。实验证明,$\varepsilon_{ij} = \varepsilon_{ji}$,独立的介电常数只有 6 个。由于晶体具有对称性,所以大部分晶体的介电常数少于 6 个。例如,对于已经极化的压电陶瓷,仅有 2 个独立的介电常数,即 $\varepsilon_{11} = \varepsilon_{22}$ 和 ε_{33},D_1,D_2,D_3,E_1,E_2,E_3 分别表示 3 个坐标方向(x, y, z)上的电位移和电场强度。

2. 弹性特性

如图 3-4 所示应力指的是单位面积上作用内力。任意一点的应力 $\boldsymbol{T}$ 由九个应力分量完全确定,如图 3-5 所示。

$$\boldsymbol{T} = \begin{bmatrix} T_{xx} & T_{xy} & T_{xz} \\ T_{yx} & T_{yy} & T_{yz} \\ T_{zx} & T_{zy} & T_{zz} \end{bmatrix}$$

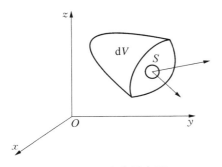

图 3-4　应力示意图

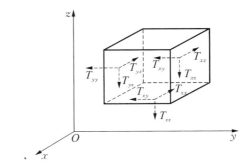

图 3-5　应力张量

应力分量的第一个下标表示作用平面的法向;第二个下标表示应力作用的方向。根据切应力互易定律:$T_{zx} = T_{xz}$,$T_{xy} = T_{yx}$,$T_{yz} = T_{zy}$,所以,只有六个应力分量是独立的。其中 T_{xx},T_{yy},T_{zz} 为正应力,T_{yz},T_{zx},T_{xy} 为切应力。在不同坐系下,应力和应变编号所对应的关系如表 3-1 所示。

表 3 - 1　应力和应变编号在不同坐标系中所对应的关系

编　号	T_1	T_2	T_3	T_4	T_5	T_6	S_1	S_2	S_3	S_4	S_5	S_6
直角坐标	T_{xx}	T_{yy}	T_{zz}	T_{yz}	T_{zx}	T_{xy}	S_{xx}	S_{yy}	S_{zz}	S_{yz}	S_{zx}	S_{xy}
柱坐标	T_{rr}	$T_{\theta\theta}$	T_{zz}	$T_{\theta z}$	T_{zr}	$T_{r\theta}$	S_{rr}	$S_{\theta\theta}$	S_{zz}	$S_{\theta z}$	S_{zr}	$S_{r\theta}$
极坐标	T_{rr}	$T_{\theta\theta}$	$T_{\varphi\varphi}$	$T_{\theta\varphi}$	$T_{\varphi r}$	$T_{r\theta}$	S_{rr}	$S_{\theta\theta}$	$S_{\varphi\varphi}$	$S_{\theta\varphi}$	$S_{\varphi r}$	$S_{r\theta}$
对应名称	正应力			切应力			线应变(正应变)			角应变(切应变)		

弹性体的应力张量 $\boldsymbol{T}$（单位 $\mathrm{N/m^2}$）与应变张量 $\boldsymbol{S}$ 之间的关系由式(3-2)，式(3-3)来描写。例如：

$$S_i = \sum_{j=1}^{6} s_{ij} T_j, \qquad i = 1, 2, 3, 4, 5, 6 \tag{3-2}$$

$$T_j = \sum_{i=1}^{6} c_{ij} S_i, \qquad j = 1, 2, 3, 4, 5, 6 \tag{3-3}$$

压电材料的力学行为可以用应变 $\boldsymbol{S}$ 和应力 $\boldsymbol{T}$ 之间的关系表示：

$$
\begin{Bmatrix} S_1 \\ S_2 \\ S_3 \\ S_4 \\ S_5 \\ S_6 \end{Bmatrix} =
\begin{bmatrix}
s_{11} & s_{12} & s_{13} & s_{14} & s_{15} & s_{16} \\
s_{21} & s_{22} & s_{23} & s_{24} & s_{25} & s_{26} \\
s_{31} & s_{32} & s_{33} & s_{34} & s_{35} & s_{36} \\
s_{41} & s_{42} & s_{43} & s_{44} & s_{45} & s_{46} \\
s_{51} & s_{52} & s_{53} & s_{54} & s_{55} & s_{56} \\
s_{61} & s_{62} & s_{63} & s_{64} & s_{65} & s_{66}
\end{bmatrix}
\begin{Bmatrix} T_1 \\ T_2 \\ T_3 \\ T_4 \\ T_5 \\ T_6 \end{Bmatrix}
$$

式中：s_{ij} 为柔度（柔顺）系数，单位 $\mathrm{m^2/N}$，应变和应力表示法也可由下式所示：

$$
\begin{Bmatrix} T_1 \\ T_2 \\ T_3 \\ T_4 \\ T_5 \\ T_6 \end{Bmatrix} =
\begin{bmatrix}
c_{11} & c_{12} & c_{13} & c_{14} & c_{15} & c_{16} \\
c_{21} & c_{22} & c_{23} & c_{24} & c_{25} & c_{26} \\
c_{31} & c_{32} & c_{33} & c_{34} & c_{35} & c_{36} \\
c_{41} & c_{42} & c_{43} & c_{44} & c_{45} & c_{46} \\
c_{51} & c_{52} & c_{53} & c_{54} & c_{55} & c_{56} \\
c_{61} & c_{62} & c_{63} & c_{64} & c_{65} & c_{66}
\end{bmatrix}
\begin{Bmatrix} S_1 \\ S_2 \\ S_3 \\ S_4 \\ S_5 \\ S_6 \end{Bmatrix}
$$

式中：c_{ij} 为弹性系数，单位 $\mathrm{N/m^2}$。

对于极化之后的压电陶瓷材料，在垂直于极化轴的平面内各向同性，在这种情况下压电陶瓷材料的弹性柔度系数矩阵和弹性系数矩阵分别为

$$
[s] =
\begin{bmatrix}
s_{11} & s_{12} & s_{13} & 0 & 0 & 0 \\
s_{12} & s_{11} & s_{13} & 0 & 0 & 0 \\
s_{13} & s_{13} & s_{33} & 0 & 0 & 0 \\
0 & 0 & 0 & s_{44} & 0 & 0 \\
0 & 0 & 0 & 0 & s_{44} & 0 \\
0 & 0 & 0 & 0 & 0 & s_{66}
\end{bmatrix}
$$

式中：$s_{66} = 2(s_{11} - s_{12})$。

$$[c] = \begin{array}{c} \\ x \\ y \\ z \\ yz \\ zx \\ xy \end{array} \begin{array}{cccccc} x & y & z & yz & zx & xy \\ \begin{bmatrix} c_{11} & c_{12} & c_{13} & 0 & 0 & 0 \\ c_{12} & c_{11} & c_{13} & 0 & 0 & 0 \\ c_{13} & c_{13} & c_{33} & 0 & 0 & 0 \\ 0 & 0 & 0 & c_{44} & 0 & 0 \\ 0 & 0 & 0 & 0 & c_{44} & 0 \\ 0 & 0 & 0 & 0 & 0 & c_{66} \end{bmatrix} \end{array}$$

式中：$c_{66} = \dfrac{c_{11} - c_{12}}{2}$。

3. 压电特性

对于压电材料来说，除了具备上述弹性特性和介电特性之外，还具有压电特性，即力与电之间的转换特性。这里先讨论正压电效应，即给压电体施加一定的压力，其表面会聚集一定的电荷，形成电场，用数学公式表达如式（3-4）所示：

$$D_i = d_{i,j} \cdot T_j = d_{i,j} \cdot \frac{F_j}{S} \tag{3-4}$$

式中：T_j 表示 j 方向的应力（$\mathrm{N/m^2}$）；d_{ij} 表示 j 方向的应力使得 i 面产生电荷的压电常数；D_i 表示力在 i 面产生的电荷密度；S 表示面积，其中 $i = 1, 2, 3$；$j = 1, 2, 3, 4, 5, 6$。

压电特性的矩阵表示，如式（3-5）所示：

$$\begin{Bmatrix} D_1 \\ D_2 \\ D_3 \end{Bmatrix} = \begin{bmatrix} d_{11} & d_{12} & d_{13} & d_{14} & d_{15} & d_{16} \\ d_{21} & d_{22} & d_{23} & d_{24} & d_{25} & d_{26} \\ d_{31} & d_{32} & d_{33} & d_{34} & d_{35} & d_{36} \end{bmatrix} \begin{Bmatrix} T_1 \\ T_2 \\ T_3 \\ T_4 \\ T_5 \\ T_6 \end{Bmatrix} \tag{3-5}$$

根据应力与应变的关系，将应力用应变替换，可以得到另外一类压电方程，如式（3-6）所示：

$$\begin{Bmatrix} D_1 \\ D_2 \\ D_3 \end{Bmatrix} = \begin{bmatrix} e_{11} & e_{12} & e_{13} & e_{14} & e_{15} & e_{16} \\ e_{21} & e_{22} & e_{23} & e_{24} & e_{25} & e_{26} \\ e_{31} & e_{32} & e_{33} & e_{34} & e_{35} & e_{36} \end{bmatrix} \begin{Bmatrix} S_1 \\ S_2 \\ S_3 \\ S_4 \\ S_5 \\ S_6 \end{Bmatrix} \tag{3-6}$$

对于极化后的压电陶瓷材料，压电应变常数 d 和 e 的表达式如下。

$$
\begin{Bmatrix} D_1 \\ D_2 \\ D_3 \end{Bmatrix} =
\begin{bmatrix} 0 & 0 & 0 & 0 & d_{15} & 0 \\ 0 & 0 & 0 & d_{15} & 0 & 0 \\ d_{31} & d_{31} & d_{33} & 0 & 0 & 0 \end{bmatrix}
\begin{Bmatrix} T_1 \\ T_2 \\ T_3 \\ T_4 \\ T_5 \\ T_6 \end{Bmatrix} =
\begin{bmatrix} 0 & 0 & 0 & 0 & e_{15} & 0 \\ 0 & 0 & 0 & e_{15} & 0 & 0 \\ e_{31} & e_{31} & e_{33} & 0 & 0 & 0 \end{bmatrix}
\begin{Bmatrix} S_1 \\ S_2 \\ S_3 \\ S_4 \\ S_5 \\ S_6 \end{Bmatrix}
$$

同理给压电体施加压力,也可以产生感应电场,可以得出如下表达式(3-7):

$$
\begin{Bmatrix} E_1 \\ E_2 \\ E_3 \end{Bmatrix} = -
\begin{bmatrix} g_{11} & g_{12} & g_{13} & g_{14} & g_{15} & g_{16} \\ g_{21} & g_{22} & g_{23} & g_{24} & g_{25} & g_{26} \\ g_{31} & g_{32} & g_{33} & g_{34} & g_{35} & g_{36} \end{bmatrix}
\begin{Bmatrix} T_1 \\ T_2 \\ T_3 \\ T_4 \\ T_5 \\ T_6 \end{Bmatrix} = -
\begin{bmatrix} h_{11} & h_{12} & h_{13} & h_{14} & h_{15} & h_{16} \\ h_{21} & h_{22} & h_{23} & h_{24} & h_{25} & h_{26} \\ h_{31} & h_{32} & h_{33} & h_{34} & h_{35} & h_{36} \end{bmatrix}
\begin{Bmatrix} S_1 \\ S_2 \\ S_3 \\ S_4 \\ S_5 \\ S_6 \end{Bmatrix}
$$

$$(3-7)$$

上面各式中的比例系数 d、e、g、h 称为压电常数,是表征材料压电性能的物理量,它们的单位分别为 C/N、C/m^2、$V \cdot m/N$ 和 V/m。

类似地,根据逆压电效应可以得到如下方程:$\{S\} = \{d\}^T\{E\} = [g]^T\{D\}$ 其中,$[\quad]^T$ 表示是 $[\quad]$ 的转置矩阵,$[\quad]$ 表示张量,$\{\quad\}$ 表示矢量。

根据应力与应变的关系,也可以得到应力 T 与电场 E 以及电位移 D 的关系:

$$\{T\} = [c]\{S\} = [c][d]^T\{E\} = [e]^T\{E\} = [c][g]^T\{D\} = [h]^T\{D\}$$

类似地,也可以得出,$Z(3)$ 方向极化的压电陶瓷,自由状态时($T=0$)的逆压电效应表示式为

$$
\begin{Bmatrix} S_1 \\ S_2 \\ S_3 \\ S_4 \\ S_5 \\ S_6 \end{Bmatrix} =
\begin{bmatrix} 0 & 0 & d_{31} \\ 0 & 0 & d_{31} \\ 0 & 0 & d_{33} \\ 0 & d_{15} & 0 \\ d_{15} & 0 & 0 \\ 0 & 0 & 0 \end{bmatrix}
\begin{Bmatrix} E_1 \\ E_2 \\ E_3 \end{Bmatrix} =
\begin{bmatrix} 0 & 0 & g_{31} \\ 0 & 0 & g_{31} \\ 0 & 0 & g_{33} \\ 0 & g_{15} & 0 \\ g_{15} & 0 & 0 \\ 0 & 0 & 0 \end{bmatrix}
\begin{Bmatrix} D_1 \\ D_2 \\ D_3 \end{Bmatrix}
$$

4. 边界条件与压电方程

对于压电体来说,它兼有弹性材料和介电材料的特性,也就是说压力可以使其产生形变,电场也可以使其产生形变。如果,压电材料同时受到压力和电场作用,在小幅度情况下,总的形变等于它们各自产生的形变的线性叠加。同理,对于压电材料,电场和压力都可以产生面电荷。如果,压电体同时受到电场和压力的作用,总的面电荷也应该是它们各自产生的面电荷的线性相加。由此,可以得到压电材料的一种状态方程组,如式(3-8)所示:

$$S_i = \sum_{j=1}^{6} s_{ij}^E T_j + \sum_{k=1}^{3} d_{ki} E_k \qquad (i,\ j=1,\ 2,\ \cdots,\ 6;\ k=1,\ 2,\ 3) \qquad (3-8)$$

上式的物理意义为：压电材料的应变是由它所承受的应力和电场两部分的影响叠加而组成的。第一项表示电场强度 E_i 为零或为常数时，应力 T_i 对总体应变 S_i 的贡献；第二项表示电场对总体应变的贡献。

压电材料使用的目的和环境多种多样，因而它所处的机械和电学边界条件也有多种形式。为了计算方便，在处理这些边界条件时，往往需选择适当的自变量和因变量表示压电方程。压电元件的机械边界条件一般说来有两种，即自由状态和夹持状态，同样电学边界条件也有两种：电学开路和电学短路。组合可以得到如表 3-2 所示四种不同类型的边界条件。

表 3-2 压电材料的四类边界条件

编 号	边界条件类别	边界条件名称	参 数 解 释
1	第一类边界条件	机械自由和电学短路	$T=0$; $E=0$; $S\neq0$; $D\neq0$
2	第二类边界条件	机械夹持和电学短路	$S=0$; $E=0$; $T\neq0$; $D\neq0$
3	第三类边界条件	机械自由和电学开路	$T=0$; $D=0$; $S\neq0$; $E\neq0$
4	第四类边界条件	机械夹持和电学开路	$S=0$; $D=0$; $T\neq0$; $E\neq0$

类似地，可以写出一共四组描述压电材料的状态方程。

1）d 型

对应第一类边界条件，如式（3-9）所示：

$$\begin{aligned} \{S\} &= [s^E]\{T\} + [d]^{\mathrm{T}}\{E\} \\ \{D\} &= [d]\{T\} + [\varepsilon^T]\{E\} \end{aligned} \qquad (3-9)$$

式中：$[s^E]$ 表示电场恒定（电学短路，$E=0$）下的柔顺系数；$[\varepsilon^T]$ 表示应力恒定（机械自由，$T=0$）条件下的介电常数；$[d]^{\mathrm{T}}$ 是 $[d]$ 的转置；d 是压电应变常数。$\{\ \}$ 表示矢量，$[\ \]$ 表示张量。

2）e 型

对应第二类边界条件，如式（3-10）所示：

$$\begin{aligned} \{T\} &= [c^E]\{S\} - [e]^{\mathrm{T}}\{E\} \\ \{D\} &= [e]\{S\} + [\varepsilon^s]\{E\} \end{aligned} \qquad (3-10)$$

式中：$[c^E]$ 表示电场恒定（电学短路，$E=0$）下的弹性系数；$[\varepsilon^S]$ 表示应变恒定（机械夹持，$S=0$）条件下的介电常数；$[e]^{\mathrm{T}}$ 是 $[e]$ 的转置。

3）g 型

对应第三类边界条件，如式（3-11）所示：

$$\begin{aligned} \{S\} &= [s^D]\{T\} + [g]^{\mathrm{T}}\{D\} \\ \{E\} &= -[g]\{T\} + [\beta^{\mathrm{T}}]\{D\} \end{aligned} \qquad (3-11)$$

式中：$[s^D]$表示电位移恒定(电学开路，$D=0$)下的柔顺系数；$[\beta^T]$表示应力恒定(机械自由，$T=0$)条件下的介电隔离率；$[g]^T$是$[g]$的转置。

4) h 型

对应第四类边界条件，如式(3-12)所示：

$$\{T\} = [c^D]\{S\} - [h]^T\{D\}$$
$$\{E\} = -[h]\{S\} + [\beta^S]\{D\} \tag{3-12}$$

式中：$[c^D]$表示电位移恒定(电学开路，$D=0$)下的弹性系数；$[\beta^S]$表示应变恒定(机械夹持，$S=0$)条件下的介电隔离率；$[h]^T$是$[h]$的转置。

这四组方程不是相互独立的，它们之间可以相互转换，不能同时并用，根据使用的场合，选择一种较为方便适合的使用。

例题　厚度极化的压电圆片(PZT4)半径 r 为 50 mm，厚度 t 为 5 mm，求：(1) 施加 1 000 V电压后产生的静态位移；(2) 厚度方向加 10 N 力后产生的电压；(3) 厚度方向加 20 MPa预应力后产生的电压。

解　(1) 由于压电体既具有弹性体特性，又具有介电体特性；所以其应变 S 既可以由应力 T 产生，也可以由电场 E 产生，其压电方程表达如下：

$$\{S\} = [s^E]\{T\} + [d]^T\{E\}$$

在没有外加应力的条件下(即自由边界条件下)，应变 S 只由所加的电场 E 产生，压电方程中右边第一项应力 T 的贡献为 0；所以得到如下的压电方程：

$$\{S\} = [d]^T\{E\}$$

对于极化后的陶瓷，其压电常数张量表示如下：

$$\begin{Bmatrix} S_1 \\ S_2 \\ S_3 \\ S_4 \\ S_5 \\ S_6 \end{Bmatrix} = \begin{bmatrix} 0 & 0 & d_{31} \\ 0 & 0 & d_{31} \\ 0 & 0 & d_{33} \\ 0 & d_{15} & 0 \\ d_{15} & 0 & 0 \\ 0 & 0 & 0 \end{bmatrix} \begin{Bmatrix} E_1 \\ E_2 \\ E_3 \end{Bmatrix}$$

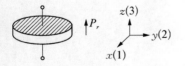

对于厚度方向的极化，即如左图所示第 3 方向极化，所以这里只考虑 S_3 的计算，即

$$\Rightarrow S_3 = d_{33}E_3$$

PZT4 的压电常数为

$$d_{33} = 289 \times 10^{-12} \text{ C/N}$$
$$g_{33} = 26.1 \times 10^{-3} \text{ V} \cdot \text{m/N}$$

根据电压与电场强度的关系 $V_3 = E_3 t \Rightarrow E_3 = \dfrac{V_3}{t}$，得 $S_3 = d_{33}E_3 = d_{33}\dfrac{V_3}{t}$

又因为静态位移 u_3 与应变的关系如下：

$$S_3 = \frac{\partial u_3}{\partial z} = \frac{u_3}{t}$$

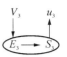

可以得出；

$$S_3 = \frac{u_3}{t} = d_{33} E_3 = d_{33} \frac{V_3}{t}$$

$$\Rightarrow u_3 = d_{33} V_3$$

$$= 289 \times 10^{-12} \text{ C/N} \times 1\,000 \text{ V}$$

$$= 0.289 \ \mu\text{m}$$

（2）厚度方向加 10 N 力后产生的电压；

对于压电材料，其电场 E 既可以由应力 T 产生，也可以由电位移 D 产生，其压电方程如下所示：

$$\{E\} = -[g]\{T\} + [\beta^{\text{T}}]\{D\}$$

对于开路状态，即没有加电位移 D，其对应的右边第二项贡献为 0；所以压电方程简化如下：

$$\begin{Bmatrix} E_1 \\ E_2 \\ E_3 \end{Bmatrix} = - \begin{bmatrix} 0 & 0 & 0 & 0 & g_{15} & 0 \\ 0 & 0 & 0 & g_{15} & 0 & 0 \\ g_{31} & g_{31} & g_{33} & 0 & 0 & 0 \end{bmatrix} \begin{Bmatrix} T_1 \\ T_2 \\ T_3 \\ T_4 \\ T_5 \\ T_6 \end{Bmatrix}$$

因为 T_1，T_2 方向自由（即没有应力施加），所以

$$T_1 = T_2 = 0 (\text{自由}) \Rightarrow E_3 = -g_{33} T_3$$

$$d_{33} = 289 \times 10^{-12} \text{ C/N}$$

$$g_{33} = 26.1 \times 10^{-3} \text{ V} \cdot \text{m/N}$$

又因电压 V 与电场强度 E 的关系，以及力 F 与应力 T 的关系如下所示：

$$V_3 = E_3 t$$

$$T_3 = \frac{F_3}{S_0} = \frac{F_3}{\pi r^2}$$

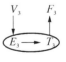

所以

$$\Rightarrow V_3 = E_3 t = -g_{33} T_3 t = -g_{33} \frac{F_3}{\pi r^2} t$$

$$= -26.1 \times 10^{-3} \times \frac{10}{3.14 \times 0.05^2} \times 5 \times 10^{-3}$$

$$= -0.17 \text{ V}$$

（3）厚度方向加 20 MPa 预应力后产生的电压。

$$E_3 = -g_{33} T_3$$

$$V_3 = E_3 t = -g_{33} T_3 t$$
$$= -26.1 \times 10^{-3} \times 20 \times 10^6 \times 5 \times 10^{-3}$$
$$= -2\,610 \text{ V}$$

3.3　压电材料

目前应用较多的压电材料主要有5大类,即压电单晶体、压电多晶体(压电陶瓷)、压电高分子聚合物、压电复合材料以及压电半导体等。

1. 压电单晶体

压电单晶体有天然单晶体石英、电石等,人工制造的单晶体有硫酸锂、铌酸锂等,都具有压电特性。石英最明显的优点是它的介电和压电常数的温度稳定性好,适于做工作温度范围很宽的传感器。但石英材料价格昂贵,需要使用几千伏以上的高电压,而且要求加工精度高,机电耦合系数(灵敏度)低,且压电系数比压电陶瓷低得多,故目前医用诊断探头已经很少使用,如图3-6、图3-7、图3-8所示。

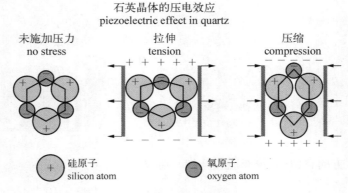

图 3-6　石英的压电效应原理

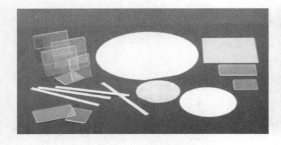

图 3-7　压电晶片

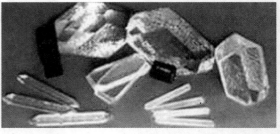

图 3-8　人工合成水晶

2. 压电多晶体(压电陶瓷)

某些经过极化处理的陶瓷,如:钛酸钡(BT)、锆钛酸铅(PZT)、改性锆钛酸铅、偏铌酸铅、铌酸铅钡锂(PBLN)、改性钛酸铅(PT)等具有压电特性。这类材料的成功研制,促进了超声换能器、压电传感器等各种压电器件性能的改善和提高,如图3-9、图3-10所示。

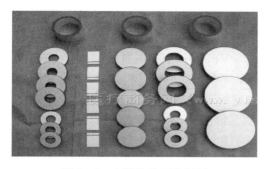
图 3-9 各种陶瓷压电材料

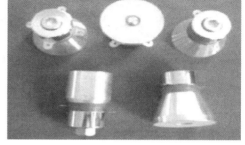
图 3-10 陶瓷超声换能器

压电陶瓷只在某一温度范围内才具有压电性能,当温度达到某一临界值时,压电陶瓷内部的电畴结构即告解体,失去压电性能,此临界温度称为居里点。另一方面,在极低温度情况下,压电性能也会恶化。钛酸钡是最先制造出来的人造陶瓷材料,与钛酸钡相比,锆钛酸铅压电系数更大,居里温度在 300℃ 以上,各项机电参数受温度影响小,时间稳定性好,故自 1955 年,成为使用最广泛的压电材料。

压电陶瓷的最大优点是它可以制成任何所需要的形状,并能在所需要的方向进行极化处理。压电陶瓷的生产工序比较复杂,按照先后顺序分别为:配料、混合、粉碎、预烧、成型、排塑、烧成、上电极、极化和测试等。压电陶瓷的参数测量非常关键,需要测量的参数主要有频率、阻抗、机电耦合系数等,可以用阻抗分析仪完成参数的测定。

常用压电陶瓷以及特性如下:

(1) 钛酸钡($BaTiO_3$):其优点是机电耦合系数高、化学性质稳定。缺点是居里点低,只有 115℃,机电性能常温下不稳定,强电场下介电损耗大,老化率较大。

(2) 锆钛酸铅(PZT),$Pb(Zr_x Ti_{1-x})O_3$:压电性能优异;居里点高达 300～400℃,温度稳定性好;机械强度大;化学惰性;制作方便;可改变化学组分,添加杂质,适合各种需求。

锆钛酸铅压电陶瓷分类:

• PZT4(发射型):低机械损耗和介电损耗,大的交流退极化场、介电常数、机电耦合系数、压电常数,适合强电场、大振幅激励,用作发射。

• PZT5(接收型):高耦合系数、压电应变常数,优异的时间稳定性。

• PZT8(大功率发射型):高抗张强度和稳定性,高机械 Q 值,适合大振幅激励。

(3) 其他压电陶瓷,还有偏铌酸铅($PbNb_2O_6$),铌酸钾钠((K, Na)NbO_3),钛酸铅($PbTiO_3$)等。

3. 压电高分子聚合物

某些经过极化处理的高分子化合物,如聚偏氟乙烯(PVDF)也具有压电效应。后来发现,聚二氟乙烯(PVF_2)是目前压电效应较强的聚合物薄膜,这种合成高分子薄膜就其对称性来看,不存在压电效应,但是它们具有"平面锯齿"结构,存在抵消不了的偶极子。经延展和拉伸后可以使分子链轴成规则排列,并在与分子轴垂直方向上产生自发极化偶极子。当在膜厚方向加直流高压电场极化后,就可以成为具有压电性能的高分子薄膜。这种薄膜有可挠性,并容易制成大面积压电元件。这种元件耐冲击、不易破碎、稳定性好、频带宽。为提高其压电性能还可以掺入压电陶瓷粉末,制成混合复合材料(PVF_2-PZT)。

这类高分子压电聚合材料有如下特性:① 结构简单、体软量轻、成本低,适合大量生产;② 力学性能较好,不易裂断和破碎、具有一定韧性,可弯曲、柔软、耐冲击、振动、抗化学腐蚀,成型性好,可制成几微米厚大面积的压电薄膜;③ 具有较好的抗辐射性;④ 材料弹性刚度小,机械损耗小,Q_m 低,适合宽带换能器;⑤ PVF$_2$ 材料的声阻抗,接近人体组织的声阻抗、容易获得良好匹配;⑥ PVF$_2$ 薄膜不受潮湿和灰尘的影响,在室温条件下性能稳定。不足之处是压电应变常数(d)偏低,使之作为有源发射换能器受到很大的限制。适合作分辨率高的窄脉冲接收超声换能器,如图 3-11、图 3-12 所示。

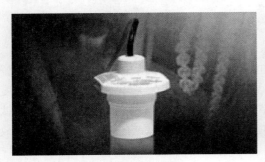

图 3-11 西门子研发 PVDF 超声波液位传感器

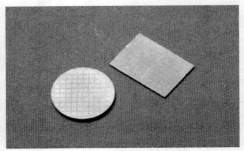

图 3-12 压电陶瓷与柔性聚合材料制作的超声复合片

4. 压电复合材料

这类材料是在有机聚合物基底材料中嵌入片状、棒状、杆状或粉末状压电材料构成的。至今已在水声、电声、超声、医学等领域得到广泛的应用。如果将它制成水声换能器,不仅具有高的静水压响应速率,而且耐冲击,不易受损且可用于不同的深度。现在 B 超诊断仪探头里所使用的换能器几乎全部是压电复合材料。

5. 压电半导体(piezoelectric semiconductor)

压电半导体是兼有压电性质的半导体材料。CdS、CdSe、ZnO、ZnS、CdTe、ZnTe 等Ⅱ—Ⅵ族化合物,GaAs、GaSb、INAS、InSb、AIN 等Ⅲ—Ⅴ族化合物都属于压电半导体。当施以应变时,正负离子会分开一定的距离,产生电极化,形成电场,发生压电效应。声波在这些压电材料中传播时也会产生压电电场,载流子便会受到该电场的作用。压电半导体兼有半导体和压电两种物理性能,因此,既可用它的压电性能研制压电式力敏传感器,又可利用其半导体性能加工成电子器件,将两者结合起来,就可研制出传感器与电子线路一体化的新型压电传感测试系统。

综上所述,这里将压电材料特点做简要的分析比较。通常压电陶瓷取代了大部分单晶体应用,但是在高频和超高频应用中多用单晶体,因为陶瓷的高频损耗太大。对于接收型的水声换能器,要求压电常数 g_{33} 或者 g_{31} 和 K_p(K_p 代表薄圆片径向振动模式的机电耦合系数,也叫做平面耦合系数)或者 K_{31}(K_{31} 代表薄长片的长度伸缩模式下的机电耦合系数)高以保证较高的灵敏度。如果希望有良好的低频灵敏度频率响应,则必须要求介电常数高,而对于高频接收器介电常数不是很重要。对于大功率发射型换能器或者大振幅超声换能器,要求介电损耗正切尽可能小,Q_m 尽可能大;此外,还要求压电常数 d_{31} 或者 d_{33} 和机电耦合系数 K_{31} 或者 K_p 值高。对于大功率发射超声换能器还要求介电常数高;而大振幅超声换能器,则介电常数低一点好,因为它们的介电损耗和机械损耗功率随介电常数升高而增大。作滤波器用的材料,要求其时间温度稳定性好,Q_m 高,$\tan\delta$ 适当小则好一些。

3.4　压电体的主要特性参数

1. 机械品质因数 Q_m

机械品质因数是衡量压电材料的一个重要参数。它表示压电材料在振动过程中克服内部摩擦而消耗的能量的程度。机械品质因数与机械损耗成反比,机械品质因数 Q_m 越大,能量的损耗越小、能量衰减越慢,它可定义为

$$Q_m = 2\pi \frac{\text{谐振时压电体贮存的机械能量}}{\text{压电体谐振时每周期耗损的机械能量}}$$

机械品质因数可以根据压电材料的等效电路计算而得,如式(3-13)所示:

$$Q_m = \frac{1}{\omega_s C_m R_T} \tag{3-13}$$

式中:R_T 为等效电阻;ω_s 为串联谐振角频率;C_m 为振子谐振时的动态电容见图 3-17(c)。

不同的压电元器件对 Q_m 值有不同的要求,多数陶瓷滤波器要求压电陶瓷的 Q_m 要高,而音响元器件及接收型换能器则要求 Q_m 要低。对于一个压电换能器而言,它的 Q_m 和 Q_e 并不是常量,它们与工作频率、频带宽度、压电换能器的制作工艺、结构、辐射介质(负载)等有关。

在实际应用中,若 Q_m 值较大时,将会有"振铃"现象存在,导致波形失真、分辨率降低,这都不利于声学检测。Q_m 值大意味着压电效应过程中能量消耗小,在大功率和高频应用或者纯发射功率应用的情况下能减少发热量,这是有利的一面。但是对于以检测为目的的换能器,Q_m 值大则对于展宽频带、改善波形、提高分辨率等都是不利的。因此,从检测技术的需要出发,为了真实反映回波信号特征,保证检测分辨率满足检测要求的前提下,一般不希望 Q_m 太大,除了在选材时予以考虑外,在设计制作换能器时,常常需要在结构上加大阻尼,电路上改变阻抗等办法来适当降低 Q_m 值。当然,降低 Q_m 值是以牺牲灵敏度(降低输出功率)为代价的。因此,应按实际应用的需要来选择和调节适当的 Q_m 值,根据经验,超声检测换能器的实际 Q_m 值不宜大于 10。

此外,由于 Q_m 值的大小还随负载性质而改变(如水浸探头、接触法探头所面临的负载介质是不同的),在设计换能器时还必须考虑到负载媒介的影响(辐射阻抗问题)。可以通过传输线方法测得 Q_m 的值。对应于机械品质因数 Q_m 有机械损耗因子 $\tan\delta_m$,它们的关系为 $Q_m = 1/\tan\delta_m$。

2. 介电损耗(dielectric loss)和损耗角正切 $\tan\delta$(tangent of loss angle)

理想电介质在正弦交变电场作用下流过的电流比电压相位超前 $90°$,但是在压电陶瓷试样中,电流超前的相位角 ψ 小于 $90°$,它的余角 $\delta(\delta+\psi=90°)$ 称为损耗角,δ 的存在导致压电体在工作过程中产生能量损耗,它是一个无量纲的物理量,人们通常用损耗角正切 $\tan\delta$ 来表示介电损耗的大小,它表示了电介质的有功功率(损失功率)与无功功率之比。

$$\tan\delta = \frac{I_R}{I_c} = \frac{1}{\omega_s C_0 R_0} \tag{3-14}$$

式中:ω_s 为交变电场的角频率;R_0 为介质损耗电阻;C_0 为介质静态电容,见图 3-17(b)。由

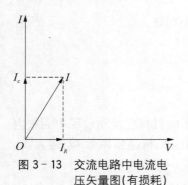

图 3-13   交流电路中电流电压矢量图(有损耗)

式(3-14)可以看出，I_R 大时，$\tan\delta$ 也大；I_R 小时，$\tan\delta$ 也小。介电损耗是包括压电陶瓷在内的任何介质材料所具有的重要品质指标之一。在交变电场下，介质所积蓄的电荷有两部分：一种为有功部分(同相)；一种为无功部分(异相)。介电损耗表示为同相分量与异相分量的比值如图 3-13 所示，I_c 为异相分量，I_R 为同相分量。

压电材料也是介电材料，介电材料在交变电场的作用下，温度会升高，说明这个过程中有一部分电能转化成热能，这种损耗就是上述提到的介电损耗。产生介电损耗的原因比较复杂，其中原因之一是，处于交变电场中的介质，与其在外电场的作用下的极化过程有关。极化过程中介质的交变电场建立得非常快，而电畴的取向极化相对较慢产生滞后，这个现象是极化弛豫。极化弛豫导致动态介电常数和静态介电常数之间的差异，从而产生介电损耗。具体而言就是供给电介质的能量有一部分消耗在强迫偶极矩的转向上，并变为热量消耗掉。其次，即使处于静电场中，在压电陶瓷材料中，还存在着介质的漏电流，也是导致介电损耗的原因之一。此外，具有铁电性的压电陶瓷的介电损耗，还与畴壁的运动过程有关，但情况比较复杂，在此不再详述。

$\tan\delta$ 可用交流阻抗电桥来测量，$\tan\delta$ 越大，材料的性能越差。特别是大功率发射换能器和以大振幅工作的换能器，宁可牺牲其他参数的性能也要选择较小的 $\tan\delta$。否则发热会带来一系列不利因素。而对于接收型换能器，对该参数要求不高，其值可以比发射型的材料高一个数量级。

电学品质因数 Q_e(electrical quality factor)，电学品质因数的值等于介质的损耗角正切值的倒数，用 Q_e 表示，它是一个无量纲的物理量。若用并联等效电路表示交变电场中压电陶瓷介质，则 $Q_e = 1/\tan\delta$。

3. 机电耦合系数 K

由于压电效应与逆压电效应，压电材料中的机械能和电能之间会产生相互耦合和转换，能量转换的强弱可以用机电耦合系数来表示，它是一个无量纲量。机电耦合系数的定义为：在压电效应中，转换输出的能量(如电能)与输入的能量(如机械能)之比的平方根。它是衡量压电材料机电能量转换效率的一个重要参数，表达式如式(3-15)所示。

$$K^2 = \frac{\text{电能转变的机械能}}{\text{输入的电能}} = \frac{\text{机械能转变的电能}}{\text{输入的机械能}} \tag{3-15}$$

压电陶瓷材料的机电耦合系数不仅和材料有关系，还和振子的振动模式有关。通常，对于沿长度方向极化的压电陶瓷细长棒，轴向振动模式的机电耦合系数为 K_{33}；对于沿厚度方向极化的压电陶瓷薄圆盘，其径向振动模式的机电耦合系数为 K_p，其厚度振动模式的机电耦合系数为 K_t；K_{31} 代表薄长片长度振动模式的机电耦合系数；K_{15} 代表长方片厚度切变振动模式下的机电耦合系数。除此之外，在实际工作中还经常用到有效机电耦合系数的概念，其定义为式(3-16)：

$$k_{\text{eff}}^2 = \frac{f_p^2 - f_s^2}{f_p^2} = \frac{C_m}{C_0 - C_m} \tag{3-16}$$

式中：f_s、f_p 分别为压电陶瓷振子的串联谐振频率和并联谐振频率；C_m、C_0 分别是压电振子的动态电容和并联钳定电容(静态电容)。从式(3-16)可以看出,有效机电耦合系数与振子的相对频率带宽有关。另外有效机电耦合系数与机电耦合系数是有区别的。对于集中参数的振动模式,如薄圆环的径向振动模式和薄球壳的径向振动模式,其有效机电耦合系数等于材料的机电耦合系数。对于其他的振动模式,由于振动体内存在驻波,弹性和介电能量不是均匀的耦合,因而有效机电耦合系数总是小于材料的机电耦合系数。不论是接收换能器,还是发射换能器,都要求机电耦合系数尽量高。

4. 压电系数

压电体把机械能转变为电能或把电能转变为机械能的转换系数叫压电系数。具体可分为下述四种表达形式。

1) 发射系数

(1) 压电应变系数 d:当压电体处于应力恒定的情况下,单位电场强度变化所引起的应变变化。或电场恒定时,单位应力变化所引起的电位移变化;单位是米/伏(m/V)或库/牛(C/N),如式(3-17)所示。d 通常也称为发射系数。d 大时,易于制造发射型换能器。

$$d = \left(\frac{\partial S}{\partial E}\right)_T = \left(\frac{\partial D}{\partial T}\right)_E \qquad (3-17)$$

(2) 压电应力系数 e:压电体在应变恒定时,单位电场所引起的应力变化。或电场恒定时,单位应变所引起的电位移变化,单位是牛/(伏·米)(N/(V·m))或者库/米²(C/m²)。如式(3-18)所示。

$$e = \left(-\frac{\partial T}{\partial E}\right)_S = \left(\frac{\partial D}{\partial S}\right)_E \qquad (3-18)$$

如把压电材料作为发射换能器用,e 越大,越能用较低的电压产生较大的声压,所以常将 e 称为压电发射系数。

2) 接收系数

(1) 压电电压系数 g:当压电体的电位移恒定时,单位应力变化引起的场强变化,或应力恒定时,单位电位移变比所引起的应变变化;单位是伏·米/牛(V·m/N)或米²/库(m²/C),如式(3-19)所示。

$$g = -\left(\frac{\partial E}{\partial T}\right)_D = \left(\frac{\partial S}{\partial D}\right)_T \qquad (3-19)$$

如作为接收换能器的压电材料,g 越大,在同样的声压条件下,可使压电材料产生较大的电场强度,因而能对外输送较大的电信号,所以 g 又称为压电接收系数,它标志了接收性能的好坏。

(2) 压电劲度系数 h:压电体在应变恒定时,单位电位移引起的应力变化。或电位移恒定时,单位应变引起的电场强度变化,单位为牛/库(N/C)或者伏/米(V/m),如式(3-20)所示。

$$h = \left(-\frac{\partial T}{\partial D}\right)_S = \left(-\frac{\partial E}{\partial S}\right)_D \qquad (3-20)$$

5. 频率常数 N_t

由驻波理论可知,压电晶片在高频电脉冲激励下产生共振的条件为

$$t = \frac{\lambda_L}{2} = \frac{C_L}{2f_0} \quad\quad\quad (3-21)$$

式中：t 为晶片厚度；λ_L 为晶片中纵波波长；C_L 为晶片中纵波的波速；f_0 为晶片固有频率，则

$$N_t = tf_0 = \frac{C_L}{2} \quad\quad\quad (3-22)$$

这说明压电片的厚度与固有频率的乘积是一个常数，这个常数叫做频率常数。因此，同样的材料，制作高频探头时，晶片厚度较小；制作低频探头时，晶片厚度较大。频率常数 N_t 是确定压电体几何尺寸的一个重要参数。它只与材料性质有关，与几何尺寸无关。当材料选定后，N_t 即确定。

6. 居里点

居里点是表征压电体可承受的温度极限值。当超过此温度时，电畴结构解体，介电、弹性及热学等性质均出现反常现象，压电性能消失，这一临界温度称为居里点。压电材料的上居里点（高温临界点）和下居里点（低温临界点）相差愈大愈好，即工作温度区域宽。由于压电体的压电性能及热膨胀性能都是各向异性的，因而即使它能工作在高温，亦不能承受突然的温度变化。故使用时（如焊接）应避免温度突变。超声诊断和治疗中一般不会出现极低或极高的温度和温度突变的情况。表 3-3 给出常用压电晶体和陶瓷材料的主要性能。

表 3-3　常用压电晶体和陶瓷材料的主要性能

参　　数	石　英	钛酸钡	锆钛酸铅 PZT-4	锆钛酸铅 PZT-5	锆钛酸铅 PZT-8
压电常数/(C/N)	$d_{11} = 2.31$ $d_{14} = 0.73$	$d_{33} = 190$ $d_{31} = -78$ $d_{15} = 250$	$d_{33} = 200$ $d_{31} = -100$ $d_{15} = 410$	$d_{33} = 415$ $d_{31} = -185$ $d_{15} = 670$	$d_{33} = 200$ $d_{31} = -90$ $d_{15} = 410$
相对介电常数 ε_r	4.5	1 200	1 050	2 100	1 000
居里温度点/℃	573	115	310	260	300
最高使用温度/℃	550	80	250	250	250
10^{-3}·密度/(kg·m^{-3})	2.65	5.5	7.45	7.5	7.45
10^{-9}·弹性模量/(N·m^{-2})	80	110	83.3	117	123
机械品质因数	$10^5 \sim 10^6$		$\geqslant 500$	80	$\geqslant 800$
10^{-5}·最大安全应力/(N·m^{-2})	$95 \sim 100$	81	76	76	83
体积电阻率/(Ω·m)	$> 10^{12}$	10^{10}	$> 10^{10}$	10^{11}	
最高允许相对湿度/(%)	100	100	100	100	

3.5　压电振子以及振动模式

引起振动的力的模型有多种，图 3-14 给出常见的几种力的模型，如伸缩、剪切、弯曲和

扭转等。

压电材料机械能和电能之间的相互转换是通过某一尺寸和几何形状的压电振子,在某一特定的条件(极化方向、激励情况等)下,以振动的方式实现。压电振子的振动方式为振动模式,常见的振动模式以及分类有:

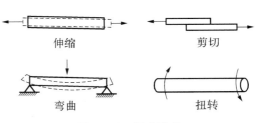

图 3-14　振动模式

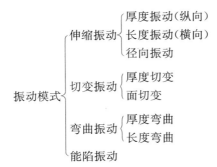

图 3-15 给出部分极化方向与振动方向的示意图。

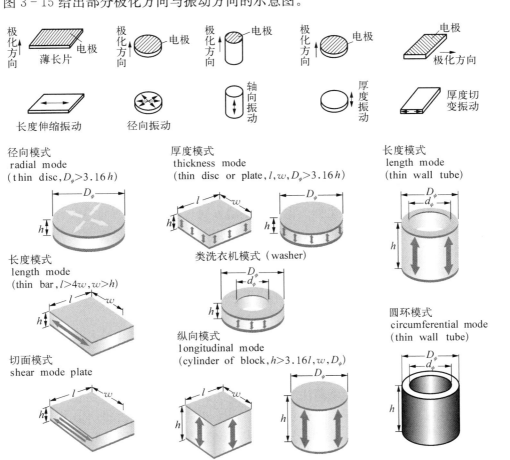

图 3-15　极化方向与振动方向

要使压电体中的某种振动模式能被外电场激发,首先要有适当的机电耦合途径把电场能转换成与该种振动模式相对应的弹性能。当在压电体的某一方向上加电场时,可从与该方向相对应的非零压电系数来判断何种振动方式有可能被激发。例如,对于经过极化处理的压电陶瓷,一共有 3 个非零的压电系数:$d_{31} = d_{32}$,d_{33},$d_{15} = d_{24}$。因此若沿极化轴 z 方向加电场,则通过 d_{33} 的耦合在 z 方向上激发纵向振动,并通过 d_{31} 和 d_{32} 在垂直于极化方向的 x 轴和 y 轴上激发起相应的横向振动。而在垂直于极化方向的 x 轴或 y 轴上加电场,则通过 d_{15} 和 d_{24} 激发起绕 y 轴或 x 轴的剪切振动。压电常数的 18 个分量能激发的振动可分成四大类,如图 3-16 所示,它们是:

(1) 垂直于电场方向的伸缩振动,用 LE(length expansion)表示。

(2) 平行于电场方向的伸缩振动,用 TE(thickness expansion)表示。

(3) 垂直于电场平面内的剪切振动,用 FS(face shear)表示。

(4) 平行于电场平面内的剪切振动,用 TS(thickness shear)表示。

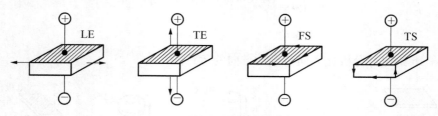

图 3-16　四种压电振动模式

前面提过纵波与横波的概念,按照外加电场与弹性波传播方向间的关系,压电振动又可分为纵向效应与横向效应两大类。当弹性波的传播方向平行于电场方向时为纵向效应,而两者互相垂直时为横向效应。压电体中能被外电场激发的振动模式还和压电体的形状尺寸有着密切的关系。压电体的形状应该有利于所需振动模式的机电能量转换。

1. 厚度伸缩振动

医学超声工程中,多采用伸缩振动模式,其中又以厚度伸缩振动模式为主。极化方向(P)与电场方向(E)平行时,产生伸缩振动。振动方向与超声传播方向一致,产生纵波。圆片厚度伸缩振动模式振子的几何形状、极化和激励方式如图 3-15。沿厚度方向极化,电场垂直于薄片平面。一般压电陶瓷的极化方向取为 Z 轴,当沿厚度方向施加交变电场时,振动方向和超声波的传播方向均与电极面垂直。谐振频率 f 与厚度 δ 的关系为 $f = N_t/\delta$,N_t 为频率常数。为了抑制其他振动模式要求压电体的直径 d 大于 10 倍 δ 以上。

2. 压电振子的等效电路以及动态特性

由于换能器在电路上要与发射机的末级回路和接收机的输入电路相匹配,所以在换能器设计时计算出换能器的等效输入电阻抗是十分重要的。同时,还要分析它的各种阻抗特性,例如等效电阻抗、等效机械阻抗、静态和动态阻抗、辐射阻抗等。分析压电振子特性的方法主要有两种:力电类比等效电路法和波动传输法。力电类比等效电路法,是将机械振动变成等效交变电路形式,求解压电(电学-力学)转换过程的特性参数,即求出电路参数的解,亦可类比求出机械振动的解。亦即用机、电、声类比等效电路描述压电振子特性,此法简单,物理概念清楚。波动传输法是将压电振子各部分作为分布参数,求解满足波动方程及耦合条件的边值问题,常采用有限元等计算方法,理论上比较严谨而复杂。实用中,常采用力电类比等效电路法。

压电换能器是一种将超声电能相互转换的机械振动器件,其在谐振频率附近的等效电路如图 3 - 17 所示。

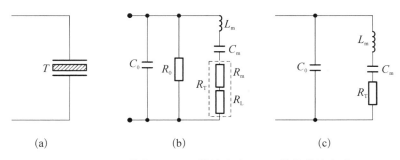

(a)　　　　　　　　(b)　　　　　　　　(c)

图 3 - 17　(a)换能器　(b) 等效电路　(c) 简化等效电路

图中 C_0 是两级之间的静态电容;C_m 是动态电容;L_m 是动态电感;R_T 是动态电阻,动态电阻包含两部分 R_m 和 R_L,其中 R_m 是描述换能器机械损耗的动态电阻,R_L 是辐射能量的负载电阻(如果换能器不带负载,如在真空中 $R_L = 0$);R_0 是表示换能器介质损耗的并联电阻,$R_0 = (2\pi f_s C_0 \tan \delta_e)^{-1}$,其中 f_s 是串联谐振频率,C_0 是静态电容,$\tan \delta_e$ 为损耗角正切。一般情况下 $R_0 \gg R_m$。为简化起见,因为是并联关系,可以忽略 R_0,换能器的等效电路简化如图 3 - 17(c)所示。

如图 3 - 18(a)所示,给压电振子加激励信号,并测量流过压电振子的电流随激励信号频率的变化趋势,可以得出如图 3 - 18(b)所示的曲线。如果纵坐标换成阻抗,则可以得到压电振子阻抗随频率的变化特性。

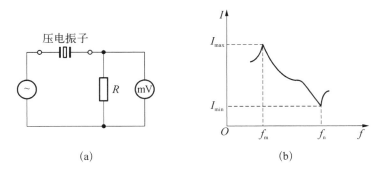

(a)　　　　　　　　　　(b)

图 3 - 18　压电陶瓷振子电流-频率特性

(a) 线路示意图　(b) 电流随频率的变化

从图 3 - 19 中可以看出,当信号频率等于 f_m 时,通过压电陶瓷振子的电流最大,及其等效阻抗最小,导纳最大,通常称为最大导纳频率(即最大传输频率)。当信号频率等于 f_n 时,通过压电陶瓷振子的电流最小,及其等效阻抗最大,导纳最小。通常称为最小导纳频率(即最小传输频率)。

如果继续提高信号源的频率,还能得到一系列电流的次大和次小值,这些频率成分分别对应其他振动模式的谐振频

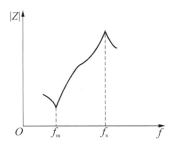

图 3 - 19　压电陶瓷振子阻抗-频率特性

率以及压电陶瓷振子的高次振动模式的谐振频率。通常压电振子工作在基波谐振频率下。

在 $R_T=0$ 的情况下,当信号的频率等于 $f_m=\dfrac{1}{2\pi\sqrt{L_mC_m}}$ 时,LC 回路出现串联谐振现象,将此时的频率记作 f_s,称之为串联谐振频率(发射型超声换能器多工作在串联谐振频率下)。

当信号的频率等于

$$f_n=\frac{1}{2\pi\sqrt{L_m\left(\dfrac{C_0C_m}{C_0+C_m}\right)}} \tag{3-23}$$

时,LC 回路出现并联谐振现象,将此时的频率记作 f_p,f_p 称为并联谐振频率(接收型超声换能器多工作在并联谐振频率下)。

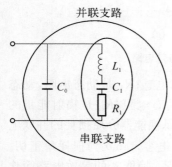

并联支路

串联支路

图 3-20　压电陶瓷振子的等效电路图

3.6　压电振子的导纳圆图及 6 个特征频率的解读[74]

如上节图 3-17(c)所示的压电换能器的简化等效电路图,下面对其进行导纳圆图分析,为方便计算这里暂时记 L_m 为 L_1,C_m 为 C_1,R_T 为 R_1,如图 3-20 所示。

该等效电路各参数的表达式如下所示:

$$R=\frac{R_1C_1^2}{C_0^2C_1^2L_1^2\omega^4+C_0C_1[C_0C_1R_1^2-2(C_0+C_1)L_1]\omega^2+(C_0+C_1)^2},$$

$$X=\frac{C_1(C_1L_1\omega^2-1)-C_0\{C_1[C_1R_1^2+L_1(C_1L_1\omega^2-2)]\omega^2+1\}}{C_0^2C_1^2\omega^5+C_0C_1[C_0C_1R_1^2-2(C_0+C_1)L_1]\omega^3+(C_0+C_1)^2\omega},$$

$$Z=R+jX,$$

$$|Z|=\sqrt{R^2+X^2}=\sqrt{\frac{C_1[C_1R_1^2+L_1(C_1L_1\omega^2-2)]\omega^2+1}{C_0^2C_1^2L_1^2\omega^6+C_0C_1[C_0C_1R_1^2-2(C_0+C_1)L_1]\omega^4+(C_0+C_1)^2\omega^2}},$$

$$\theta_z=\arctan\frac{X}{R}=\text{arccot}\left\{\frac{-R_1C_1^2\omega}{C_0C_1^2L_1^2\omega^4+C_1[C_0C_1R_1^2-(2C_0+C_1)L_1]\omega^2+(C_0+C_1)}\right\},$$

$$\tag{3-24}$$

其中,R 为等效电阻,X 为等效电抗,阻抗 $Z=R+jX$,θ_Z 是阻抗角,$\omega=2\pi f$ 为激励信号的角频率。如果以 R 为横坐标,X 为纵坐标,以频率 ω 为自变量在平面内作图,就可以得到压电振子的阻抗圆图,如图 3-21 所示。

压电振子的导纳 $Y=1/Z$

$$Y=j\omega C_0+\frac{1}{R_1+j\omega L_1+1/j\omega C_1}$$

$$=\frac{R_1}{R_1^2+\left(\omega L_1-\dfrac{1}{\omega C_1}\right)^2}+j\left[\omega C_0-\frac{\omega L_1-\dfrac{1}{\omega C_1}}{R_1^2+\left(\omega L_1-\dfrac{1}{\omega C_1}\right)^2}\right]=G+jB, \tag{3-25}$$

其中,G 为等效电导,B 为等效电纳,如果以 G 为横坐标.B 为纵坐标. 对(3-25)做进一步整理,可以得到

$$\left(G-\frac{1}{2R_1}\right)^2+(B-\omega C_0)^2=\left(\frac{1}{2R_1}\right)^2 \tag{3-26}$$

以频率 ω 为自变量在平面内作图,就可以得到压电振子的导纳圆图,如图 3-22 所示。

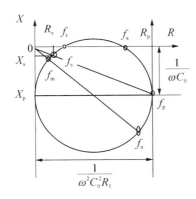 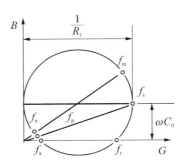

图 3-21　压电陶瓷振子的阻抗圆　　　　图 3-22　压电陶瓷振子的导纳圆图

在导纳圆上可以直观的看到压电振子的 6 个特征频率,即最大导纳频率 f_m 和最小导纳频率 f_n、谐振频率 f_r 和反谐振频率 f_a、串联谐振频率 f_s 和并联谐振频率 f_p,下面对这几个频率做出解读:

1. 串联谐振频率 f_s 和并联谐振频率 f_p

谐振频率的定义重点强调电路的"谐振"状态。"谐振"通常指的是振动系统的振动幅度达到最大的一种振动状态,电学意义上的谐振指电路的电磁振荡的振幅达到峰值的一种状态。通常给定谐振电路会有一个固有频率,当系统工作在该固有频率下时,才会发生谐振,该固有频率就是谐振频率。处于谐振状态的电路有一个特点,容抗等于感抗,电抗 $X=0$,电路呈纯阻性,且流过电路的电流与电压同相。

串联谐振频率 f_s 定义所关注的重点就是压电振子等效电路串联支路(L_1,C_1,R_1 组成的电路,如图 3-20 所示)发生谐振的频率点。当施加在换能器上的信号频率为 f_s 时,压电陶瓷振子串联等效电路发生谐振,此时串联支路的等效电抗为 0,串联支路的电感和电容的组合可视为"短路",串联支路呈纯阻性,串联支路两端的电流与电压同相,电路的无功功率 P 为 0,即 $P=UI\sin\varphi=0$,φ 是电流和电压之间的相位差,串联谐振时 $\varphi=0$;电源输出的功率全部消耗在电阻 R_1 上。串联谐振时,电源与电路没有能量交换,电源输出的功率全部消耗在电阻上。当 R_1 很小或者接近与 0 时,整个串联支路接近"短路",在电源恒压输出的情况下,流过该支路的电流达到最大,此时电路电源对外输出的功率达到最大值,所以发射型超声换能器多工作在串联谐振频率下。f_s 在图 3-22 中对应最大电导($G=1/R_1$)频率。

根据电路分析压电陶瓷振子等效电路存在另外一个谐振频率,在该频率下,串联支路和并联支路(如图 3-20 所示,串联支路与 C_0 并联形成的回路)一同谐振,即并联谐振频率 f_p;此时电路同样具备谐振的特点:并联电路的电抗 $X=0$,电路呈纯阻性,且流过电路的电流与电压同相;但是与串联谐振不同,此时电源输出的功率在并联谐振电路的电感和电容之间

来回振荡,电路对外几乎没有输出能量,所以说并联谐振电路接近于"开路"状态,电路的等效阻抗为无穷大,输出电流最小(或接近为 0),电压输出有效值最大。接收型超声换能器多工作在并联谐振频率下。f_p 在图 3-22 对应于连接原点 O 与 f_s 点的直线与导纳圆的另一交点处,在阻抗圆图 3-21 中 f_p 对应最大电阻 $\left(R = \dfrac{1}{\omega^2 C_0{}^2 R_1}\right)$ 频率。

串联支路谐振时,串联谐振频率

$$f_s = \frac{1}{2\pi\sqrt{L_1 C_1}}.\tag{3-27}$$

串联支路与并联支路一同谐振时,联谐振频率计算较为复杂,一般认为 R_1 很小时,则

$$f_p = \frac{1}{2\pi\sqrt{\dfrac{C_0 C_1 L_1}{C_0 + C_1}}}.\tag{3-28}$$

2. 最大导纳频率 f_m 和最小导纳频率 f_n

上节图 3-18 和图 3-19 已经给出 f_m 和 f_n 的定义,这里不再重复。在导纳圆图 3-22 中,f_m 反映的是连接原点与圆心的直线与导纳圆的一个远端交点,此时换能器的导纳 Y 最大,等效阻抗 Z 最小,反映在公式(3-24)中,就是 $|Z|$ 最小,亦即流过换能器的电流最大。

f_n 反映在图 3-22 中,就是连接原点与圆心的直线与导纳圆的一个近端交点,此时换能器的导纳最小,等效阻抗 Z 最大,反映在公式(3-24)中,就是 $|Z|$ 最大,亦即流过换能器的电流最小。

f_m 和 f_n 是从实验测量的角度来定义的特征频率,这辆特征频率的定义侧重点是流过换能器电流的最大和最小,且是个实验测试值。通常换能器工作在串联谐振频率 f_s 下时,在 f_s 频率点或者其附近会出现电流最大的情况,满足 f_m 的定义。同理通常换能器工作在并联谐振频率 f_p 下时,在 f_p 频率点或者其附近会出现电流最小的情况,满足 f_n 的定义。

3. 谐振频率 f_r 和反谐振频率 f_a

谐振频率 f_r 反映在图 3-22 中是 G 轴与导纳圆的一个远端交点($B = 0$ 时,G 的极大值),该点的等效电纳 B 为 0;因为 $B = 0$,根据 $B = \mathrm{Im}(Y) = \left(\dfrac{-X}{R^2 + X^2}\right)$,电抗 $X = 0$,电路呈现纯阻状态;电导 $G = \mathrm{Re}(Y) = \left(\dfrac{R}{R^2 + X^2}\right)$,因为 $X = 0$,所以电导 $G = 1/R$,该情况对应电阻极小值(或者理论上的无穷小),电路呈现近似"短路"状态,事实上该条件下,电路处于或者近似处于串联谐振状态。

反谐振频率 f_a 反映在图 3-22 中是 G 轴与导纳圆的另一个交点(近端交点,$B = 0$ 时,G 的极小值),该点的等效电纳 B 也为 0,同理电抗 $X = 0$,电导 $G = 1/R$;此时电路也呈现纯阻状态,但是电阻接近极大值(或者理论上的无穷大),电路呈现近似"开路"状态。事实上该条件下,电路处于或者近似处于并联谐振状态。

谐振时,电流与输入电压同相,即电纳 B 等于零,再由对应测量得到的谐振纯电导 $1/R_r$、反谐振时的纯电导 $1/R_a$,可得到谐振频率 f_r 和反谐振频率 f_a,计算公式如下:

$$\omega_r = 2\pi f_r = \frac{-C_1\sqrt{R_1 R_r - R_1^2} + \sqrt{C_1^2(R_1 R_r - R_1^2) + 4L_1 C_1}}{2L_1 C_1}, \tag{3-29}$$

$$\omega_a = 2\pi f_a = \frac{-C_1\sqrt{R_1 R_a - R_1^2} + \sqrt{C_1^2(R_1 R_a - R_1^2) + 4L_1 C_1}}{2L_1 C_1}, \tag{3-30}$$

由上式得到,压电振子的谐振频率 f_r 和反谐振频率 f_a 皆为动态参数 C_1、L_1、R_1 的函数。与此同时,动态参数 C_1、L_1、R_1 也是频率的函数,可见谐振频率和动态参数是相互耦合的,得到计算结果较繁复。

事实上,f_m 最大导纳频率,f_s 串联谐振频率,f_r 谐振频率三者想要反映的是压电振子的同一个运行状态,即压电振子的最佳振动状态(电流最大),很显然系统处于 1) 串联谐振:近似"短路"状态,2) 谐振状态:电纳为 0,电导最大,电阻最小,3) 最大导纳:阻抗 Z 最小,三种情况都反映或者近似反映这种状态。特别是在等效电阻 $R_1 = 0$ 的情况下,由式(3-24)、(3-27)和(3-29)推出这三个频率在数值上完全重合。

同理,f_n 最小导纳频率,f_p 并联谐振频率,f_a 反谐振频率三者想要反映的也是压电振子的同一个运行状态,即压电振子的最佳振动状态(电流最小),很显然系统处于 1) 并联谐振:近似"开路"状态,2) 反谐振状态:电纳为 0,电导最小,电阻最大,3) 最小导纳:阻抗 Z 最大,三种情况都反映或者近似反映这种状态。特别是在等效电阻 $R_1 = 0$ 的情况下,由式(3-24)、(3-28)和(3-30)推出这三个频率在数值上完全重合。

当压电陶瓷振子的机械损耗不等于 0 时,振子的等效电阻 R_1 也不等于 0。在此情况下,压电振子等效电路中的等效阻抗与上述各频率的关系比较复杂。由于机械损耗的影响,f_n 最小导纳频率,f_p 并联谐振频率,f_a 反谐振频率三者不再相等;f_m 最大导纳频率,f_s 串联谐振频率,f_r 谐振频率三者也不再相等。它们之间的关系如下:

$$f_m \approx f_s\left(1 - \frac{1}{2M^2\gamma}\right) \tag{3-31}$$

$$f_n \approx f_p\left(1 + \frac{1}{2M^2\gamma}\right) \tag{3-32}$$

$$f_r \approx f_s\left(1 + \frac{1}{2M^2\gamma}\right) \tag{3-33}$$

$$f_a \approx f_p\left(1 - \frac{1}{2M^2\gamma}\right) \tag{3-34}$$

其中 $M = \dfrac{Q_m}{\gamma} = \dfrac{1}{2\pi f_s C_0 R_1}$,称为压电陶瓷振子的优值;$Q_m$ 是压电陶瓷振子的机械品质因数,$\gamma = \dfrac{C_0}{C_1}$ 称为电容比。由上式可以看出,压电陶瓷振子的机械损耗越大,频率差别就越大。压电陶瓷振子的 6 个特征频率之间的关系如下所示:

$$f_m < f_s < f_r, \ f_a < f_p < f_n$$

对于像 HIFU 等超声功率放大器,一般工作在串联谐振频率下,这时输出的电功效率最高,但是缺点是功率输出不稳定,温度漂移等因素影响串联谐振频率点,一旦加在换能器上的频率与串联谐振频率不吻合,功放的输出功率就会急剧下降,造成功放内热产生,甚至过热烧毁。

对于超声波塑焊机,超声波粉碎切削负载变化大的超声设备,一般希望换能器工作在并联谐振频率附近。换能器在并联谐振频率附近具有功率自动调整的性能,负载 RL 增加,输出功率增加,负载 RL 减小,输出功率降低。

对于发射型(或者说功率输出型)超声换能器,一般工作在串联谐振频率下,因为此时电路中的电流最大,全电路的阻抗最小,这时振子振幅最大,全电路输出能量最大。

对于接收型超声换能器,当换能器的等效输入阻抗最大时,较小的输入会产生较大的输出,对应会有更高的接收灵敏度。因此一般情况,我们认为接收换能器工作在并联谐振模式下,以求得更好的接收灵敏度。

思考与练习题

1. 什么是压电效应?

2. 压电材料主要有哪几类?

3. 压电体力学量与声学量的类比关系是什么?

4. 什么是居里点?

5. 简述介质损耗产生的原因。

6. 写出 3 方向极化的压电陶瓷的柔顺系数和弹性系数的矩阵表达式。

7. 为什么去极化状态下的压电陶瓷没有压电效应,极化后的压电陶瓷具有压电效应?

8. 压电陶瓷的短路、开路、自由和夹持状态各代表什么含义?

9. 短路和开路状态下的应力与应变关系、自由和夹持状态下的电位移与电场强度关系如何表示?

10. 压电陶瓷的电位移在量值上等于什么?

第 4 章　超声换能器

4.1　超声换能器概述

4.1.1　超声换能器的概念

通常换能器(transducer，energy changer)都由一个电的储能元件和一个机械振动系统组成。当换能器用作发射器时，从激励电源输出的电振荡信号引起换能器电储能元件电磁场的变化，这种电磁场的变化通过逆压电效应使得换能器的机械振动系统产生振动，从而推动与换能器机械振动系统相接触的介质发生振动，并向介质中辐射声波。接收声波的过程正好与此相反，在接收声波的情况下，外来声波作用在换能器的振动面上，从而使换能器的机械振动系统发生振动，借助于压电效应，引起换能器储能元件中的电磁场发生相应的变化，从而引起换能器的电输出端产生一个相应于声信号的电压或电流信号。通常换能器的工作原理就是利用了压电材料的(逆)压电效应。用来发射声波的换能器称为发射器。当换能器处于发射状态时，将电能转换成机械能，再转换成声能。用来接收声波的换能器称为接收器。当换能器处于接收状态时，将声能变成机械能，再转换成电能。有些情况下，换能器既可以用作发射器，又可以用作接收器，即所谓的收发两用型换能器。图 4-1 给出各种类型的超声换能器实物图。

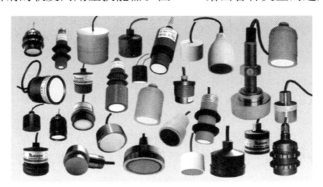

图 4-1　各种压电换能器

4.1.2　超声换能器的分类

超声波换能器的分类方式有多种多样，常见的有：

（1）按照换能器的工作介质，可分为液体介质换能器、固体介质换能器以及气体介质超声换能器等。

（2）按照换能器的工作状态，可分为接收型超声换能器、发射型超声换能器和收发两用型超声换能器。

（3）按照换能器的振动模式，可分为剪切振动换能器、扭转振动换能器、纵向振动换能器、弯曲振动换能器等。

（4）按照能量转换的机理和所用的换能材料，可分为电磁声换能器、静电换能器、机械型超声换能器、磁致伸缩换能器、压电换能器等。

（5）按照换能器的形状，可分为圆柱形换能器、棒状换能器、圆盘形换能器、环形换能器、喇叭形换能器、菊花形换能器、复合型超声换能器及球形换能器等。

（6）按照换能器的输入功率和工作信号，可分为检测超声换能器、脉冲信号换能器、功率超声换能器、连续波信号换能器、调制信号换能器等。

（7）如果按照振子单元数，可分为单元换能器，多元换能器。多元换能器又分为线阵、相控阵、方阵、凸阵等，如图 4-2 所示。

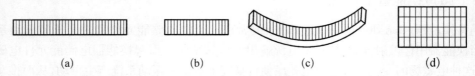

$$(a) \qquad (b) \qquad (c) \qquad (d)$$

图 4-2　(a)线阵　(b) 相控阵　(c) 凸面线阵　(d) 方阵

（8）按照声束特性分，可分为聚焦换能器和非聚焦换能器。聚焦换能器又分为一维聚焦和二维聚焦；每类聚焦换能器又可以是电子聚焦或者声学聚焦。

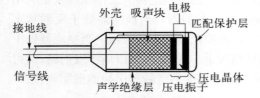

图 4-3　单振元换能器的基本结构

4.1.3　单振元换能器

单振元换能器，主要分为主体和壳体，主体包括压电振子、吸声块、匹配保护层等；壳体包括外壳、引线等，其结构如图 4-3 所示。

压电振子是器件的核心部件，实现电能与机械能的相互转换，压电振子两端镀有金属电极，并通过导线连出。

（1）吸声块吸收背向辐射的声能，减少背向辐射信号对系统的干扰，提高发射脉冲的质量。有没有加吸声块的发射信号效果比较如图 4-4 所示。钨粉和环氧树脂常用来制作不同声阻抗率的背衬。

（2）匹配保护层，主要用来保护振子，减少磨损，并进行阻抗匹配，减少反射，使更多的超声能量进入被测介质。加上匹配层的效果如图 4-5 所示，声波的穿透性明显增强。

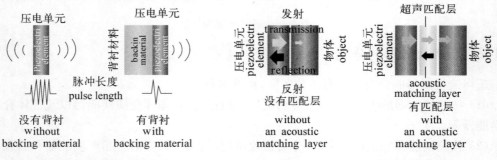

图 4-4　背向吸声块的作用　　　　图 4-5　匹配保护层的作用

（3）有些阵元还包括声束聚焦透镜,加上聚焦透镜之后,声速的方向性明显改善,并可以提高横向分辨率,声束效果如图 4－6 所示。

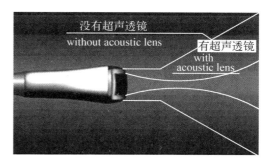

图 4－6　透镜聚焦对声束的影响

4.1.4　常见的医用换能器

除了常见的 B 超、A 超以及多普勒超声探头之外,医学临床上还有一些特殊用途的探头,这里做简要介绍,如图 4－7 所示。

柱形单振元探头主要用于 A 超、M 超和 Doppler 超声,又称笔杆式探头。目前在经颅多普勒(TCD)及胎心监护仪器中亦用此探头。其结构与上述的单振元探头的相似,如图 4－8 所示。

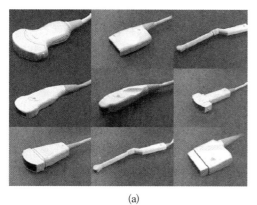

(a)

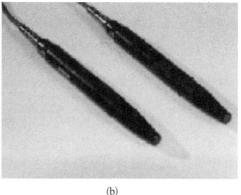

(b)

图 4－7　B 超探头(a)和眼科 A 超探头(b)

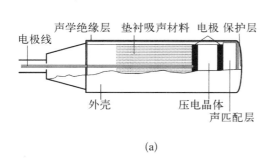

(a)

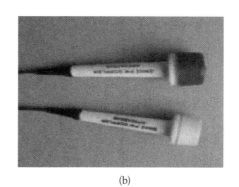

(b)

图 4－8　经颅超声多普勒探头结构(a)与实物图(b)

1）多普勒换能器

连续波多普勒超声换能器的特点在于用两个晶片分别作为发射和接收换能器。按其构造又可分为分隔式、分离式和重叠式多普勒换能器。

（1）分隔式。

采用一个压电晶体片,一面是共同接地端,与人体相接触,另一面只将镀层从中间分开形成发和收相绝缘的两个半片(见图4-9)。共用接地面接触人体,另一面的发射晶片与发射功放连接,利用逆压电效应产生连续波超声波。而另一面的接收晶片与接收前置放大电路相连,放大接收到的连续波超声信号。

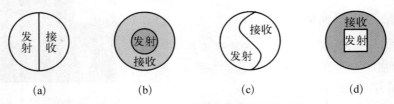

图4-9　分隔式多普勒超声换能器的结构

(a) 直线式　(b) 同心圆式　(c) S式　(d) 古钱式

(2) 分离式。

结构上把同一晶片切开,形成同面积的收发两个部分,且两部分之间加隔电隔声材料。收、发两部分朝向人体的一面经引线连接到公共地端。而背向人体的一面的两部分分别与发射功放输出和接收前放输入相连如图4-10(a)。分隔式中,收、发两部分只隔电,而不隔声,而分离式中的收、发两部分既是电绝缘,也声绝缘。因此,减小了基底漏信号,接收到的多普勒信号放大效果得到提高。既提高了灵敏度,也降低了噪声。

(3) 重叠式。

如图4-10(b)所示。由两个晶片重叠构成,两晶片间用同频率的晶片或厚度适宜的环氧树脂隔离。接触人体的晶片作接收换能器,另一晶片作发射换能器。如用PZT型压电材料作晶片,重叠式可转化为单一晶片,既发又收,故收、发声束间没有夹角,测量精度较一般分离式高,对较大反射体运动目标的测量灵敏度也较高,在测量人体表浅血管壁运动时,重叠式比分离式多普勒探头的效果好。但重叠式探头的缺点是基底信号较大,对较小的非平面反射体的测量灵敏度低,如果没有较好地平衡基底信号,灵敏度比分离式低。

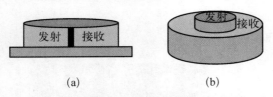

图4-10　分离式(a)和重叠式(b)多普勒
超声换能器的结构

2) 穿刺活检换能器

穿刺活检换能器中心部分,有一个2~3 mm的圆孔,用来通过不同型号的穿刺或活检器。根据超声波显示的部位和深度指导穿刺或活检,在屏幕上可看到针尖的刺入部位,以指导穿刺或活检,如避开胆囊、大血管等器官,同时可经活检器取出组织做细胞学检查,鉴别是否肿瘤。

3) 腔内换能器

换能器加长或变薄以插入脏内检测,如妇科及查结肠用的加长型(长约20 cm)换能器,如图4-11所示。

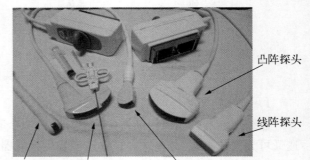

图4-11　特殊功能超声换能器

胎儿血标本可以直接经皮进行脐带穿刺获得(脐带穿刺术)。在 B 超监视下,应用 23 号或 25 号穿刺针直接刺入脐静脉,一般脐带上的穿刺点应该在脐带的胎盘附着处附近。脐带穿刺取胎儿血样可以很快进行胎儿染色体分析,尤其是妊娠晚期发现胎儿有异常而需做进一步检测时,短期淋巴细胞培养,在 48~72 小时内即能进行胎儿染色体结构分析。在超声探头的引导下,医生将针插入胎盘抽取少量的胎血。

4.2　超声换能器的性能指标

超声换能器的核心部件是压电晶片,前面章节已经介绍过压电材料的性能指标,有重复的指标,这里不再赘述。

1. 工作频率

通常,发射换能器工作频率就等于它本身的谐振频率,这样可以获得最佳工作状态、获得最大的发射功率和效率。主动式超声换能器处在接收状态下的工作频率与发射状态下的工作频率近似相等;而对被动式接收换能器而言,它的工作频率是一个较宽的接收频带,同时要求换能器自身的谐振基频要比接收频带的最高频率还要高,以保证换能器有平坦的接收响应。

2. 换能器的阻抗特性

换能器作为一个机电四端网络,它具有一定的特性阻抗和传输常数。由于换能器在电路上要与发射机的末级回路和接收机的输入电路相匹配,所以在换能器设计时,计算出换能器的等效输入电阻抗是十分重要的。

对于发射换能器来说,输入阻抗指的是换能器的输入端的输入电压与输入电流的比值。输入阻抗包括电路阻抗和动生阻抗(motional impedance),动生阻抗又称反应阻抗,反应阻抗指的是机械回路经变换器(理想变压器)反映到电路中的阻抗。同时,在使用过程中还要分析它的各种阻抗特性,例如等效电阻抗、等效机械阻抗、静态和动态阻抗、辐射阻抗等。

3. 方向特性

超声换能器不论是用作发射还是接收,本身都具有一定的方向特性。不同应用的换能器对方向特性的要求也不同。对于一个发射换能器,其方向特性曲线的尖锐程度决定了它的发射声能的集中程度。而对于一个接收换能器,它的方向特性曲线的尖锐程度决定了其探索空间方向角的范围,所以超声换能器的方向特性的好坏直接关系到超声设备的作用距离与范围。关于单圆片换能器的方向性,在 4.3 章节有详细介绍。

4. 频率特性以及频带宽度

所谓频率特性是指换能器的功率、声压、阻抗及灵敏度等主要参数随频率变化的特性。在超声换能器的应用中,在一定的带宽内获得平坦的阻抗频率特性有重大意义。因为往往超声应用中的换能器负载是变化的,带宽可以适应变化负载以保持匹配、高效率,而失配将导致电路发热,甚至损坏设备。在接收换能器中宽频带可获得窄脉冲、短余振时间波形,获得极高的纵向分辨率。例如,对于接收换能器,工作中需要关注接收换能器的接收灵敏度随工作频率变化的特性;对于发射器则要看它的发射功率随工作频率的变化特性。对被动式换能器,要求它的接收灵敏度频率特性曲线尽量平滑,使其不论是低频

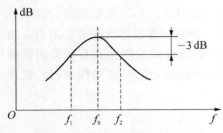

图 4-12　接收换能器的频率响应
以及频带宽度

噪声,还是高频噪声,只要幅度差不多,则产生的输出电压大小应近似相等。频带宽度 Δf 的含义是,对换能器而言时,是指换能器发送响应或接收灵敏度响应的曲线上声压低于最大响应 3 dB 时两个频率之差,称为换能器的频带宽度 $\Delta f(-3\ dB)$,如图 4-12 所示。

在图 4-12 中,f_0 为最大响应时的频率,而频带宽度则为 $\Delta f = f_2 - f_1$。

5. 功率

换能器的功率包括换能器的输入功率 P_a,机电耦合后产生的机械振动所具有的机械功率 P_M,机械振动向介质辐射的声功率 P_o。P_o 是描写一个辐射器在单位时间内向介质辐射多少声能的物理量。由于输入功率换成机械功率必然存在电损耗 P_{aM} 以及机械功率转换成声功率必然存在机械损耗 P_{Mo}(由内摩擦等),所以有式(4-1)和式(4-2)的关系表达式:

$$P_a = P_{aM} + P_M \tag{4-1}$$

$$P_M = P_{Mo} + P_o \tag{4-2}$$

其中发射声功率最为重要。它的大小直接影响超声的作用效果,换能器的发射声功率一般是随着工作频率而变化的,在其机械谐振频率时可获得最大的发射声功率。

对于检测、成像类的超声换能器,在不影响检测效果以及成像质量的情况下,发射功率应尽可能小,以减小对患者的声辐射剂量,降低系统的功耗,同时减少对外界的干扰。对于以发射能量为主的换能器,如用于治疗(如 HIFU,碎石机等)或者工业切割、清洗等换能器,其功率需达到设计标称的值,才能达到预期效果。

6. 效率

换能器的各种效率不仅与其工作频率有关,也与换能器的类型、材料、结构等因素有关。对于发射换能器有时也用发射响应(发射灵敏度)和非线性失真系数两种性能指标。

换能器作为传输网络,有 3 个不同的效率,如式(4-3)、式(4-4)、式(4-5)所示。

机电效率:

$$\eta_{M/a} = \frac{P_M}{P_a} = \frac{P_M}{P_M + P_{aM}} \tag{4-3}$$

机声效率:

$$\eta_{o/M} = \frac{P_o}{P_M} = \frac{P_o}{P_o + P_{Mo}} \tag{4-4}$$

电声效率:

$$\eta_{o/a} = \frac{P_o}{P_a} = \frac{P_o}{P_M} \cdot \frac{P_M}{P_a} = \eta_{o/M} \cdot \eta_{M/a} \tag{4-5}$$

由上面几式可见,$\eta_{M/a}$ 越高,电损耗功率越小;$\eta_{o/M}$ 越高,机械摩擦损耗功率越小;换能器的最终电声效率是机声效率 $\eta_{o/M}$ 与机电效率 $\eta_{M/a}$ 的乘积。超声换能器的效率取决于振动类型、换能器材料、机械振动系统的结构(包括支撑结构)以及工作频率的选择。一般电压式超声

换能器的电声效率 $\eta_{o/a}$ 在 $30\%\sim50\%$ 范围。

7. 接收换能器接收灵敏度(接收声场的响应)

这是衡量接收换能器最重要的一个指标,又有电压灵敏度、电流灵敏度之分。所谓接收换能器的自由场电压灵敏度,就是指接收换能器的输出电压与在声场中引入换能器之前该点的自由声场声压的比值,如式(4-6)所示:

$$M_{u}(\omega) = \frac{U(\omega)}{P_{f}(\omega)} (V/\mu Pa) \tag{4-6}$$

式中,$U(\omega)$ 表示接收换能器电负载上所产生的电压(V);$P_{f}(\omega)$ 表示接收换能器接收面处自由声场的声压(μPa),有时也用 dB 表示,如式(4-7)所示:

$$N_{u}(\omega) = 20\lg \frac{M_{u}(\omega)}{M_{u_{0}}(\omega)} (dB) \tag{4-7}$$

其基准灵敏度取为 $M_{u_{0}}(\omega) = 1\ V/\mu Pa$,$N_{u}(\omega)$ 称为自由场电压灵敏度级。

所谓接收换能器的自由场电流灵敏度 $M_{i}(\omega)$(自由场电流响应),是指接收换能器的输出电流与在声场中引入接收器之前的自由声场声压的比值,记为式(4-8):

$$M_{i}(\omega) = \frac{i(\omega)}{P_{f}(\omega)} (A/\mu Pa) \tag{4-8}$$

式中:$i(\omega)$ 单位是 A;P_{f} 单位是 μPa。实际中,一般采用电压而非电流灵敏度讨论问题。

8. 等效噪声压

当换能器用于接收器时,由于接收器内部的电声转换器件(例如压电陶瓷片)在一定温度下内部分子的热运动等将产生噪声,称为自噪声或固有噪声。这种噪声的大小决定了接收器所能测量的有用信号的最小可能值,它包含有许多频率成分,可取在 1 Hz 频带宽度上的均方根电压来量度其大小。

设有一正弦波入射到接收器上,当此电压输出的有效值等于接收器自噪声在 1 Hz 带宽上的均方根电压值时,则入射声压的有效值叫做等效噪声压。接收器等效噪声压在数值上等于自噪声在 1 Hz 带宽上的均方根电压值与接收器灵敏度的比值。等效噪声压对 $1\mu bar$ 基准声压所取的分贝数,称为接收换能器的等效噪声声压级(1 bar=100 kPa)。

4.3　超声换能器的声场分析

4.3.1　平面圆片换能器的声场

超声辐射场是指超声能量分布的空间,即超声换能器所发射的超声波到达的区域,超声治疗及检测的区域均属于超声场的部分。辐射超声场与换能器的特性、尺寸、形状等有关;同时,超声波在传播途中与人体组织相互作用,也影响超声场的分布。生物组织不是各向同性的介质,各组织器官有不同的形状、尺寸以及不规则的反射界面,不同组织的声阻抗率也不尽相同;因此,其超声场是很复杂的,但在一般情况下,可假定其为理想介质,其声场为理想的辐射声场,可以根据 Huygens 原理进行分析。例如,超声诊断应用场景中,可以近似生物软组织为似水介质。任何形状和大小的换能器,其有效的振源表面均可看成由许多小面积的声源组成。换能器相应的声场的分布可以由小面积声源的辐射来计算确定。

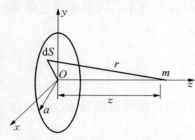

图 4-13   圆片换能器的轴向辐射

圆形压电晶片是一种常见的换能器,采用厚度伸缩振动方式,产生纵波。以下假设圆片上各点振幅和相位均匀分布,如图 4-13 所示,圆片的半径为 a,振动方向沿 z 轴,且振速 $u = u_a e^{j\omega t}$。

为简化起见,这里研究声源轴线上的声压分布,在圆片上选择一小片面积 dS,先讨论面元声源 dS 在均匀介质中轴线上的声场,且不考虑介质中的声衰减。轴线上任一点 m 的声压为

$$dp = \frac{kz_c u_a}{2\pi r}\cos\left(\omega t - kr + \frac{\pi}{2}\right)dS \tag{4-9}$$

式中:r 为任一点 m 至面元的距离;dS 为面元面积;ω 为角频率;$k = 2\pi/\lambda$,λ 为波长;其中 u_a 是圆片振速的幅度;z_c 是介质声阻抗率。整个圆片产生的声场可以看作各微小面元声场的叠加,故对整个圆面积分,求得整个圆片换能器在轴线上的任一点 m 的声压为

$$p_z = \int_S dp = -2z_c u_a \sin\left(\omega t - \frac{kz + k\sqrt{z^2 + a^2}}{2}\right)\sin\left(\frac{k\sqrt{z^2 + a^2} - kz}{2}\right) \tag{4-10}$$

式中:a 是圆片半径,声压随时间作周期性变化。声压振幅为

$$p_m = 2p_0 \sin\left\{\frac{\pi}{\lambda}\left[(a^2 + z^2)^{\frac{1}{2}} - z\right]\right\} \tag{4-11}$$

其中 $p_0 = -z_c u_a$,是圆片表面的声压。

当 $\dfrac{z}{a} > 2$ 时,级数展开[1],式(4-11)简化为式(4-12):

$$p_m = 2p_0 \sin\left(\frac{\pi}{2}\frac{a^2}{\lambda z}\right) \tag{4-12}$$

又当 $z > \dfrac{3a^2}{\lambda}$ 时[2],$\sin\left(\dfrac{\pi a^2}{2\lambda z}\right) \approx \dfrac{\pi a^2}{2\lambda z}$,式(4-12)进一步简化为式(4-13):

$$p_m \approx \frac{p_0 \pi a^2}{\lambda z} = \frac{p_0 S}{\lambda z} \tag{4-13}$$

式中:$S = \pi a^2$,即圆片面积。

---

[1] $(1 + x)^m = 1 + mx + \dfrac{m(m-1)}{2!}x^2 + \cdots + \dfrac{m(m-1)\cdots(m-n+1)}{n!}x^n + \cdots$ $(-1 < x < 1)$

[2] $\sin(x) = x - \dfrac{x^3}{3!} + \dfrac{x^5}{5!} - \dfrac{x^7}{7!} + \dfrac{x^9}{9!} + R_n(x)$

从式(4-13)可知，p_m 与 z 成反比，即当 z 足够 $\left(z > \dfrac{3a^2}{\lambda}\right)$ 大时，圆片声源轴线上的声压随距离的增加而衰减的规律。式(4-12)也可以用图 4-14(b)曲线表示。

从图 4-14 可以看出：

（1）在 $z < Z_N$ 的范围内，声压存在若干个极大值和极小值。极大值为 $2p_0$，极小值为 0，计算得极大值的位置为

$$Z_{max} = \frac{4a^2 - \lambda^2(2m+1)^2}{4\lambda(2m+1)}, \quad m = 0, 1, 2, 3, \cdots \tag{4-14}$$

极小值点位置为

$$Z_{min} = \frac{a^2 - \lambda^2 n^2}{2n\lambda}, \quad n = 1, 2, 3, \cdots \tag{4-15}$$

这些极值点是因为在靠近声源处，声源表面上各点状辐射源发射的声波传播到轴线上一点的声波程不同，波程(相位差)不同引起波的干涉而成。

（2）最后一个极大值点的位置为

$$Z_N = \frac{4a^2 - \lambda^2}{4\lambda} \tag{4-16}$$

如果 $a^2 \gg \lambda^2$，此表达式可简化为

$$Z_N = \frac{a^2}{\lambda} \tag{4-17}$$

轴上最后一个极大值的位置 Z_N 常被作为近场(Fresnel 区)向远场(Fraunhofer 区)过渡的起始点，自 Z_N 开始，声束开始扩散，半扩散角为式(4-18)，分布如图 4-14(a)所示。

$$\theta = \arcsin\left(0.61\frac{\lambda}{a}\right) \tag{4-18}$$

圆片声场的分布图可进一步参考图 4-15 和图 4-16。

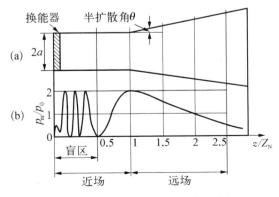

图 4-14　圆片换能器轴向声场分布

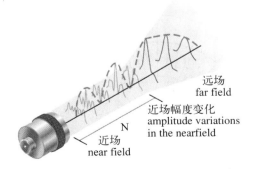

图 4-15　圆片换能器轴向声场分布立体图

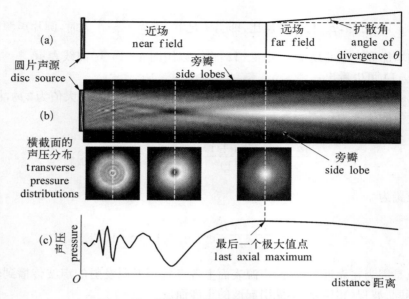

图 4-16　圆片换能器声场的二维剖面图

声束指向性表达如下

（1）指向性函数 D_s。

在换能器远场中，任意方向上的声压幅值 $P_{\theta r}$ 与最大方向上的声压幅值 P_{θ_0} 之比，定义为该换能器的辐射声场指向性函数，即

$$D_s = \frac{P_{\theta r}}{P_{\theta_0}} \tag{4-19}$$

由图 4-13 的圆片换能器求得

$$D_s = \frac{2J_1(ka\sin\theta)}{ka\sin\theta} \tag{4-20}$$

式中：J_1 为第一类一阶贝塞尔函数。

（2）波瓣图。

图 4-17 描述了换能器声束的指向性函数，旁瓣中的能量远远低于主瓣的能量，如第一个旁瓣比主瓣低约 20 dB。在式（4-20）中，当 $ka\sin\theta =$ 3.83，7.02，10.17，13.32 等时，J_1 为零，D_s 也为零。比如，当 θ 满足式（4-21）时，有

$$\theta_0 = \arcsin\left(\frac{3.83}{ka}\right) = \arcsin\left(\frac{0.61\lambda}{a}\right) \tag{4-21}$$

出现第一个 D_s 为 0 的情况，这时，主瓣波束声压降到零，θ_0 定义为主瓣方向锐度角。从式（4-21）分析可见主瓣宽度随频率升高而变尖锐、变窄，但旁瓣数目增加。圆片换能器半径增加时，主瓣波束也变窄。通常

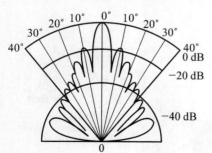

图 4-17　平面圆片换能器的
远场波瓣图

也用半功率点来表示主瓣的展宽角度,即声功率降到最大功率一半时(-3 dB)所对应的角度。平面圆片换能器的二维声场剖面图如图 4-18 所示。

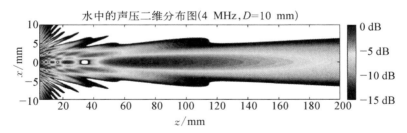

图 4-18 平面圆片换能器的二维声场剖面图(4 MHz 非聚焦圆片
超声换能器,近场距离 $N=67$ mm,换能器口径
$D=10$ mm)(参见附页彩图)

4.3.2 平面矩形换能器的声场

快速电子扫描成像仪中所使用的单元晶片大多是矩形或方形晶片,其使用越来越普遍。

1)声源轴线上的声压分布

对于边长分别为 l_1 和 l_2 的矩形声源,在前提条件与圆片源相同的情况下,以图 4-19 所示的坐标系,应用液体介质中的声场理论,可求得远场一点 P 处声压振幅为

$$P_m(r,\,\theta,\,\varphi)=\frac{P_0 A}{\lambda r}\cdot\frac{\sin\left(k\dfrac{l_1}{2}\sin\theta\sin\varphi\right)}{k\dfrac{l_1}{2}\sin\theta\sin\varphi}\cdot\frac{\sin\left(k\dfrac{l_2}{2}\sin\varphi\cos\theta\right)}{k\dfrac{l_2}{2}\sin\varphi\cos\theta} \quad (4-22)$$

式中:A 是矩形面积;P_0 是起始声压。当 $\theta=\varphi=0$ 时,求得远场轴线上某点的声压为式(4-23):

$$P_m(r)=\frac{P_0 A}{\lambda r} \quad (4-23)$$

在远场,$P_m(r)$ 随 r 的增加而减小。实际上在近场,矩形轴线上声压也具有极大值和极小值。如图 4-19 所示,当 $\theta=0$ 时,由式(4-22)求得通过轴线且平行于矩形 l_2 边的平面上远场某点的声压为式(4-24):

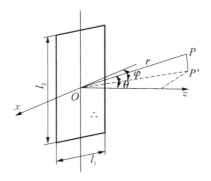

图 4-19 矩形源声场的坐标系

$$P_m(r,\,\varphi)=\frac{P_0 A}{\lambda r}\cdot\frac{\sin\left(k\dfrac{l_2}{2}\sin\varphi\right)}{k\dfrac{l_2}{2}\sin\varphi} \quad (4-24)$$

2)声束指向性

(1)指向性函数 D_s。

由式(4-22)和式(4-23)之比,求得远场一点指向性函数为

$$D_s = \frac{\sin\left(k\,\dfrac{l_1}{2}\sin\theta\sin\varphi\right)}{k\,\dfrac{l_1}{2}\sin\theta\sin\varphi} \cdot \frac{\sin\left(k\,\dfrac{l_2}{2}\sin\varphi\cos\theta\right)}{k\,\dfrac{l_2}{2}\sin\varphi\cos\theta} \qquad (4-25)$$

从式(4-25)可见,矩形阵子的指向性函数近似相当于两个直径分别为 l_1 和 l_2 圆片振子指向性函数的乘积。当 $\theta = 0$ 时,在 yOz 平面上指向性函数为式(4-26):

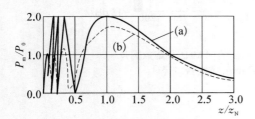

图 4-20 矩形源轴线上声压分布曲线
(a) 圆片 (b) 矩形片

$$D_s = \frac{\sin\left(k\,\dfrac{l_2}{2}\sin\varphi\right)}{k\,\dfrac{l_2}{2}\sin\varphi} \qquad (4-26)$$

(2) 波瓣图。

图 4-20 给出矩形和圆片声源轴线上声压分布曲线以及比较。矩形声源主瓣如图 4-21 所示。$l_1 = l_2$ 时,主角束呈棱角状;$l_1 < l_2$ 时,主声束呈扁平状。

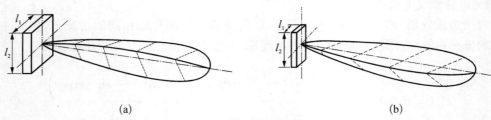

(a)　　　　　　　　　(b)

图 4-21 矩形换能器主瓣模型图
(a) $l_1 = l_2$ (b) $l_1 < l_2$

4.3.3 多元线阵换能器的声场

单阵元换能器主要探测声束轴向上各点组织的情况,也就是说获得的声信息是一维轴向的组织特征。为了得到一个面(纵切面或横断面上)的情况,往往要移动或旋转换能器,机械扫描很慢且很不方便。20 世纪 70 年代以来由于多阵元超声换能器的出现,使超声断层成像技术飞速发展。目前多阵元换能器的质量仍是实时成像的关键之一,它可直接影响图像质量的好坏。

多阵元换能器的声场,仍可将各个阵元看成是由单个声源组成,然后将各声源的声场叠加。下面给出线阵换能器超声场的声压分布。

如图 4-22 所示,当线阵换能器各个阵元同时受到同一信号激励时,线阵阵元在空间任一点产生的声压是各个单元声源在 A 点产生的声压的叠加。为简单起见,在此仅讨论声束扫描平面,即图 4-22 中 xOz 平面上的声场特性。当各个阵元同时受到同一激励信号激励产生超声波,且每个

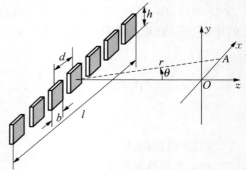

图 4-22 线阵换能器坐标系

阵元上振动振幅和相位均匀分布时,可以求得整个线阵声源在 A 点所产生的声压振幅为

$$P_{\mathrm{m}} = \frac{nP_0}{r} \left| \frac{\sin[(\pi n d / \lambda) \sin \theta]}{n \sin[(\pi d / \lambda) \sin \theta]} \right| \tag{4-27}$$

式中:n 为阵元数目;P_0 为阵元表面起始声压振幅。

1)声束指向性

指向性函数 D_s 由式(4-27)可以求得 xOz 平面上 D_s 为式(4-28):

$$D_\mathrm{s} = \frac{P_{\theta r}}{P_{0r}} = \frac{\sin\left[\left(\dfrac{\pi n d}{\lambda}\right)\sin\theta\right]}{n\sin\left[\left(\dfrac{\pi d}{\lambda}\right)\sin\theta\right]} \tag{4-28}$$

2)主瓣、栅瓣的位置以及消除栅瓣的条件

换能器阵的指向性函数等于 1 的极角 θ_l,所在的波束分别称为主瓣($l=0$)和栅瓣($l=$ 1,2,3,…)。对于线阵,由式(4-28)可知,D_s 出现极值的条件为式(4-29):

$$\frac{\pi d}{\lambda} \sin \theta_l = \pm l\pi \qquad l = 0,1,2,\cdots,(n-1) \tag{4-29}$$

其中 $l=0$ 为主瓣,$l=1$,2,3,…为栅瓣。此时,$D_\mathrm{s}=1$,因此有

$$\theta_l = \arcsin\left(\pm l\,\frac{\lambda}{d}\right) \quad l = 0,1,2,\cdots,(n-1) \tag{4-30}$$

式中:当 $l=0$,$\theta_0=0°$为主极大方向,它所在的波束称作主瓣;$l=1$,2,…,$(N-1)$时,θ_l 分别为第 1,2,…,$(N-1)$副极大方向,它们所在的波束称作第 1,2,…,$(N-1)$栅瓣。由式(4-30)可看出,在第一象限栅瓣的个数为

$$n_l = \mathrm{INT}\left[\frac{d}{\lambda}\sin\frac{\pi}{2}\right] = \mathrm{INT}\left[\frac{d}{\lambda}\right] \tag{4-31}$$

式(4-31)中,符号 INT[ ]表示对方括号内的数值取整数。根据式(4-28),指向性函数极小值方程为式(4-32):

$$\frac{nd}{\lambda}\pi\sin\theta_m = \pm\pi \tag{4-32}$$

当 $d/\lambda \gg 1$ 时,$m=1$,2,…,$(n-1)$;当 $d/\lambda < 1$ 时,$m=1$,2,…,$\mathrm{INT}\left[\dfrac{nd}{\lambda}\right]$。由此可见:当 $d/\lambda=1$ 时,在第一象限有 1 个栅瓣,但若使主瓣和栅瓣之间最后一个极小值出现在 $\pm\dfrac{\pi}{2}$,则在 $-\pi/2$ 至 $\pi/2$ 范围内将不出现栅瓣,因此将 $\pm\dfrac{\pi}{2}$ 代入上述极小值方程可得消除栅瓣的条件为式(4-33):

$$\frac{d}{\lambda} \leqslant n - 1/n \tag{4-33}$$

3) 方向锐度角 θ_0 和半功率点开角 $\theta_{-3\,dB}$

由式(4-31)和上述极小值方程(4-32)可见：当 $d/\lambda \gg 1$ 时，在主瓣和第一栅瓣之间有 $n-1$ 个极小值；当 $d/\lambda < 1$ 时，在第一象限内有 $\mathrm{INT}\left[\dfrac{nd}{\lambda}\right]$ 个极小值。根据定义，方向锐度角

$$\theta_0 = 2\theta_1 = 2\arcsin\left(\frac{\lambda}{nd}\right) \tag{4-34}$$

在半功率点 $\theta'_{-3\,dB}$ 方向，指向性函数为式(4-35)：

$$D_s = \frac{\sin\left(\dfrac{\pi nd}{\lambda}\sin\theta'_{-3\,dB}\right)}{n\sin\left(\dfrac{\pi d}{\lambda}\sin\theta'_{-3\,dB}\right)} = \frac{1}{\sqrt{2}} \tag{4-35}$$

令 $(\pi d/\lambda)\sin\theta'_{-3\,dB} = x$，上式可化为式(4-36)：

$$\sin(nx) = 0.707n\sin x \tag{4-36}$$

这是超越方程。如阵元数 n 已知，可用图解法求解；如 n 未知，把正弦函数 $\sin x$ 和 $\sin nx$ 展开成级数，当 $nx < 1$ 时，超越方程化为代数方程式(4-37)：

$$nx - \frac{(nx)^3}{3!} = 0.707x \tag{4-37}$$

方程的根 $x = 1.33/n$。由公式 $(\pi d/\lambda)\sin\theta'_{-3\,dB} = 1.33/n$ 得半功率点方向角为式(4-38)：

$$\theta'_{-3\,dB} = \arcsin\left(0.42\,\frac{\lambda}{nd}\right) \tag{4-38}$$

因此半功率点开角为式(4-39)：

$$\theta_{-3\,dB} = 2\arcsin\left(0.42\,\frac{\lambda}{nd}\right) \tag{4-39}$$

同样方法得式(4-40)：

$$\theta_{-6\,dB} = 2\arcsin\left(0.55\,\frac{\lambda}{nd}\right) \tag{4-40}$$

在实际阵列的设计中，常用 θ_0 和 $\theta_{-3\,dB}$ 计算阵列的参数，因此，波束宽度主要用 θ_0 和 $\theta_{-3\,dB}$ 表示为式(4-41)：

$$\begin{cases} \theta_0 = 2\arcsin\left(\dfrac{\lambda}{nd}\right) = 2\arcsin\left[\dfrac{(n-1)\lambda}{nL}\right] \\[2mm] \theta_{-3\,dB} = 2\arcsin\left(0.42\,\dfrac{\lambda}{nd}\right) = 2\arcsin\left[0.42\,\dfrac{(n-1)\lambda}{nL}\right] \end{cases} \tag{4-41}$$

式中：L 是阵列的长度；$d = L/(n-1)$。

4）定向准确度 $\Delta\theta$

当超声设备用极大值法定向时,能发现声束偏离极大值方向的最小偏角称为定向准确度,用 $\Delta\theta$ 表示,它同指向性函数的关系是式(4-42):

$$g = \frac{\Delta I}{I_{\max}} = \frac{P^2(\alpha_0, \theta_0) - P^2(\alpha_0, \theta_0 + \Delta\theta)}{P^2(\alpha_0, \theta_0)}$$
$$= 1 - D_s^2(\alpha_0, \theta_0 + \Delta\theta) \tag{4-42}$$

式中: $I_{\max}$ 是声压极大值方向($P(\alpha_0, \theta_0)$)的声强度; ΔI 为接收端能分辨的最小声强变化; g 为识别系数。对于听觉,识别系数 $g = 0.2$;对于视觉 $g > 0.2$。由此可见,定向准确度 $\Delta\theta$ 是反映整个设备的定向性质,对于特定的识别系数,可根据它评价阵列主波束尖锐程度。在 xOz 平面上, $\alpha_0 = 0$,推导可得式(4-43):

$$\Delta\theta = \frac{\lambda}{d}\sqrt{\frac{3g}{\pi^2(n^2-1)}} \approx \frac{\lambda\sqrt{3g}}{\pi nd} \tag{4-43}$$

当 $n \gg 1$ 时,上式简化为式(4-44):

$$\Delta\theta = \frac{\sqrt{3g}}{\pi}\sin(\theta_0/2) \tag{4-44}$$

一般,设备的识别系数 $g = 0.2$,所以可得式(4-45):

$$\Delta\theta = 0.25\sin(\theta_0/2) = 0.60\sin(\theta_{-3\mathrm{dB}}/2) \tag{4-45}$$

由上述结果可看出,波束愈窄定向准确度愈高。 $\Delta\theta$ 是识别系数 g、波长 λ、间距 d、阵元数 n 的函数。

5）旁瓣级

指向性图主瓣和栅瓣之间有一系列零点,每两个零点之间有一个极值,这些极值比主极大值小,称为次极大,这些次极大所在的波瓣称之为旁瓣。次极大值的方向 θ_s 由极值条件式(4-46)确定:

$$\frac{\mathrm{d}}{\mathrm{d}\theta}[D_s]_{\theta=\theta_s} = 0 \tag{4-46}$$

将式(4-28)代入上式得超越方程式(4-47):

$$\tan\left(\frac{\pi nd}{\lambda}\sin\theta_s\right) = n\tan\left(\frac{\pi d}{\lambda}\sin\theta_s\right) \tag{4-47}$$

其近似解为式(4-48):

$$\theta_s = \arcsin\left[\left(s+\frac{1}{2}\right)\frac{\lambda}{nd}\right] \tag{4-48}$$

当 $\frac{\lambda}{d} \leqslant 1$ 时, $s = 1, 2, \cdots, n-2$;当 $\frac{\lambda}{d} > 1$ 时, $s = 1, 2, \cdots, \mathrm{INT}\left[\frac{nd}{\lambda}\right]-1$,将 θ_s 代入

式(4-28)得次极大值为式(4-49):

$$D_s \mid_{\theta=\theta_s} = \left[\frac{1}{n\sin\left[\left(s+\frac{1}{2}\right)\frac{\pi}{n}\right]} \right] \tag{4-49}$$

显然,$s=1$ 时为最大次极大值,$D_s \mid_{\theta=\theta_1} = \left[n\sin\left(\frac{3\pi}{2n}\right)\right]^{-1}$。根据定义,旁瓣级为式(4-50):

$$M_{dB} = 20\lg\left[n\sin\left(\frac{3\pi}{2n}\right)\right]^{-1} = -20\lg\left[n\sin\left(\frac{3\pi}{2n}\right)\right] \tag{4-50}$$

因此,旁瓣级仅同阵元数 n 有关,当 $n\to\infty$ 时,式(4-50)简化为(4-51):

$$M_{dB} = -13.5 \text{ dB} \tag{4-51}$$

因此,对于线阵旁瓣级最小值是 -13.5 dB。

10 个响应相同的无指向性阵元以间距为 d 均匀排列成线列阵,当 $d=2\lambda$ 和 $d=\frac{\lambda}{2}$ 时,所得到的指向性图及其参数如图4-23和表4-1所示。可见,$\frac{d}{\lambda}$ 值对线阵的指向性影响很大。阵元数目 n 增加时,主瓣变尖锐,旁瓣受抑制。因此,增加阵元数目 n,选择合适的 $\frac{d}{\lambda}$ 比值及阵元形状和尺寸,可获得较窄的声束。但这只能改善图4-22中沿 x 方向的声束特性。而沿 y 方向的声束特性与单阵元换能器声束特性相当。采用电子聚焦可进一步改善沿 x 方向,即声束扫描平面上的声束特性。将换能器沿 y 方向制作成凹面聚焦形状,则可改善图4-22中沿 y 方向的声束特性。采用方阵或其他面阵换能器,结合电子聚焦及其动态聚焦,还有可变孔径及动态变迹技术,在三维介质内部都可获得较好声束特性。

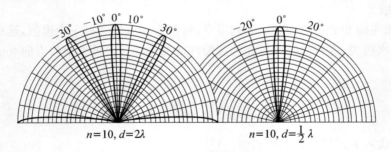

图4-23　线列阵指向性图

表4-1　10个阵元线列阵指向性图的参数随阵元间距的变化

阵的结构 ＼ 指向性图参数	主瓣位置	栅瓣位置	极小值个数	θ_0	$\theta_{-3\text{ dB}}$	M_{dB}	$\Delta\theta$ ($g=0.2$)
$n=10,\ d=2\lambda$	0°	±30° ±90°	2×9	5.7°	1.2°	−13.1	0.7°
$n=10,\ d=\lambda/2$	0°	无栅瓣	5	23°	4.8°	−13.1	2.8°

4.3.4　相控阵换能器超声场

当相控阵换能器所有阵元同时受同一信号激励时,产生的主瓣声束与阵元面垂直,声束偏转角为零,声束特性讨论方法与前述线阵换能器相类似,若相邻阵元按一定时间差 $\Delta\tau$ 被同一激励源激励,则各相邻阵元所产生的声脉冲也将相应延迟 $\Delta\tau$,这样合成的波束主瓣不再垂直于阵列,而是与阵列的法线形成一夹角 θ,即偏转角。如图 4-24 所示。偏转角 θ 是 $\Delta\tau$ 的函数,若保持 $\Delta\tau$ 不变,并首先从 n 开始,依次激发各阵元晶片,主瓣波束则偏向阵列法线对侧相应方向。

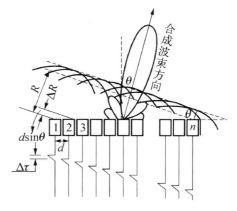

图 4-24　相控阵换能器声束偏转

1) 指向性函数

若阵列换能器定向面及声束扫描在 xOz 平面上,经推导可求得相控阵指向性函数为

$$D_n = \frac{\sin\left[\dfrac{\pi nd}{\lambda}(\sin\theta - \sin\theta_{\mathrm{p}})\right]}{n\sin\left[\dfrac{\pi d}{\lambda}(\sin\theta - \sin\theta_{\mathrm{p}})\right]} \tag{4-52}$$

式中: n 是阵元数; d 是阵元间距; θ_{p} 是相控阵波束偏转角。

2) 主瓣、栅瓣的位置和消除栅瓣的条件

由式(4-52)得到指向性函数极大值出现的极角为式(4-53):

$$\theta_l = \arcsin\left(\sin\theta_{\mathrm{p}} \pm \frac{l\lambda}{d}\right), \qquad l = 0,\ 1,\ 2,\ \cdots \tag{4-53}$$

当 $l = 0$ 时, θ_{p} 为主极大方向, $l = 1,\ 2,\ \cdots$ 对应的 θ_l 为各栅瓣极大值出现的方向。根据式(4-53)可得到在 $0°\sim90°$ 范围内栅瓣的个数为式(4-54):

$$n_l = \mathrm{INT}\left[\frac{d}{\lambda}(1 - \sin\theta_{\mathrm{p}})\right] + \mathrm{INT}\left[\frac{d}{\lambda}\sin\theta_{\mathrm{p}}\right] \tag{4-54}$$

由式(4-52)可得到消除栅瓣的条件为式(4-55):

$$\frac{d}{\lambda}\mid(\sin\theta - \sin\theta_{\mathrm{p}})\mid\ \leqslant \frac{n-1}{n} \tag{4-55}$$

如果波束在 $\pm90°$ 内偏转且不出现栅瓣则令 $\theta_{\mathrm{p}} = -90°$, $\theta = 90°$;或 $\theta_{\mathrm{p}} = 90°$, $\theta = -90°$,上述不等式可简化为式(4-56):

$$\frac{d}{\lambda} \leqslant \frac{n-1}{2n} \tag{4-56}$$

所以,式(4-56)是消除栅瓣的条件,因为如 d/λ 满足式(4-56),则必然满足式(4-55)。比较式(4-33)和式(4-56)可看出,相控阵消除栅瓣的条件更严。

3) 方向锐度角 $\theta_{0\mathrm{p}}$ 和半功率点开角 $\theta_{-3\,\mathrm{dB}}$

设 $\Delta\theta_-$ 和 $\Delta\theta_+$ 分别表示主极大方向左右两侧极小值开角,由式(4-53)可以得到下列方

程,式(4-57)和式(4-58):

$$\frac{\pi nd}{\lambda}\left[\sin(\theta_p + \Delta\theta_+) - \sin\theta_p\right] = \pi \tag{4-57}$$

$$\frac{\pi nd}{\lambda}\left[\sin(\theta_p - \Delta\theta_+) - \sin\theta_p\right] = -\pi \tag{4-58}$$

因此,方向锐度角为式(4-59):

$$\theta_{0p} = \Delta\theta_+ + \Delta\theta_- = \arcsin\left(\sin\theta_p + \frac{\lambda}{nd}\right) - \arcsin\left(\sin\theta_p - \frac{\lambda}{nd}\right) \tag{4-59}$$

与式(4-39)推导类似,可推得相控阵换能器半功率点开角为公式(4-60):

$$\theta_{-3\,dB} = \arcsin\left(\sin\theta_p + 0.42\frac{\lambda}{nd}\right) - \arcsin\left(\sin\theta_p - 0.42\frac{\lambda}{nd}\right) \tag{4-60}$$

4) 定向准确度 $\Delta\theta_p$

类似的方法,可得到主极大在 θ_p 方向时的定向准确度为式(4-61):

$$\Delta\theta_p = \frac{\sqrt{3g}}{\pi}\sin\theta_{0p},\ 当\ n \gg 1 \tag{4-61}$$

由式(4-44)和式(4-60)联解可得,相控阵指向图主极大在 θ_p 和线阵指向图主极大在 $0°$时的定向准确度之间的关系为式(4-62):

$$\Delta\theta_p = \Delta\theta\sin\frac{\theta_{0p}}{2}\Big/\sin\frac{\theta_0}{2} \tag{4-62}$$

当 $\Delta\theta_+$ 很小且 $\Delta\theta_+ \approx \Delta\theta_-$ 时,由式(4-57)可得

$$d\cos\theta_p\sin\Delta\theta_+ = d\cos\theta_p\sin\frac{\theta_{0p}}{2} = \frac{\lambda}{n} \tag{4-63}$$

由式(4-41)得式(4-64):

$$\sin\frac{\theta_0}{2} = \frac{\lambda}{nd} \tag{4-64}$$

将式(4-64)和式(4-63)代入式(4-62)则得到式(4-65):

$$\Delta\theta_p = \frac{\Delta\theta}{\cos\theta_p} \tag{4-65}$$

式(4-65)说明相控阵主波束偏转角 θ_p 增大,其定向准确度降低。

5) 旁瓣级

将式(4-52)代入极值条件式(4-66)

$$\frac{d}{d\theta}\left[D_s\right]_{\theta=\theta_s} = 0 \tag{4-66}$$

得超越方程式(4-67)：

$$\tan\left[\frac{\pi nd}{\lambda}(\sin\theta_s - \sin\theta_p)\right] = n\tan\left[\frac{\pi d}{\lambda}(\sin\theta_s - \sin\theta_p)\right] \qquad (4-67)$$

方程的近似解为式(4-68)：

$$\theta_s = \arcsin\left[\left(s+\frac{1}{2}\right)\frac{\lambda}{nd} + \sin\theta_0\right] \qquad (4-68)$$

把 θ_s 代入式(4-52)得第 s 个旁瓣极大值为式(4-69)：

$$D_s\mid_{\theta=\theta_s} = \left|\frac{1}{n\sin\left[\left(s+\frac{1}{2}\right)\frac{\pi}{2}\right]}\right| \qquad (4-69)$$

所以旁瓣级为式(4-70)：

$$M_{dB} = 20\lg[D_s\mid_{\theta=\theta_s}] = -20\lg\left[n\sin\left(\frac{3\pi}{n}\right)\right] \qquad (4-70)$$

式(4-70)和式(4-50)比较看出：波束偏转时，旁瓣级不变。

　　在上述线阵和相控阵声场特性的讨论中，为简单起见，将各阵元看成无指向性换能器，实质上，阵元尺寸，如宽度和高度，以及其他性能都将对整个换能器声场产生很大的影响。关于主瓣、旁瓣以及栅瓣的示意图，请见图 4-25。

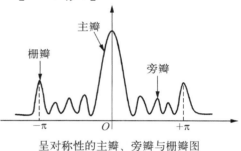

呈对称性的主瓣、旁瓣与栅瓣图

图 4-25　主瓣、旁瓣与栅瓣

4.4　声场聚焦技术及聚焦声场分布

　　声束聚焦在医学超声中应用很广。在诊断超声中，聚焦使聚焦区的声束变窄，能提高横向分辨率，从而提高超声诊断的有效性。在治疗超声中，聚焦可以汇聚超声能量，杀死聚焦区的病变组织或者击碎聚焦区的结石等。超声聚焦的方法有非电子和相控电子两大类，前者又包含声透镜聚焦、声反射镜聚焦、凹面压电材料聚焦等。相控电子聚焦通过控制阵列中超声脉冲波的发射起始时间实现聚焦。由于技术上的差异，非电子聚焦产生的焦点通常单一，位置固定，而相控电子聚焦可以产生多个焦点，而且焦点的位置也可以灵活变动(无需探头机械运动)，具有很大的灵活性与优势；另外，电子聚焦不但在声波发射时采用，而且在接收的状态下也可以采用聚焦技术，实现不同诊断区域的动态扫描。

　　1. 声透镜聚焦

　　未加聚焦处理的超声波束，从声源发出后是逐渐成喇叭状扩散的(见图 4-26)。

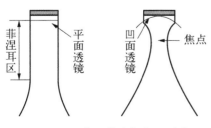

图 4-26　非聚焦声场和凹形声透镜聚焦声场

　　声透镜聚焦的原理与光学透镜一样,即在透镜材料中由于声波传播速度与其周围介质中的传播速度不同而产生折射,从而得到声波聚焦。由于光在玻璃中的传播速度比空气中慢,故光学聚焦透镜是凸透镜;但是,声透镜用聚乙烯和合成树脂作为材料,声波在其中的传播速度要比在人体(或者水)中的传播速度快,故声透镜聚焦一般是凹透镜。

　　用透声材料做成凹或凸面形状可以改变声波的行程,从而达到声波聚焦目的。焦点的位置取决于透镜材料的曲率半径以及透声材料与外界媒质(组织)声阻抗率的差异。当声透镜的声速 c_1 >外界媒质(组织)声速 c_2 时,聚焦声透镜表面应为凹面。当声透镜的声速 c_1 <外界媒质(组织)声速 c_2 时,聚焦声透镜表面应为凸面。图 4-27 所示压电材料向右发出声束。声束在曲面上发生折射。由于声透镜材料的声速大于人体软组织声速,因此折射角变小,产生声束向轴上会聚。声透镜对接收回波的聚焦作用与发射相比只是传播路径相反。对于小孔径的球面声透镜其焦距表达形式为式(4-71):

$$f = r(1 - 1/n)^{-1} \tag{4-71}$$

式中: r 是凹球面的曲率半径; n 是折射率, $n = c_1/c_2$, c_1 是透镜材料中的声速, c_2 是媒质中的声速。光透镜的折射率约为 1.5,声透镜的折射率则大得多,因此容易制成短焦距的声透镜,其中 $\sin\theta_1 / \sin\theta_2 = c_1/c_2$ 。

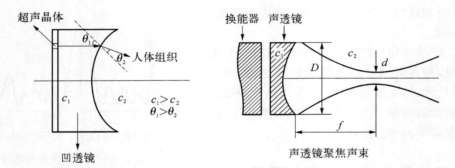

图 4-27　声透镜聚焦

　　如图 4-27 所示,经过透镜聚焦的声场,其焦点并非不占空间的几何点,焦点区域是近似为一"枣核"形的椭球体区域,焦点区域称为焦斑,其横向直径近似为式(4-72):

$$d = 2.44\left(\frac{f}{D}\right)\lambda \tag{4-72}$$

其中焦斑的位置 f 的表达式为式(4-73):

$$f = \frac{c_1}{c_1 - c_2}r \tag{4-73}$$

式中: D 为换能器的口径; λ 为波长; c_1 为第一种介质的声速; c_2 为第二种介质的声速; r 是聚焦凹透镜球面的曲率半径。由式(4-72)可见换能器口径 D 越大,焦斑尺寸 d 越小;工作频率 f 越高,焦斑尺寸 d 也越小。再次说明,采用较高的工作频率有利于横向分辨能力的提高。由上式确定的焦斑直径 d 是整个系统横向分辨率的极限值。

　　上面提到的焦斑的位置为几何焦距,实际情况下几何焦距并非声焦距,它们的关系为式(4-74):

$$\frac{f}{l_0} = \frac{1}{1 - f_a/l_0}\left[\frac{f_a}{l_0} - 0.635\left(\frac{f_a}{l_0}\right)^2 + 0.212\,8\left(\frac{f_a}{l_0}\right)^3\right] \qquad (4-74)$$

式中：f_a 为声学焦距；l_0 是近场区距离（对于圆形晶片 $l_0 = d^2/4\lambda$，d 是晶片直径，λ 为负载材料中的波长）。

聚焦透镜的焦区的分布为椭球体（见图 4-28），相对于声轴上声压下降 6 dB 的区域直径（相当于椭球的短轴）为式（4-75）：

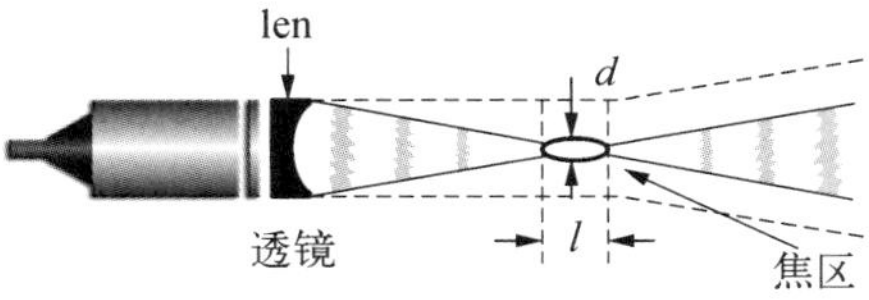

$$d_{-6\,\text{dB}} = 0.71\frac{\lambda f_a}{a} \qquad (4-75)$$

图 4-28　声透镜聚焦区

椭球的长轴的长度近似为式（4-76）：

$$l = \frac{2D}{D^2 - 1}a \qquad (4-76)$$

式中：$D = \dfrac{a^2}{\lambda f_a}$，$a$ 是晶片口径半径；λ 为波长；f_a 为声学焦距。

2. 凹形压电材料聚焦

凹形压电材料聚焦的原理是将压电材料制成凹形，从而使声束产生聚焦。其焦距由凹面的曲率半径所决定。在聚焦区的声束直径很小，但偏离聚焦区的声束较粗。其示意图为图 4-29，二维声场分布见图 4-30。

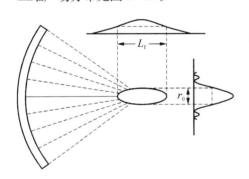

图 4-29　凹形压电材料聚焦

（1）r_0 为聚焦系统的横向聚焦尺寸（声强下降到最大值的一半时的横向距离）为式（4-77）：

$$r_0 = 0.257\lambda f/a \qquad (4-77)$$

（2）L_f 为聚焦系统的轴向聚焦尺寸为式（4-78）：

$$L_f = 1.8\lambda(f/a)^2 \qquad (4-78)$$

式中：λ 为声波波长；a 为聚焦系统孔径的一半；f 为系统焦距。

如果选取聚焦换能器的孔径的一半 $a = 1.5$ cm，选取 2 MHz 和 4 MHz 不同的频率，以及 3 cm 和 5 cm 不同的焦距，且设介质为水，其声速为 1 500 m/s，代入上式可以得出表 4-2。

表 4-2　不同情况焦斑大小比较表

频率/MHz	焦距/cm	压电晶片厚度/mm	焦斑/mm	
			横向（r_0）	轴向（L_f）
2	3	1.075	0.385	5.4
	5		0.642	15
4	3	0.537	0.193	2.7
	5		0.321	7.5

从表 4-2 可以看出,超声频率越高焦斑越小,换能器的曲率半径越小,焦斑也越小。

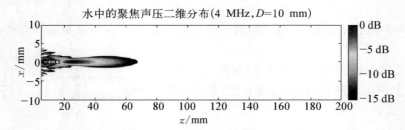

图 4-30　凹形压电材料聚焦换能器的声场二维分布,$f=4\,\text{MHz}$(频率),$D=10\,\text{mm}$
(换能器孔径),$R=30\,\text{mm}$(曲率半径),介质为水(参看附页彩图)

3. 声反射镜聚焦

如图 4-31 所示的平行声束经楔形声反射镜反射到抛物面反射镜,然后经抛物面反射聚焦在它的焦点。也有通过抛物面直接反射平行声束的聚焦系统,如图 4-32 所示。

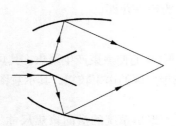

图 4-31　经楔形声反射镜加抛
物面反射聚焦

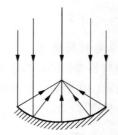

图 4-32　抛物面直接
反射聚焦

4. 相控电子聚焦

相控电子聚焦的条件有:① 换能器由许多相互独立的阵元组成,由这些阵元发射和接收信号,在发射或者接收合成信号之前均可各自进行独立的处理,如相位调整。这种附加的相位可以通过模拟或数字延时电路而获得;② 压电换能器同时对声波幅度和相位敏感。

常见的相控电子聚焦换能器有两种形式:线阵列和环阵列。线阵列以一维长度中心为对称对声波相位进行处理,环阵列以环中心为对称,对声波相位进行处理。两者处理基础相同。现以前者为例加以说明。如图 4-33 所示,激励脉冲经延迟线后激发压电材料,两边延迟最小并对称,然后由两边到中央逐渐对称地变大,中央延迟线的延迟时间值最大。因此位于两边的压电晶片最早振动,其他换能器依次振动,位于中央最迟振动。这可以使得不同阵元的脉冲波同时到达某个区域,从而形成声束聚焦。相邻两个阵元之间的延迟时间差可以根据其声程差来计算。令焦距为 Z,阵元 1 和阵元 2 到换能器中心的距离分别为 b_1、b_2,两个阵元之间的声程差为式(4-79):

$$\Delta S=\sqrt{Z^2+b_1^2}-\sqrt{Z^2+b_2^2} \tag{4-79}$$

因此这 1,2 两个阵元所对应的脉冲发射的时间差 Δt 为式(4-80):

$$\Delta t=\frac{\Delta S}{c},c \text{ 是介质中的声速} \tag{4-80}$$

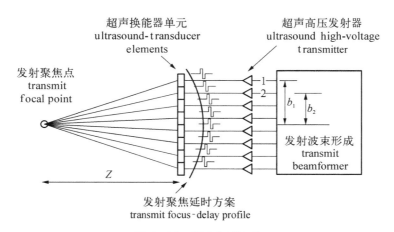

图 4‑33　线阵电子聚焦

环形阵列可以做到二维动态聚焦,可获得高质量的截面图像,是很有前途的阵列形式,如图 4‑34 所示。

5. 凹型多元阵聚焦

凹型多元阵聚焦超声换能器是将多个压电陶瓷片排布在一个直径为几厘米至几十厘米的球形凹面上,每个压电陶瓷片均单独构成一个孔径很小的平面圆形活塞式超声换能器。之所以选择多个阵元构成球面,

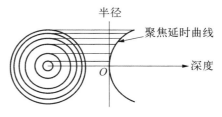

图 4‑34　环形电子聚焦

是因为球面在几何上就有一定的聚焦作用,因此,可望获得良好的聚焦效果。在下面的例子中平面圆形阵元直径 n 为 8 mm。阵元间距 d 为 8.5 mm,阵元数目 n 为 113,球半径 R 为 100 mm,换能器孔径为 112 mm。其结构示意图如图 4‑35 所示。有时,每个小阵元也可以是自聚焦探头,以增强聚焦效果。

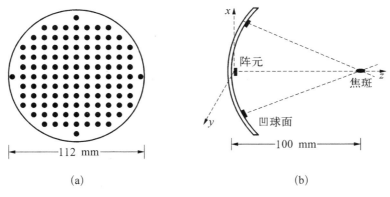

(a)　　　　　　　　　　　(b)

图 4‑35　凹型多元阵聚焦

(a) 侧视图　(b) 正视图

4.5　相控阵超声换能器的原理

超声相控阵指的是将多个较小尺寸的探头有序排列成阵列,或是将一个大尺寸的探头

按照规则分割成许多独立的小单元探头,形成阵列探头。每个小探头单元具有独立电子引线,称之为阵元,相控系统可以独立控制各个阵元的发射和接收超声波的精确延时,使之干涉叠加形成设计所期望的波阵面,达到聚焦、线性扫描、扇形扫描等效果。常见的相控阵探头是在一个母晶片上分割出许多小晶片,各个小晶片由各自的称作"聚焦规则"的延时电路所驱动。发射控制模块分别调整每个阵元发射信号的波形、延时等。

1. 引言

相控阵超声波作为一种独特的技术得到开发和应用。20 世纪 80 年代中期,压电复合材料的研制成功,为复合型相控阵探头的制作开创了新途径。后来相控技术从医疗领域进入工业领域,到 21 世纪,该技术已经进入成熟阶段。相控阵超声技术的一些主要优点是:① 速度快:相控阵技术可进行电子扫描,比通常的光栅扫描快一个数量等级;② 灵活性好:用一个相控阵探头,就能涵盖多种应用,不像普通超声探头应用单一有限;③ 电子配置:通过文件装载和校准就能进行配置,通过预置文件就能完成不同参数调整;④ 探头小巧:对某些检测,可接近性是"拦路虎",而对相控阵,只需用一个小巧的阵列探头,就能完成多个单探头分次往复扫查才能完成的检测任务。特别需要提到的是,相控阵聚焦在 HIFU 技术中也有应用,相控 HIFU 可以产生多个焦点,焦点位置灵活可调,也可避开骨骼等对超声波波传播的遮挡等,相关内容在后面章节中将做进一步介绍。相控探头与传统探头比较如图 4 - 36 所示。

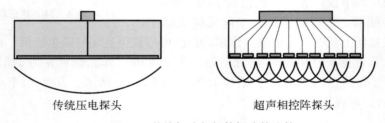

传统压电探头   超声相控阵探头

图 4 - 36   传统探头与相控探头的比较

2. 超声相控阵原理

常规超声检测多用声束扩散的单晶探头,而多阵元相控探头有其明显优势。假设将整个压电晶片分割成许多相同的小晶片,令小晶片宽度 e 远小于其长度 W。每个小晶片均可视为辐射柱面波的线状波源,这些线状波源的波阵面就会产生波的干涉,形成新的波阵面。每个小波阵面可被延时,并与相位和振幅同步,由此产生可调向(或聚焦)的超声聚焦波束。

常见的相控阵列分为线阵和环阵,线阵分一维[见图 4 - 37(a)]与二维[见图 4 - 37(b)];环阵有圆环阵[见图 4 - 38(a)]和扇形阵(也称 lo - theta 阵列)[见图 4 - 38(b)],效果如图 4 - 39 所示。

3. 特点

超声相控阵技术的主要特点是多晶片探头中各晶片的激励(振幅和延时)均由计算机控制。压电复合晶片受激励后能产生超声聚焦波束,声束参数如角度、焦距和焦点尺寸等均可通过软件调整。用普通单晶探头,因移动范围和声束角度有限,对方向不利的病灶或远离声束轴线位置的病灶,很易漏检;而相控聚焦探头可以有效克服这一局限,如图 4 - 40 所示。

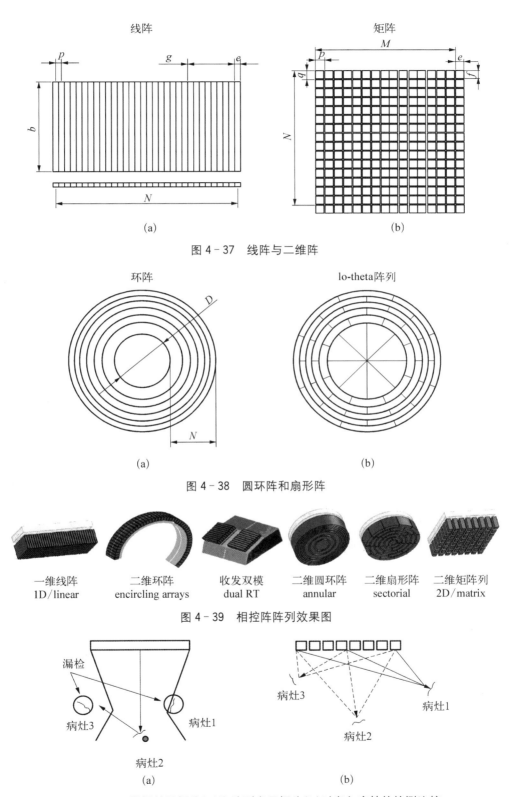

图 4‑37　线阵与二维阵

图 4‑38　圆环阵和扇形阵

图 4‑39　相控阵阵列效果图

图 4‑40　常规单晶探头(a)和阵列多晶探头(b)对多向病灶的检测比较

相控聚焦可以是发射,也可以是接收。在聚焦发射过程中,超声检测仪将触发信号传送至相控阵控制器;后者将信号变换成特定的高压电脉冲,脉冲宽度预先设定,而时间延迟根据焦距等参数要求设定。在聚焦接收过程中,接收回波信号后,相控阵控制器按接收聚焦的变换时间,并将这些信号延时汇合一起,形成一个脉冲信号,传送至检测仪,达到聚焦接收的效果,其原理如图 4-41 所示。

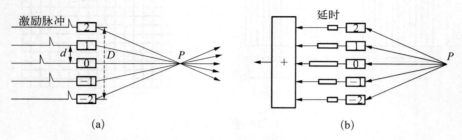

图 4-41　脉冲发射(a)和回波接收(b)时的声束形成和时间延迟

4. 扫描模式

通常,利用相控技术可以实现线性扫描,扇形扫描和深度聚焦,如图 4-42 所示。

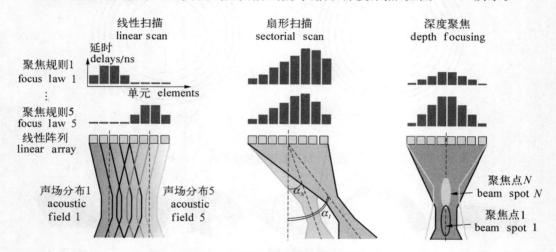

图 4-42　线性扫描、扇形扫描和相控聚焦

在线性扫描过程中,先选取一组阵元,被选取的阵元组内,中间阵元延迟较长,两侧阵元延迟较短,形成聚焦,以增强横向分辨率,然后该组阵元的扫描模式从左到右依次扫描,形成线性扫描;扇形扫描时,距离扫描方向远的阵元先开启,距离扫描方向近的阵元后开启,以形成扫描角度;相控聚焦时,两侧阵元先开启,且延时最小,而中间阵元延迟最大,最后开启,使所有阵元的脉冲能量同时到达焦点区域,形成聚焦效果。

(1) 线性扫描,如图 4-43 所示。由若干个阵元组成一组(图中是 16 个阵元),从左到右,最开始 16 个单元(1~16)开始工作(16 个阵元内部可以采取聚焦延时策略,以增强横向分辨率),其他单元不工作,形成第一条扫描线;这条扫描线完成之后,向右移动一个阵元的距离,单元(2~17)开始工作,形成第 2 条扫描线……以此类推,最后完成整个平面的线性扫描。

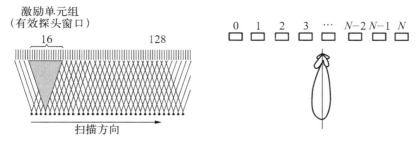

图 4-43　线性扫描以及声束示意图

（2）扇形扫描（又称 S 扫描，方位扫描或角扫描）：相控电子扇扫，也是通过控制阵列中不同阵元发射脉冲的相位（先后顺序），实现类似机械扇扫的功能。具体相位控制模式如下：为了达到扇形扫描的效果；如图 4-44（b）阵列中相邻阵元之间的声程差 $L = d\sin\theta$，其中 d 为相邻阵元之间的距离，θ 为偏转的角度。发射延时 $\Delta t = L/c = d\sin\theta/c$；$c$ 为超声波的速度。

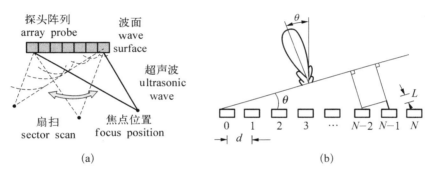

图 4-44　（a）扇形扫描　（b）声束示意图

4.6　超声波发射与接收电路基础

超声波的传播几乎不受光线、粉尘、烟雾、电磁干扰和有毒气体的影响，可以通过气体、液体和固体进行传播，所以目前在工业生产及其民用领域的应用越来越广泛，例如，超声测距、超声波清洗以及医疗超声检测等。压电换能器作为声能和电能的转换器件，其工作效率直接影响整个超声波测量系统的性能。而压电换能器驱动电路的设计，涉及阻抗匹配、脉冲变压器设计及谐振变压器的相关内容，既需要一定的理论基础，又需要实践经验，是广大研发人员面临的一项困难任务。目前国内压电换能器的驱动电路，主要采用两种设计方法：一是直接驱动：采用固定频率，通过触发大功率半导体开关器件，如场效应管、可控硅，直接驱动压电换能器工作，换能器由电源电压直接供电。这类电路的优点是电路简单，缺点是工作效率低，受到供电电压限制，无法驱动大功率器件。二是推挽电路驱动：采用固定频率的双极性脉冲，驱动推挽变压器工作，推挽变压器次级与压电换能器并联，采用电容、电感进行阻抗匹配，该电路的优点是可以驱动大功率器件，缺点是难以进行阻抗匹配和电压调谐，由于采用他激工作方式，换能器两端未谐振，如果没有很好匹配与调谐，工作效率会比较低。

根据不同的应用，如功率大小，收发一体，诊断治疗等，换能器驱动电路的具体实现会有所不同。对于超声诊断设备来说,超声发射与接收电路是其关键部分。整个电路分为发射和接收 2 个部分,共用同一个阵元。发射部分在发射输入的驱动下产生激励波形,激发阵元产生超声波。接收单元接收超声波在人体组织中的回波,并通过接收电路将回波信号放大、处理、显示输出等。

1. 直接驱动的超声发射电路

基本的超声发射电路如图 4-45 所示,VH 是高压,通常在几十伏到几百伏范围内。MOSFET Q 起到电子开关的作用,具有快速开放时间(10 ns)和低导通电阻(几个欧姆)。C_1 是高压电容,静态时起到隔直作用。电阻 R_2 的值远大于 Q 的导通电阻,在 Q 导通的瞬间,A 点电压从 VH 降低到近似 0。由于电容两端的电压不能突变,B 点的电压从 0 降低到 $-$VH,然后 C_1 将向阵元和负载组成的网络转移电荷。在 B 点产生的负脉冲将激励阵元产生超声波,加在换能器上的激励电脉冲以及发射的脉冲超声如图 4-46 所示。图 4-47 是发射超声脉冲波的时域波形图和频域特性。

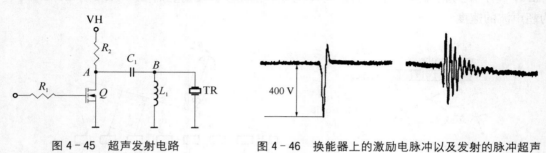

图 4-45　超声发射电路　　　　图 4-46　换能器上的激励电脉冲以及发射的脉冲超声

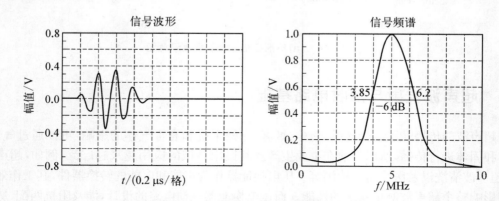

图 4-47　超声脉冲时域波形图和频域特性

一个实际的超声发射电路如图 4-48 所示,可以参考。其中 Q_1 和 Q_2 分别为 P 和 N 型的 MOS 场效应管,可以选择 IRFR214 以及 IRF9214。场效应管的驱动需要较大电流,可以采用专门的驱动芯片来实现,如 Intersil 公司的 ISL55110 芯片。二极管 D_1 和 D_2 起到隔离作用,发射端的低幅度噪声不能通过 D_1 和 D_2 到达接收端。电阻 R_1 和电感 L_1 起到调谐匹配的作用,使换能器工作在谐振频率上。对于 N 型 MOS 管 $V_{gs}>V_0$ 则导通,对于 P 型 MOS 管 $V_{gs}<V_0$ 则导通。

2. 推挽驱动电路

推挽驱动采用如图 4-49 所示的单端脉冲激励的设计电路,脉冲信号是由超声波发射

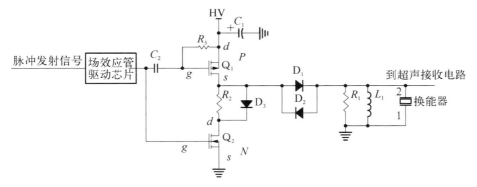

图 4 - 48　超声脉冲发射电路的实现

模块产生的,脉冲频率和占空比是可调整的,通过开关型 MOSFET,驱动脉冲变压器 T_2 工作,变压器次级与压电振子并联,两个二极管是为了阻止接收的回波信号的串入,也可以减小发射信号中的低幅度噪声对接收回路的干扰。R 为阻尼电阻,C 为调谐电容(微调),V_{CC} 为变压器初级供电电压。

压电换能器在串联谐振频率附近,超声波发射效率最高,对提高超声波的发射功率有利。在压电换能器的并联谐振频率附近,超声波的接收效率最高,对超

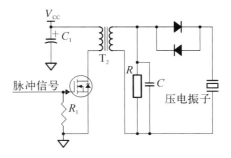

图 4 - 49　推挽式换能器驱动电路

声波的接收功率最有利。压电换能器驱动电路的设计,就是利用换能器工作在串联谐振频率和并联谐振频率时的伏频特性,利用驱动变压器、电感、电容等器件进行阻抗匹配和电压调谐,使其满足电路设计要求,提高压电换能器的工作效率。

3. 超声接收隔离电路

超声接收电路直接从超声阵元上接收回波。对于收发共用超声阵元,高电压的发射电路和高灵敏的接收电路连接在一起;为了避免发射电路对接收电路的影响,接收电路中必须加入隔离级。超声隔离电路的目的是让大幅度信号不能通过,而小幅度的信号几乎无衰减的通过,通常又被称为发射接收开关(T/R Switch)。图 4 - 50 和图 4 - 51 是两种不同的超声收发隔离电路。图 4 - 50 的原理:当阵元上的交流信号大于 ± 0.7 V 时,二极管导通,因此通过到达接收端的交流电压限制在 ± 0.7 V 以内。图 4 - 51 电路中 C_1 电容提供交流耦合通道,电压 V 提供直流偏置。当阵元上的交流电压高于 V 时二极管 D_1 截止;当交流电压低于 $-V$ 时,二极管 D_1 虽然导通,但是二极管 D_2 截止。因此交流电压被限制在大约 $\pm V$ 以内。

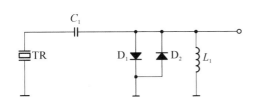

图 4 - 50　收发隔离电路 1

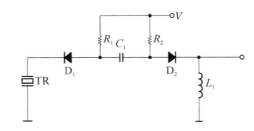

图 4 - 51　收发隔离电路 2

在实际应用中,通过隔离进入接收回路的信号,后续还要经过检波、回波放大、AD采样等处理,最后进入中央处理器(CPU),进行后续的信号处理。在本书第六章有相关内容,请综合参考。

4.7 超声换能器的匹配技术

超声换能器的匹配技术主要包含声学匹配与电学匹配。对于大功率的超声输出设备,电匹配显得更重要;对于小信号的检测设备,声匹配显得更重要。这里重点介绍电学匹配,关于声学匹配的内容参见2.4.4节超声波多层透射的介绍。

1. 电学匹配原理

超声波换能器与驱动其工作的电信号功率源的电学匹配主要包括3个方面,一是阻抗匹配,即通过阻抗匹配使功率源向换能器输出额定的电功率,这是由于功率源需要一个最佳的负载才能输出额定功率,把换能器的阻抗变换成最佳负载,就是阻抗匹配。二是调谐匹配,通过调谐匹配使功率源输出效率最高,这是由于换能器不是纯电阻负载,换能器具有电抗的原因,造成其工作频率上的输出电压和电流有一定相位差,从而使输出功率得不到期望的最大输出,使发生器输出效率降低,因此在发生器输出端并上或串上一个相反的电抗,使发生器负载变换为纯电阻,即为调谐匹配。三是整形滤波,一般情况换能器工作在单一频率下,但是现代电子技术产生的信号是方波信号,含有丰富的谐波成分,实际电路中,这些谐波需要整形与滤波。由此可见,匹配工作是否做到位,直接影响超声功率源和换能器的工作效率。

匹配的原理如图4-52所示,超声换能器的输入阻抗为$Z_i = R_i + jX_i$,经过匹配之后换能器的输入阻抗:$Z_c = R_c + jX_c$,Z_0是超声波发生器的输出阻抗,且为纯阻抗的R_0。理想匹配的条件是:

$$R_0 = R_c, \ X_c = 0 \tag{4-81}$$

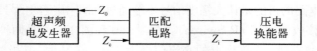

图4-52   超声换能器匹配电路的原理图

2. 阻抗匹配

由大学物理可知,对于电源的电动势为E,内电阻为r,外部负载电阻为R的电路,当负载电阻等于电源内阻时,电源的输出功率最大。具体推导如下:设电源的输出功率为P,端压为U,流过电源的电流为I。

因为$P = UI$,$U = IR$和$I = \dfrac{E}{r+R}$,所以$P = \dfrac{E^2 R}{(r+R)^2}$,得式(4-82):

$$P = \frac{E^2}{\dfrac{r^2}{R} + 2r + R} = \frac{E^2}{\dfrac{(R-r)^2}{R} + 4r} \tag{4-82}$$

可见,只有当 $R = r$ 时 P 有最大值,且最大值 $P_{max} = \dfrac{E^2}{4r}$。不论是 $R > r$,还是 $R < r$,输出功率都会变小,$P\text{-}R$ 的函数图像如图 4-53 所示。对于超声功率放大器电路,同样希望超声功率源与负载满足上面的条件,使得功率源输出功率最大。

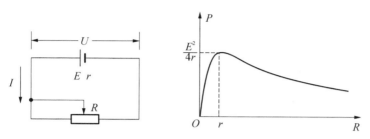

图 4-53　最大输出功率电路图以及 $P\text{-}R$ 关系图

　　D 类功放也称为数字功放,与模拟功放的主要差别在于功放管的工作状态。传统模拟放大器有甲类、乙类、甲乙类和丙类等。一般的小信号放大都是甲类功放,即 A 类,放大器件需要偏置,放大输出的幅度不能超出偏置范围,所以,能量转换效率很低,理论效率最高才25％。乙类放大,也称 B 类放大不需要偏置,靠信号本身来导通放大管,理想效率高达78.5％。但因为这样的放大,小信号时失真严重实际电路都要略加一点偏置,形成甲乙类功放,这么一来效率也就随之下降。虽然高频发射电路中还有一种丙类,即 C 类放大,效率可以更高,但电路复杂、音质更差,音频放大中一般都不采用。这几种模拟放大电路的共同特点是晶体管都工作在线性放大区域中,它按照输入音频信号的大小控制输出的大小,就像串在电源与输出之间的一只可变电阻,控制输出,但同时自身也在消耗电能。

　　D 类功放采用脉宽调制(PWM)原理设计,其功放管工作在开关状态。在理想情况下,功放管导通时内阻为零,两端没有电压,因此没有功率损耗;而截止时,内阻无穷大,电流又为零,也没有功率损耗。它在实际的工作中的功率消耗主要由两部分构成:转换损耗和 I^2R损耗。转换损耗如图 4-54 所示。

　　当开关式放大器输出在接通和断开之间切换,或断开和接通之间切换时通过线性区域而消耗功率。在 D 类功放中开关管如果采用的是金属氧化物半导体场效应晶体管(MOSFET 管),它的开关导通电阻较小一般远远小于 1 Ω,所以 I^2R 损耗相对来说还是很小的。当达到最大额定功率时,D 类放大器的效率在 80％～90％的范围内。在典型的条件下,效率也可达到 65％～80％左右,约为 AB 类放大器的两倍以上。

　　下面以 D 类开关型超声功率放大器(见图 4-55)为例,介绍阻抗匹配的过程。对于 D

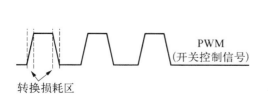

图 4-54　转换损耗的产生

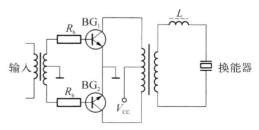

图 4-55　电压开关型 D 类功率放大器

类开关型超声功率放大器,为了使其输出额定功率最大;在电源电压给定条件下主要取决于负载阻抗。

一般在 D 类开关型功放中其发生器变压器初级等效负载 R_L' 上的输出功率表达式为式(4-83):

$$P_0' = \frac{1}{2} \frac{V_{Am}^2}{R_L'} \qquad (4-83)$$

式中:V_{Am} 为等效负载上的基波幅度为式(4-84):

$$V_{Am} = \frac{2}{\pi}(V_{CC} - 2V_{CES}) \qquad (4-84)$$

式中:V_{CC} 为电源电压;V_{CES} 为功放管饱和压降,故为了保证系统有一定功率余量(因输出变压器,末级匹配回路及晶体管损耗电阻都有损耗),P_0' 需要乘上一个约等于 1.4~1.5 的系数。即期望输出的实际功率 P_0 为 $1.5P_0'$。从上式可知,在电源电压给定之后,输出功率的大小取决于等效负载 R_L'。目前大多数功率超声发生器的负载为压电型换能器,其阻抗约为几十欧姆至几百欧姆间,为了要达到要求的额定功率,因此需要对换能器负载 R_L 进行阻抗变换。

由高阻抗变换为低阻抗。一般常用的方法,通过输出变压器的初次级线圈的匝数比进行变换。变压器次初级匝数比为 n/m,则输出功率 P_0 时的初级电阻为式(4-85):

$$R_L' = \frac{R_L}{\left(\dfrac{n}{m}\right)^2}, \quad \frac{n}{m} = \sqrt{\frac{R_L}{R_L'}} \qquad (4-85)$$

举例:要求一发生器输出在换能器上的功率为 1 000 W,设直流电 V_{CC} 为 220 V,$V_{CES}=$ 10 V,功率应留有一定余量,则 $P_0=1.5P_0'=1\,500\,W$。则变压器初级的阻抗为式(4-86):

$$R_L' = \frac{2(V_{CC} - 2V_{CES})^2}{P_0\pi^2} = \frac{2(220-20)^2}{1\,500 \times \pi^2} = 6.5\,\Omega \qquad (4-86)$$

若换能器谐振时等效电阻 $R_L=200\,\Omega$,则输出变压器次级/初级圈数比为式(4-87):

$$N = \sqrt{\frac{200}{6.5}} = 5.5 \qquad (4-87)$$

以上称谓阻抗变换,是通过输出变压器实现的。

输出变压器是超声波发生器阻抗匹配、传输功率的重要部件,它的设计与绕制工艺对发生器的工作安全是十分重要的。它不仅会以漏感、励磁电流等方式影响电路的工作,其漏感还是形成输出电压尖峰的主要原因。为此,在设计时,应选取具有高磁通密度 B,高导磁率 μ,高电阻率 ρ 和低矫顽力 H_c 的高饱和材料作铁芯。一般在防止高频变压器的瞬态饱和和设计时要注意如下几点:

(1)工作磁通密度 B 的选取:铁芯材料的磁感应增量 ΔB 愈大,所需线圈匝数愈少,直

流电阻 R 也愈小,从而线圈的铜损 P_m 也愈小。ΔB 取得高时,传输的脉冲前沿就愈陡。因此,在设计变压器时,选取高磁通密度的材料作铁芯,这对降低变压器的损耗、减小体积和重量都是很有利的。为了避免在稳态或过渡过程中发生饱和,一般选取工作磁通密度 $B \leqslant B_s/3$ 为宜,这里 B_s 为磁芯的最大饱和磁通密度。

(2) 要保证初级电感量足够大:一般要求变压器初级阻抗应满足下式关系: $W_{L1} \geqslant 15R_L'$,其中 R_L' 为次级负载所算到初级边的等效电阻值,W_{L1} 为初级电感感抗,若初级电感量太小,励磁电流将比较大,励磁电流过大,变压器的损耗将增加,温升随之增高,从而降低 B_s,使变压器进入饱和的可能性增大。

(3) 要考虑"趋肤效应"的影响:在高频工作时,流过导线的电流会产生"趋肤效应"。这相当于减少了导线有效截面积,增加了导线的电阻,从而引起导线的压降增大,导致变压器温度升高,结果增大了变压器进入饱和的危险性,建议采用小直径的多股导线并绕的方法。

3. 调谐匹配

由于压电换能器有静电容 C_0,磁致伸缩换能器有静电感 L_0,在换能器串联谐振状态时,换能器上的电压 V_{RL} 与电流 I_{RL} 间存在着相位角 ϕ,其输出功率 $P_0 = V_{RL} I_{RL} \cos \phi$。由于 ϕ 的存在,输出功率达不到最大值,产生所谓的无功功率。只有当 $\phi = 0$ 时,输出功率达最大值。因此为了使换能器上电压 V_{RL} 与电流 I_{RL} 同相($\phi = 0$),则必须在换能器上并联(或串联)一个相抵消的感抗(或容抗),使其成为一个纯阻抗型负载。对于压电换能器而言,即并联或串联一个电感 L 即可,而磁致伸缩换能器应并联或串联一个电容 C。图4-56是换能器在谐振频率附近的等效电路。

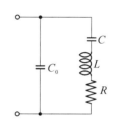

图 4-56　换能器在谐振频率附近的等效电路

图 4-56 中 C_0 是换能器的静态电容,R、C、L 分别是换能器的等效电阻、等效电容、等效电感,它们组成换能器等效电路的动态支路。为了简化分析,图中忽略了与静态电容并联的介电损耗电阻的影响。当换能器处在机械谐振状态下(串联谐振)时,满足关系式(4-88):

$$f_r = \frac{1}{2\pi} \sqrt{\frac{1}{LC}} \tag{4-88}$$

此时换能器的等效阻抗 $|Z|$ 达到极小值,在 f_r 附近,换能器相当于一个效率达到极值的发射体。换能器的动态支路中仅剩下电阻分量,此时换能器的等效电路可以看成是静态电容和机械电阻的并联。对外呈现电容性状态,因而需要添加一个电感元件来调谐。按照电感元件的接入方式,换能器的匹配调谐可以分为串联调谐和并联调谐两种。并联调谐时使用一个电感 L_p 与换能器并联,并使外加电感满足如下关系式(4-89):

$$\omega_0^2 = \frac{1}{L_p C_0} \tag{4-89}$$

ω_0 是换能器的机械共振角频率。

如果要实现串联调谐,则使用一个外加电感 L_p 与换能器串联。在串联调谐的情况下,需要将换能器在谐振时的并联等效电路换成串联等效电路。令变换以后的换能器的串联电阻和串联电容分别是 R'_m 和 C'_0,它们与并联参数有以下关系式(4-90)和(4-91):

$$R'_m = \frac{R}{(1 + \omega_0^2 C_0^2 R^2)} \tag{4-90}$$

$$C'_0 = \frac{C_0}{\left(1 + \frac{1}{\omega_0^2 C_0^2 R^2}\right)} \tag{4-91}$$

当换能器的等效电路化为串联型之后,外加串联电感 L_s 与换能器的等效串联电容满足以下的关系为式(4-92):

$$\omega_0^2 = \frac{1}{L_s C'_0} \tag{4-92}$$

由式(4-92)可以看出,无论是串联调谐还是并联调谐,换能器都工作在机械共振频率下,即串联谐振频率下。另外在确定换能器的外加调谐的串联或者并联电感之前,必须知道换能器的等效电路和机械共振频率。经过调谐之后,换能器的实际工作频率并不一定是机械共振频率,需要进一步微调。

目前在超声功率放大器中用串联调谐较多,串联调谐除上述串联的特性外,还有当换能器负载有短路现象时,因串联调谐有电感串联在发生器输出回路中,不会使功放负载造成完全短路。在实际匹配电路调节中,有时要稍调获得感性负载为好,对功放电路有利,有的在末极功放发射极上串上一小电感可能也有好处。前面也曾提到,作为电压开关的 D 类功放,容性负载造成对高次谐波的短路作用,会给开关带来危险。但也要注意感性负载会使管子反峰电压增加。

换能器调谐过程中电感的设计至关重要,下面简要介绍匹配电感的设计的过程,匹配电感通常就是铁芯线圈的电感,其电感量可按式(4-93)计算。

$$L = \frac{0.4\pi\omega^2 S_c \mu_e}{l_c} \tag{4-93}$$

式中:ω 为线圈匝数;S_c 为铁芯有效截面积(cm^2);l_c 铁芯平均磁路长度(cm);μ_e 为铁芯有效磁导率,表达为式(4-94),

$$\mu_e = \frac{\mu_\sim}{1 + \mu_\sim \frac{l_g}{l_c}} = \left(\frac{1}{\mu_\sim} + \frac{l_g}{l_c}\right)^{-1} \tag{4-94}$$

式中:$\mu_\sim$ 为铁芯磁导率;l_g 为铁芯中非磁致间隙长度(cm);因为 $l_g/l_c \gg 1/\mu_\sim$,故磁导率简化为式(4-95):

$$\mu_e = (l_g/l_c)^{-1} = l_c/l_g \tag{4-95}$$

所以电感量的计算为式(4-96):

$$L \approx \frac{0.4\pi\omega^2 S_c}{l_g} \times 10^{-8}\,\text{H} \tag{4-96}$$

由此可见电感 L 与间隙 l_g 近似成反比,调节 l_g 间隙即可调节 L。

设计电感有以下几个步骤:

(1) 按匝数 ω 和铁芯有效截面积 S_c 选铁芯 $\omega S_c = \dfrac{V}{4.44 fB} \times 10^4$,式中 V 为输出电压有效值(V);f 为工作频率(Hz);B 为铁芯磁感应强度。一般选 MXO-2000E 型磁芯较多,匝数计算如下:

$$\omega = \frac{V}{4.44 fBS_c} \times 10^4$$

(2) 用式(4-97)计算磁芯间隙 l_g:

$$l_g = \frac{0.4\pi\omega^2 S_c}{L} \times 10^{-8} \tag{4-97}$$

(3) 确定导线。

考虑到高次谐波和超声频率较高,顺计及高频电流的邻近效应和趋肤效应等因素。当 $f > 10\,\text{kHz}$ 时由邻近效应引起的交流电阻 R 约为其直流电阻 R_d 的 $2\sim10$ 倍,铜耗 P_r 也要比直流铜耗 P_{ro} 增大同样倍数。令增大倍数为 K,则表达式为(4-98):

$$P_r = KP_{ro} \tag{4-98}$$

因此,为维持电感线圈的正常升温,电流密度必须按照常规允许值的 $\dfrac{1}{\sqrt{K}}$ 来选择。

关于趋肤效应,常用高频电流的穿透深度 β 用式(4-99)来表示:

$$\beta = (\pi f \mu r)^{-\frac{1}{2}} \tag{4-99}$$

式中:μ 为导线磁导率;r 为导线电导率。为减少趋肤效应的影响,所选导线直径 d 必须小于两倍穿透深度 β,否则采用扁平线或者高频线。在功率超声中其频率为 $15\sim40\,\text{kHz}$ 的匹配电感导线可以采用多股塑胶线,一般问题不大。匹配电感连续工作 8 小时如果温升正常,则表明设计是成功的。

4. 整形滤波

一般情况换能器工作在单一频率下,但是现代电子技术产生的信号是方波信号,含有丰富的谐波成分,实际电路中,这些谐波需要整形与滤波。

4.8　自聚焦超声换能器声场数值模拟

聚焦方式是治疗和诊断超声研究的重要部分。现阶段广泛使用的聚焦方式有球面换能器自聚焦、凹面镜聚焦、相控阵列聚焦等多种形式。在评判各种聚焦方式的优劣时,研究其在焦点附近产生的声场是一个很好的方法。通过对焦点附近声场的仿真,能够得到焦斑大小、旁瓣位置及强度等重要的信息。在实际应用中,声场分布测量难度较高,对测量设备、技术要求及试验成本都比较高,每次只能测量一种设计参数的换能器声场,如果做对比实验的话要花费很长时间。随着计算机及仿真技术的发展,聚焦超声的声场三维仿真已经成为可能。本节中对球面自聚焦超声换能器的声场进行了仿真,换能器的工作频率(2 MHz),焦距(3 cm),通过 matlab 计算,得出了声场的分布图,方便进行比较分析。

4.8.1　基本原理

声场的模拟,就是计算换能器在声场中每一点产生的声强值的大小。本章节所采用的算法是利用瑞利积分先计算出换能器在某一点产生的声压的大小,然后再算出相应的声强。最后,将声场空间中所有点的数据集中起来,得到整个声场的声强值,也就是声场的分布。为了实现算法,本书采用了微元划分的方式,建立右手坐标系,得到换能器微元的坐标以及声场点的坐标,计算了微元的面积,最后利用 matlab 程序实现了仿真,计算出了声场中每一点的声强值,并从不同角度和维度给出声场分布图,反应声场的特征。

1. 瑞利积分

瑞利积分是声场模拟算法的核心,它描述的是换能器在声场中某一点 T 产生声压的大小。模型如图 4-57,图 4-58 所示:

$$\mathrm{d}p(\boldsymbol{r}') = \frac{\mathrm{j}\rho c k}{2\pi} u(\boldsymbol{R}) \frac{\mathrm{e}^{-(jk+\alpha)|\boldsymbol{R}-\boldsymbol{r}'|}}{|\boldsymbol{R}-\boldsymbol{r}'|} \mathrm{d}S \tag{4-100}$$

式中:$\boldsymbol{R}$ 为微元到原点的距离;r' 为声场点到原点的距离;α 为衰减系数;k 为角波数,为 $2\pi f/c$;c 为声速;ρ 为介质密度;$u(\boldsymbol{R})$ 为振元振速;$\mathrm{d}S$ 为微元面积。

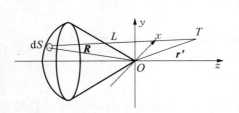

图 4-57　球面换能器声场模型

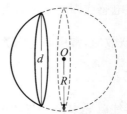

图 4-58　球面换能器

要计算声场中 T 点的声压大小,将整个换能器分成若干微元,每个微元在 T 点产生的声压可描述为公式(4-100):

$$p(\boldsymbol{r}') = \frac{\mathrm{j}\rho c k}{2\pi} \int_S u(\boldsymbol{R}) \frac{\mathrm{e}^{-(jk+\alpha)|\boldsymbol{R}-\boldsymbol{r}'|}}{|\boldsymbol{R}-\boldsymbol{r}'|} \mathrm{d}S \tag{4-101}$$

再对每个微元在 T 点上产生的声压进行叠加或积分,即可得到整个换能器在 T 点产生的声压,如式(4-101)。

对于自聚焦的球面换能器,$u(\boldsymbol{R})$ 介质振速在每个微元上都相同,若设 $|\boldsymbol{R}-\boldsymbol{r}'| = r_n$,可将瑞利积分离散化为如式(4-102)的形式,表示对整个球壳的积分离散化为对 n 个面微元声场的叠加求和。

$$p(\boldsymbol{r}') = C \sum_n H(r_n) \Delta S_n \qquad (4-102)$$

式中：$C = \dfrac{\mathrm{j}\rho c k}{2\pi}$，$H(r_n) = u(R) \dfrac{\mathrm{e}^{-(jk+\alpha)|r_n|}}{|r_n|}$；$\Delta S_n$ 为第 n 个微元的面积。

其余常数值均可直接得到，这是一个只与微元到声场点的距离以及微元大小相关的函数，因此要计算声场中某点的声压大小，需要将换能器划分成 n 个微元，计算每个微元的面积；建立一个坐标系，在这个坐标系中标示出每个微元的坐标，以及需要得到声压值的声场点的坐标。在得到声场中点的声压之后，可根据式（4-103）得到该点的声强值，其中 c 为声速。

$$I = \frac{p^2}{2\rho c} \qquad (4-103)$$

2. 换能器参数设定

球面换能器的一些基本的参数影响到其产生的声场的性质，比如开口半径的大小，其值越大，焦点处的焦斑越小，声场的能量分布也越集中。本章选取了一组具有代表性的换能器参数值，得到的仿真结果能很好地反映自聚焦声场的特征，其示意图为图 4-59：选取球半径 R 为 30 mm，换能器口径 d 为 30 mm。

4.8.2　算法设计

1. 微元划分

使用瑞利积分计算声场中某点的声压时，换能器微元的划分是十分重要的一个环节，微元的划分需要设计划分出的微元满足一定的尺寸需求，同时又不增加计算的复杂度。

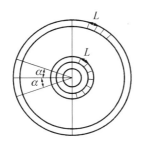

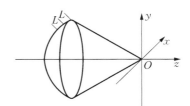

图 4-59　两种不同的微元划分方式　　　　图 4-60　圆环划分方式

如图 4-59 左半圆所示的方法，先以到中心的距离为标准将换能器分为多个圆环，再将圆环与中心的夹角等分将其分为微元。这样划分的好处在于每一环的微元个数都相同，在处理数据时会相当便捷。不过，如果等分圆环的 α 角较大的话，外周的划分尺寸很大而不满足点声源的定义，一般线度小于 1/6 波长方可近似为点声源。如果等分角度过小，内环的微元又会过小，总的数据量会增大，且对仿真的结果没有相应的提升；所以，采用如图 4-59 右半圆的划分策略，则是先将换能器的圆弧按照图 4-60 所示将等分为多个圆环，再将每个圆环的周长按照图 4-59 右侧所示的方式等分为微元。这样划分的好处在于，每个微元的面积平均，在每个微元的面积均达到较小值的同时，减少微元的个数。这样做的弊端在于，每环的微元个数不同，一定程度上增加了计算的复杂程度。综合考虑以上两种微元划分方式的利弊，本节采用第二种微元划分方式。并以此为依据,进行下一步微元坐标以及微元面积的计算。

2. 坐标系的建立以及微元和声场点位置的确定

为了计算微元和声场点之间的距离,建立如下的坐标系,焦点即换能器所在球的球心处为原点,焦点与换能器中心的连线为 z 轴,建立如图 4-61 所示的右手坐标系。

图 4-62 为计算微元在图 4-61 所示坐标系中的坐标。

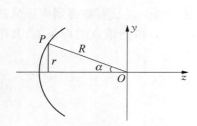

图 4-61　计算微元的 z 轴坐标

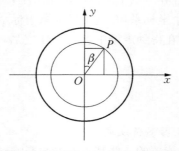

图 4-62　计算微元的 x,y 轴坐标

如图 4-61、图 4-62 所示,微元中心到原点的距离为 R,微元中心和原点之间连线 OP 与 z 轴夹角为 α,以及 OP 在 x,y 平面上的投影与 y 轴的夹角为 β。所以微元的位置计算公式如(4-104)所示:

$$P_z = -R\cos\alpha, \ P_y = R\sin\alpha\cos\beta, \ P_x = R\sin\alpha\sin\beta \qquad (4-104)$$

理论上,我们可以取换能器开口方向上的任何一点计算其声强值,在实际仿真时,我们更关心焦点附近的声场,因此我们取焦点附近的 5 mm 大小的立方体,每间隔 0.1 mm 的距离,取一个点,确定它的坐标,计算这个点上的声强,并存储,从而得到焦点附近的声场分布。

3. 微元面积的计算

$$S = \int_{\theta}^{\frac{\pi}{2}} 2\pi r R \cdot \mathrm{d}\theta = \int_{\theta}^{\frac{\pi}{2}} 2\pi R^2 \cos\theta \cdot \mathrm{d}\theta$$

$$= 2\pi R^2 \int_{\theta}^{\frac{\pi}{2}} \cos\theta \cdot \mathrm{d}\theta = 2\pi R^2 (1 - \sin\theta)$$

利用上述公式,先计算出整个球冠的面积。通过整个球冠的面积计算每个圆环的面积,再除以这圈圆环上的微元个数,即可得到微元的面积,具体微元的划分如图 4-63、图 4-64 所示。

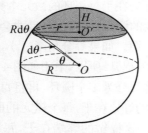

图 4-63　球面弧面积的计算

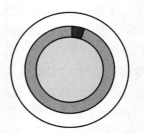

图 4-64　微元面积的计算

4.8.3　程序设计

1. matlab 仿真程序

图 4-65 为自聚焦球形压电陶瓷晶片微元划分方式,最内部的为 1,第二环再划分为 2、3、4、5、6 这五个微元,依此类推,从内向外。

利用程序 TransDevide.m 计算出 ds,再用主程序计算 H 并画出图像,建立数组:

$X=[x_1, x_2, \cdots, x_n]$, $Y=[y_1, y_2, \cdots, y_n]$, $Z=[z_1, z_2, \cdots, z_n]$, $S=[s_1, s_2, \cdots, s_n]$。$T(T_x, T_y, T_z)$ 为待求声场中某目标点坐标,那么换能器上点源 dS 到 T 点的距离 L 为式(4-105):

$$L=\sqrt{[(X-T_x)^2+(Y-T_y)^2+(Z-T_z)^2]} \qquad (4-105)$$

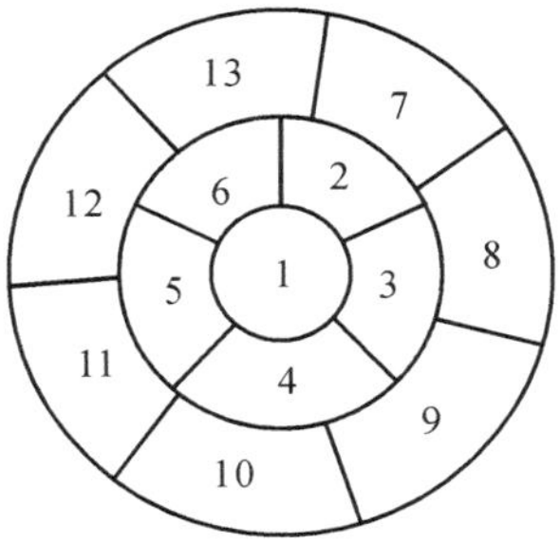

如式(4-102)所示,其中 r_n 即为 L,通过 L 求 H,最后 $P=H^{\mathrm{T}}S$(H 转置叉乘 S),得到最终结果。

图 4-65　自聚焦球形压电陶瓷晶片划分形式

2. 程序解读

本程序共有 3 个文件,分别是 InitiateConst.m,TransDevide.m 和 Sound.m,其中 InitiateConst.m 为初始化文件,其中定义了程序中用到的各种参数;TransDevide.m 为调用子函数,主要作用是划分换能器微元,输入换能器球半径、口径与微元尺寸,输出是划分好的微元坐标和面积;Sound.m 为主程序,主要作用是求取初始化函数中定义的空间的声场分布。

1) InitiateConst.m

```
% Initiate Constant
Rou = 1000;                          % 组织密度 kg /m³
c = 1540;                            % 声速 1540 m /s
Frequency = 2 * 1e + 6;              % 频率,单位 Hz
K = 2 * pi * Frequency /c;           % 角波数
Alpha = 0.127 * (Frequency /1e6)^2;  % 衰减系数
u = 0.015;                           % 阵元振速,单位 m /s
TransR = 0.03;           % 换能器球半径,单位: m
OpenR = 0.015;          % 换能器口径,单位: m
deltaR = 0.001;         % 微元尺寸,单位: m
XMax = 0.03;            % 声场分布中点 x 方向最大值和步长,单位: m
XStep = 0.0005;
YMax = 0.03;            % 声场分布中点 Y 方向最大值和步长,单位: m
YStep = 0.0005;
ZMin = - 0.02;          % 声场分布中点 z 方向最大值和步长,单位: m
ZMax = 0.1;
ZStep = 0.0005;
```

2) TransDevide. m

```
function [X,Y,Z,deltaS] = TransDevide(TransR,OpenR,deltaR);
% 函数作用：换能器划分为微元,换能器弧面指向原点方向规定为正方向,建立右手坐标系
% 函数输入：TransR—换能器弧面半径;OpenR—换能器开口半径;deltaR—微元尺寸
% 函数输出：X、Y、Z、deltaS—每个微元的 x、y、z 坐标及面积
InitiateConst;
TransAlpha = asin(OpenR /TransR); % 换能器张角
CurveL = TransAlpha * TransR; % 换能器处在大圆上的弧长的一半
DevideNum = ones(ceil(CurveL /deltaR),1); % 划分的每一圈的微元个数,其中：ones 用于
建一个空数组[1,1,1,…,1],ceil 用于取整
for RadiumNum = 2: ceil(CurveL /deltaR)
RAlpha = (RadiumNum - 1 /2) * deltaR /TransR; % 每一环中线到原点的角度
RingR = sin(RAlpha) * TransR; % 每一环中线的圆的半径
DevideNum(RadiumNum) = ceil(2 * pi * RingR /deltaR);
end;
TotalNum = sum(sum(DevideNum)); % (所有微元数)
X = zeros(1,TotalNum); % (设置 XYZ 三个全为零的数组)
Y = zeros(1,TotalNum);
Z = zeros(1,TotalNum);
deltaS = zeros(1,TotalNum);
Z(1) = - TransR; % (第一个微元 X = 0,Y = 0,Z = - TransR)
NumNow = 2;
for RadiumNum = 2: ceil(CurveL /deltaR)
RAlpha = (RadiumNum - 1 /2) * deltaR /TransR;
RingR = sin(RAlpha) * TransR;
BetaDev = pi /DevideNum(RadiumNum): 2 * pi /DevideNum(RadiumNum): 2 * pi-pi /DevideNum
(RadiumNum);
    X(NumNow: NumNow + DevideNum(RadiumNum) - 1) = RingR * cos(BetaDev);
    Y(NumNow: NumNow + DevideNum(RadiumNum) - 1) = RingR * sin(BetaDev);
    Z(NumNow: NumNow + DevideNum(RadiumNum) - 1) = - TransR * cos(RAlpha);
    s2 = RadiumNum * deltaR;
    s1 = (RadiumNum - 1) * deltaR;
deltaS(NumNow: NumNow + DevideNum(RadiumNum) - 1) = 2 * pi * TransR * TransR * (cos
(s1 /TransR) - cos(s2 /TransR));
deltaS(NumNow: NumNow + DevideNum(RadiumNum) - 1) = deltaS(NumNow: NumNow +
DevideNum(RadiumNum) - 1) /DevideNum(RadiumNum);
NumNow = NumNow + DevideNum(RadiumNum);
end;
```

3) Sound. m

```
%主程序,得到焦点附近声强(intensity文件)和焦平面声场分布图
InitiateConst;
[X,Y,Z,deltaS] = TransDevide(TransR,OpenR,deltaR);
Zsize = (ZMax - ZMin)/ZStep + 1;
Xsize = 2 * XMax/XStep + 1;
Ysize = 2 * YMax/YStep + 1;
Ssize = size(deltaS,2);
H = zeros(Xsize * Ysize * Zsize,Ssize);
Pnow = 0;
for ztmp = ZMin:ZStep:ZMax
for ytmp = - YMax:YStep:YMax
for xtmp = - XMax:XStep:XMax
Pnow = Pnow + 1;
        r = sqrt((X - xtmp).^2 + (Y - ytmp).^2 + (Z - ztmp).^2); %作用空间中某一点到
        微元的距离矩阵
Ind = - (j * K + Alpha) * r;
H(Pnow,:) = j * Rou * Frequency * exp(Ind).* u./r; %H矩阵
end;
end;
end;
SoundP = H * deltaS'; %声压分布
SoundP = reshape(SoundP,Xsize,Ysize,Zsize); %声压分布的三维矩阵
SoundI = abs(SoundP).^2/(2 * Rou * c); %声压转化为声强
save('intensity','SoundI'); %存储声强分布矩阵
XSound = - XMax:XStep:XMax;    %作用空间 x 坐标
YSound = - YMax:YStep:YMax; %作用空间 y 坐标
ZSound = ZMin:ZStep:ZMax; %作用空间 z 坐标


Soundxy = reshape(SoundI(:,:, - Zmin/ZStep + 1),2 * XMax/XStep + 1,2 * YMax/YStep +
1); %z = 0 时,xy 平面的声压分布,SoundI 为提取 z = 0 时的声强分布,reshape 为重新定义
声强分布矩阵的大小,分别为 x 坐标和 y 坐标划分的个数
figure(1);
mesh(XSound,YSound,log10(Soundxy)); %mesh 画 xy 平面声压分布网状图,由于声压值特
别大,直接画图区别不够明显,所以取 log 增加区分度
figure(2);
mesh(XSound,YSound,Soundxy);
figure(3);
contourf(XSound,YSound,log10(Soundxy)); %contourf 作 xy 平面等高线图
Soundxz = reshape(SoundI(:,YMax/YStep + 1,:),2 * XMax/XStep + 1,(ZMax - ZMin)/
```

ZStep + 1);　% y = 0 时,xz 平面的声压分布
figure(4);
mesh(ZSound,XSound,log10(Soundxz));% mesh 画 xz 平面的声压分布网状图
figure(5);
mesh(ZSound,XSound,Soundxz);
figure(6);
contourf(ZSound,XSound,log10(Soundxz));% contourf 作 xz 平面等高线图
figure(7);
Soundz = reshape(SoundI(XMax /XStep + 1,YMax /YStep + 1,：),1,(ZMax − ZMin) /ZStep +
1);% x = 0,y = 0 时 z 轴声场分布
plot(ZSound,log10(Soundz));% 画 z 轴声场分布曲线
figure(8);
Soundx = reshape(SoundI(：,YMax /YStep + 1, − Zmin /ZStep + 1),1,2 * XMax /XStep + 1);%
y = 0,z = 0 时 x 轴声场分布
plot(XSound,log10(Soundx));% 画 x 轴声场分布曲线

4.8.4　仿真结果

先说明几点:

(1) 所有图中零点均为聚焦换能器的焦点位置。

(2) 焦平面声强分布理想情况下为完全对称,由于微元划分不够小以及计算过程中的近似,导致焦平面声强分布并不是完全对称。

(3) $x=0$ 或者 $y=0$ 时,yz 和 xz 平面声强分布完全相同,故本书只给出 xz 平面声强分布。

以压电陶瓷晶片频率 2 MHz、焦距 3 cm、换能器口径 3 cm 为例,仿真得出不同角度的声场分布如图 4 - 66～图 4 - 71 所示。

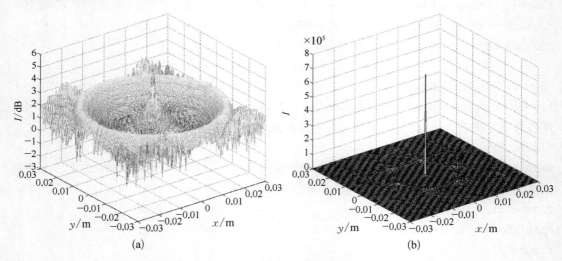

(a)　　　　　　　　　　　　(b)

图 4 - 66　$z=0$ 处 xy 平面的声强三维分布(见附页彩图)

(a) 声强结果取 log　(b) 声强结果未取 log

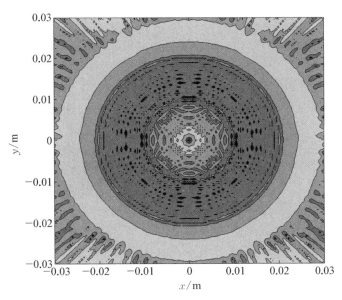

图 4-67　$z=0$ 处 xy 平面的声强二维分布(声强结果取 log)(见附页彩图)

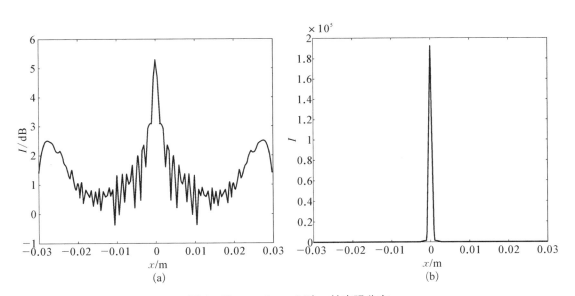

(a)

(b)

图 4-68　$y=0, z=0$ 时 x 轴声强分布

(a)声强结果取 log　(b)声强结果未取 log

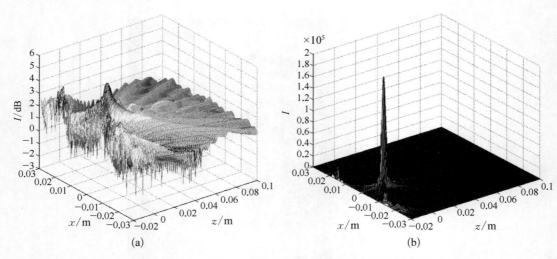

图 4‑69　$y=0$ 处 xz 平面的声强三维分布(见附页彩图)

(a) 声强结果取 log　(b) 声强结果未取 log

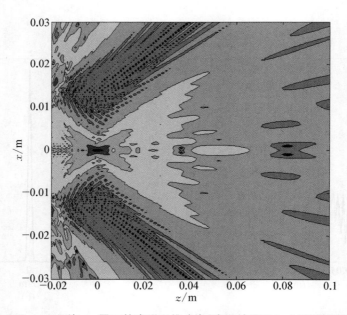

图 4‑70　$y=0$ 处 xz 平面的声强二维分布(声强结果取 log)(见附页彩图)

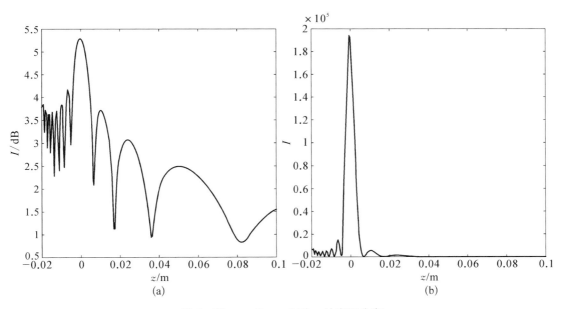

图 4‑71　$x=0, y=0$ 时 z 轴声强分布

（a）声强结果取 log　（b）声强结果未取 log

思考与练习题

1. 对于下列各未聚焦圆片换能器，求出近场到远场的过渡距离以及远场的发散角度，并分析对比。（a）直径 $D=1$ cm，频率 $f=1$ MHz；（b）直径 $D=3$ cm，频率 $f=1$ MHz；（c）直径 $D=1$ cm，频率 $f=2.25$ MHz。

2. 制作超声换能器的材料有哪几种，各自有哪些优缺点？

3. 换能器的聚焦方式有哪几种？

4. 描述换能器性能的主要参数有哪些？设计或者选择发射/接收换能器时分别要注意哪些主要参数？

5. 什么是超声相控？相控线扫、相控扇扫、相控聚焦的原理是什么？

6. 单阵元换能器的结构以及各个部件的功能是什么？

7. 超声发生激励电路的原理，请给出几个实例说明工作原理。

8. 提高换能器品质因数 Q_m 的方法有哪些？

9. 超声换能器根据其不同应用场景，应该重点考虑哪些性能指标？

10. 描述机电效率 η_{me}、机声效率 η_{ms} 和电声效率 η_{es} 之间的关系。

11. 简述圆片声场的分布、指向性函数、方向锐度角、远场与近场的临界距离等的含义。

12. 简述声功率的测量方法。

13. 简述透镜聚焦情况下，焦距、焦斑直径、透镜孔径、曲率半径、频率之间的关系以及聚焦声场的分布。

14. 圆片换能器声压振幅为 $p_m = 2p_0 \sin\left\{\dfrac{\pi}{\lambda}\left[(a^2+z^2)^{\frac{1}{2}} - z\right]\right\}$，当 $\dfrac{z}{a} > 2$ 时，可简化

为 $p_m = 2p_0 \sin\left(\dfrac{\pi}{2}\dfrac{a^2}{\lambda z}\right)$，求简化过程。

15. 一圆片换能器半径为 a，发射的超声频率为 f，声场中的声速为 c，求此换能器声场的近远场的临界点 Z_N。

16. 圆片声场分布图中，第一旁瓣与主瓣相差约-20 dB，请问声压相差多少倍?

17. 圆片换能器产生的超声场在近场及远场声压分布各有何特点?

18. 直径为 10 mm 的圆片，发射的超声频率为 10 MHz，求在水中的近场长度和半扩散角各为多少? (设声波在水中的速率为 $1\,500$ m/s)

19. 为什么非电子聚焦产生的焦点通常位置固定，而电子聚焦产生的焦点的位置可以固定，也可以变动?

20. 为什么聚焦声透镜通常是凹透镜而不是凸透镜?

21. 试分析下面超声发射电路的工作原理。

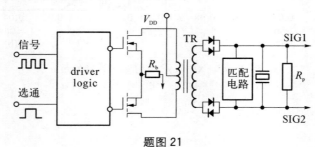

题图 21

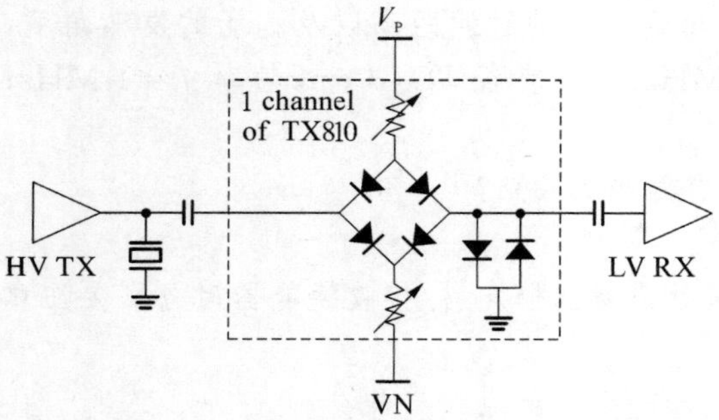

22. 题图 22 所示是 TI 公司提供的隔离电路集成芯片 TX810，它将 8 个通道集成在一起，提供集成的 T/R 开关，专门针对超声电路应用，可以极大地减少电路板面积，图中是其中一个通道的原理图，请分析其工作原理。

23. 请设计一个 3.5 MHz 的脉冲超声发射电路，脉冲的重复周期是 1 kHz，输出电功率等于 1 W。

24. 请图解并推算串联电感调谐的过程以及电感值如何计算。

题图 22

25. 用瑞利积分计算声场的前提条件是什么?

26. 在本章 4.8 节内容的基础上，数值仿真计算平面圆片声场的分布，并画出声场的分布示意图。

27. 在本章内容的基础上，计算分析换能器工作频率、换能器口径等参数对聚焦换能器焦区大小以及分布的影响。

28. 请分析图(4-48)的工作原理。

第5章　脉冲回波超声成像系统原理及应用

医学超声设备种类繁多。① 按其用途可分为超声诊断仪和超声治疗仪。超声诊断仪向人体内发射超声波,并接收人体组织反射的回波信号,因其携带有关人体组织的信息,经过检波、放大等处理,并显示出来,可为医生提供诊断依据。超声治疗仪向人体内发射一定功率的超声能量,利用其与生物组织相互作用产生的生物效应,对有疾患的组织起到治疗作用。超声治疗仪器不需要接收和处理回波,结构较为简单,功率较大。② 以获取信息的空间维度可分为一维、二维、三维、四维信息设备等。一维信息设备,如 A 型、M 型。二维信息设备,如扇形扫查 B 型、线性扫查 B 型、凸阵扫查 B 型等。三维信息设备,即立体超声设备。四维超声,在三维的基础上加上随时间的变化,形成三维的视频流。③ 按超声波形可分为连续波超声设备和脉冲波设备。连续波设备有,如连续波超声多普勒血流仪。脉冲波超声设备有,如 A 型、M 型、B 型超声诊断仪。④ 按超声波的物理特性可分为回波式和透射式。回波式超声诊断仪,如 A 型、M 型、B 型、D 型等。透射式超声诊断仪,如超声显微镜及超声全息成像系统。⑤ 按医学超声设备体系可分为 A 型超声诊断仪,M 型超声诊断仪,B 型超声诊断仪,D 型超声多普勒诊断仪,C 型和 F 型超声成像仪,超声全息诊断仪,超声 CT 等。

5.1　脉冲回波成像系统的基本原理

脉冲回波检测技术是超声检测成像设备的物理基础。理解脉冲波的概念,是掌握该技术的关键。脉冲波与连续波不同,脉冲波具有时间性,可以控制其发射的起始点与发射周期(发射周期不是脉冲波信号本身的周期,而是指间隔多长时间发射一个脉冲),而连续波一旦开始发射,中间没有间歇,直到停止发射。另外一个重要的概念就是同步,同步是整个脉冲回波检测系统工作的核心,每产生一个同步触发信号,系统就开始一个周期的检测工作。下一个触发同步信号的到来意味着下一个工作周期的开始,如图 5-1 所示。

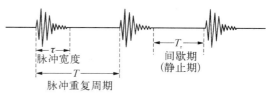

先了解超声波在人体中的传播特性。

1. 衰减特性

图 5-1　脉冲波的含义

超声在人体的衰减指的是超声在人体组织中传播时,声强会随传播距离的增加而减小。衰减因素主要是由于声束本身的扩散以及由于反射、散射等原因造成的声强度减弱;其次由于介质的吸收也会引起衰减,它使声能转化成其他形式的能量(如热能)。超声诊断仪器中一般都要设计一个深度补偿电路,或叫做时间增益控制电路,来补偿由于传输距离引起的衰减。

2. 声速特性

超声波在人体内大多数软组织中传播速度相差不大,超声波在人体组织中传播的声速,除气质性脏器(如肺)和骨组织外,几乎都在1 540 m/s左右,声速是决定声特性阻抗以及回波测距精度的一个重要因素。脉冲回波超声成像系统中认为超声在人体的传播速度是近似相同的。实际中,软组织中的声速差异≤5%,基本满足这一要求。在成像系统中,假设生物组织声速相同,有不利的影响,它会使波速产生失真或偏移,从而带来附加的误差。

如果考虑不同生物组织的声速差异这一细节,可以获取组织中声波传播速度的不同分布,进而提供有用信息用于诊断疾病,例如某些恶性肿瘤的传播速度比较高,借此可以用来诊断疾病;也可以用于HIFU治疗过程中的组织温度的监控。

3. 脉冲波特性

超声脉冲波发射持续时间仅有几微秒。相对于脉冲发射持续的时间,超声波在人体内传播时间较长,大约有几百微秒的时间可以用来接收、放大和处理回波信号等。

4. 反射及透射特性

超声波在人体传播途中,遇到组织不均匀界面时(声特性阻抗不同)就会产生反射。从人体组织的界面反射系数可知,大部分软组织的声特性阻抗差异不是很大的,故只有小部分声能反射回来,而大部分声能穿过界面继续向前传播,遇到第二个界面时,又产生反射并仍有大部分声能透过第二个界面继续前进。回波信号携带了组织的一些信息,通过接收回波信号并进行处理,可以得到对于医生有用的信息。

A型(amplitude modulation mode)超声诊断,即幅度调制型超声。它利用超声波的反射特性来获得人体组织内的有关信息,从而诊断疾病。当超声波束在人体组织中传播遇到不同声阻抗的两层邻近介质界面时,在该界面上就产生反射回声,每遇到一个界面,产生一个回声,该回声在示波器的屏幕上以幅度的形式显示,界面两侧介质的声阻抗差愈大,其回声的波幅愈高;反之,界面两侧介质的声阻抗差愈小,其回声的波幅愈低。若超声波在没有界面的均匀介质中传播,即声阻抗差为零时则呈现无回声。根据回声波幅的高低、多少、形状,在时间轴上的位置等可对组织状态做出判断,如图5-2所示。

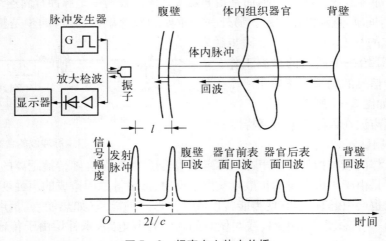

图5-2　超声在人体内传播

5.2　A 型超声诊断仪的工作原理(模拟 A 超)

A 型超声诊断仪由主控同步电路(触发信号发生器)、发射电路(高频间歇振荡器)、高频信号放大器、补偿电路、检波器、视频信号放大器、时基电路、示波管和换能器等组成,如图 5-3 所示。

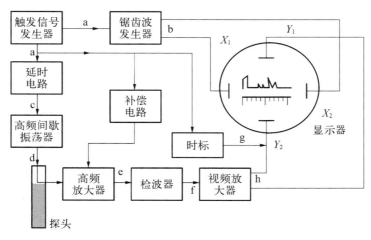

图 5-3　A 型超声电路组成

1. 触发信号发生器(主控同步电路)

同步电路产生一系列时间相等的触发脉冲(又称同步脉冲)去控制发射电路、扫描电路等,使整机协调工作。目前所采用的多为 400~1 000 Hz 的重复频率,最低为 50 Hz。提高重复频率可增强荧光屏上的波形亮度,但重复频率过高,扫描时间就很短,满足不了检测深度要求。同步触发信号发生器是系统的核心,同步电路产生的同步触发信号[见图 5-4 (a)],分四路输出:一路触发延时电路,进而

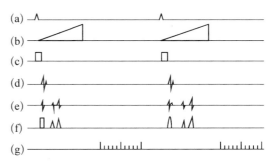

图 5-4　A 型超声电路时序

触发超声脉冲的发射;一路触发补偿电路;一路触发时标电路;一路触发锯齿波发生器(扫描电路),使整机协调工作。

2. 延时电路

延时电路产生可变的延时,通常采用单稳态电路实现[见图 5-4(c)]。该电路的主要作用是调整始脉冲的位置,使之与时标对齐便于读数,单迹显示时,为了使初始脉冲与时标对齐,往往在同步电路与发射电路之间插入延迟电路。

3. 高频间歇振荡器(发射电路)

高频间歇振荡器在延迟了的同步触发信号的控制下,产生一个短促而且有一定功率的高频脉冲[见图 5-4(d)],加至换能器。高频振荡的频率一般在 1~10 MHz 之间,产生一个持续时间为 0.1~1.0 μs 的脉冲。每当同步触发脉冲到来一次,发射电路便发射一次高频

振荡(脉冲),即产生幅度调制波。在此高频振荡电压激励下,探头产生一次超声振荡。由于换能器晶片具有压电效应,将电能转换为机械弹性振动,使在人体组织中传播而形成超声波。这是超声波的发射过程。

4. 接收通路(高频放大器,检波器,视频放大器)

换能器接收回波,并转换为电信号,回波信号相对微弱,需要送入高频放大接收电路进行放大,放大之后的信号[见图 5-4(e)]经过检波器,提取出有用的包络信号[见图 5-4(f)],再进行视频放大等处理,变成具有一定幅度的视频信号,加载至示波管的垂直偏转板,显示在荧光屏上。为展开垂直偏转板上被显示回波的形状和相互之间的关系,在发射超声脉冲的同时,扫描电路输出锯齿波电压加至示波管水平偏转板,形成水平扫描基线,并显示出所接收信号的波形。时标电路在同步信号控制下,产生一列深度标志信号,同时加到示波管的垂直偏转板上,作为深度标尺。这样便可直接读出待测脏器的位置及其性质,完成诊断功能。

5. 时间增益补偿电路(TGC)

超声回波信号的动态范围很大,一般达 100 dB 以上,主要由两个因素造成:其一,超声回波信号是由于人体组织声阻抗的不同而产生的,人体各组织界面声阻抗差异的大小,反射目标大小及不同取向等,使回波信号的大小在很大范围内变化。其二,由超声传播的衰减所引起,一般而言,如果工作频率取 2.5 MHz,则超声波在人体内传播每厘米要衰减 2.5 dB 左右,若探测深度为 20 cm,则单程衰减达 50 dB。采用脉冲回波工作方式,那么从发到收双程衰减达 100 dB,这说明同一性质的介质(或称反射体)在不同深度(相差 20 cm)的反射回波信号有 100 dB 的变化范围。为消除传输距离引起的超声衰减,脉冲回波检测系统采用了时间增益补偿(time gain compensation, TGC)技术。具体而言,处于不同距离上的回波目标,由于衰减引起回波大小的差异,要用 TGC 技术进行补偿。TGC 是提供一个随所接收距离(时间)而变化的增益,距离近用小增益,距离远用大增益,压缩了放大器输入信号的动态范围,如图 5-5 所示。实现时间增益补偿的方法有,一是改变射频放大器上的反馈或偏置。二是射频放大器的增益保持一定,而在电路中串入电控衰减器。三是将电控阻抗器作为射频放大器负载,改变射频放大器增益。

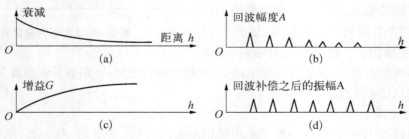

图 5-5　时间增益补偿

6. 扫描电路(锯齿波发生器)

锯齿波发生器产生锯齿波电压,送至示波管的 X 轴偏转板,产生扫描线[见图 5-4(b)]。锯齿波的重复频率由主控电路决定。一般在 400~1 000 Hz 范围。锯齿波电压变化的快慢(斜坡速度)与探测深度相关。变化越慢,最大探测深度越深。仪器的深度调节或比率调节,就是调节锯齿波电压的斜率。

上述是模拟 A 型超声原理,随着电子技术的发展,目前 A 超的实现多采用数字技术实现,但其基本原理与模拟技术相同。

A 型超声是国内最早普及且最基本的一类超声诊断仪。以回声的波形,即振幅的高低和波数的疏密显示,纵坐标代表回声信号的强弱,横坐标代表回声的时间(距离),以此完成组织定征。临床上常用此法测量组织界面的距离、脏器的径线,探测脏器的大小和病变范围。A 型超声波诊断仪可用于许多科室,其中最有代表性的应用是脑中线位置的测量。一般正常人脑中线位置通过颅骨的几何中心,最大偏差≤0.3 cm。用双迹 A 型诊断仪测量若脑中线偏移>0.3 cm,则应考虑有占位性病变,如图 5-6、图 5-7 所示,此法检查无痛苦,准确性高。此外 A 超在眼科也有应用,尤其是对眼内异物,用 A 型超声诊断仪比 X 线透视检查更为方便准确,如图 5-8(a)、(b)、(c)所示。

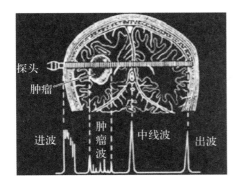

图 5-6　脑部的 A 型超声

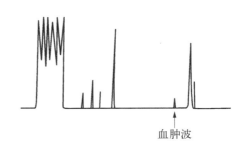

图 5-7　颅内血肿的 A 型超声回波

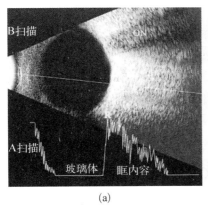

(a)

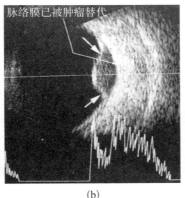

(b)

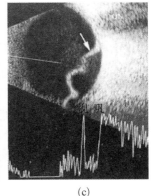

(c)

图 5-8　A/B 超声图像

(a)正常眼睛及眼眶　(b)眼内脉络膜黑色素瘤　(c)视网膜脱离

目前只有几家国外厂家生产标准化的 A 型诊断仪。主要用于脑中线的探测、眼轴的测量、浆膜腔积液的诊断、肝脓肿的诊断以及穿刺引流定位等。由于其简便易行、价廉,以及在组织的判别和确定(或称组织定征)、生物测量和生物组织检查方面都具有很高的准确性和特异性,所以其仍有不可忽视的实用价值。但是,由于 A 超只能获得从发射振子(探头)到回波发生部位之间的一维信息。不能提供观察对象的更广泛的信息,目前临床上几乎被 M、B 超取代。

5.3　B 型超声的基本原理

B 型超声(bright modulation)诊断仪在 A 超的基础上发展而来。采用机械或者电子扫描技术快速地在一个水平面扫描,形成多条扫描线。在扫描的过程中,换能器在不同的位置(方向)上发射超声脉冲,接收相应的回波信号,并将回波信号的幅度映射为辉度。这样就可以获得一个横断面的回波图像信息,如图 5 - 9 所示。

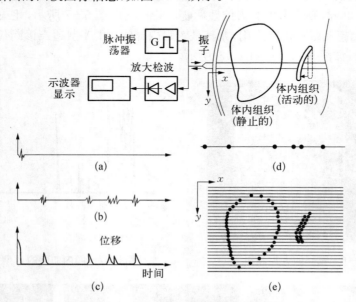

图 5 - 9　A 型超声到 B 型超声的演化

(a) 发射脉冲　(b) 回波脉冲　(c) A 型显示　(d) 亮度调制　(e) B 型图像

B 超的优点是能得到人体内部脏器和病症组织的断层图像;能对脏器进行实时动态观察。相比于 X 射线和 CT 价格便宜,便于普及。B 超的扫描线一般有线形扫描和扇形扫描;线形扫描多应用于无骨骼遮挡的腹部区域,而扇形扫描可以用于心脏等有骨遮挡的脏器。如图 5 - 10 所示。

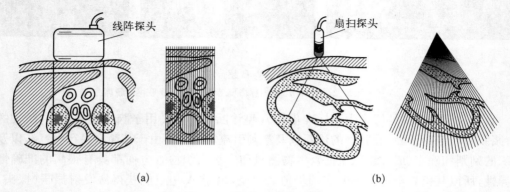

图 5 - 10　线形扫描和扇形扫描

(a) 腹部线形扫描断层影像　(b) 心脏扇形扫描断层影像

5.4　M 型超声的原理及应用

M(motion)型超声诊断仪也是在 A 型仪器的基础上发展而来。M 超在 A 超的基础上做了两项扩展,① 由幅度调制扩展为辉度调制,这一点与 B 超类似,② 在时间上做了扩展,记录了不同时间点的扫描线,并沿时间轴展开,M 超可以显示同一位置的超声回波信号随时间的变化;这一点与 B 超不同,B 超是显示不同空间位置的扫描线。超声心动曲线,即 M 型超声,如图 5-11 所示。

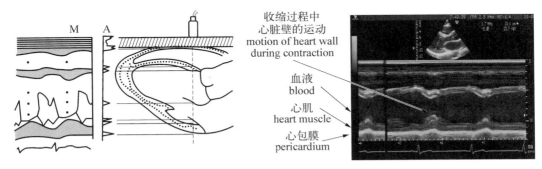

图 5-11　A 型超声到 M 型超声的演进

M 型超声又叫超声心动图,它将人体内某些器官的运动情况显示出来,主要用于心脏血管疾病的诊断。探头固定对着心脏的某部位,由于心脏规律性地收缩和舒张,心脏的各层组织和探头之间的距离也随之改变,在屏上将呈现出随心脏的搏动而上下摆动的一系列亮点,当扫描线从左到右匀速移动时,上下摆动的亮点便横向展开,呈现出心动周期过程中,心脏各层组织结构的活动曲线(见图 5-11)。

图 5-12 是基于模拟技术的 M 型超声波的工作原理,随着电子技术的发展,若采用数字技术,其实现将非常简单容易,但其基本原理与模拟技术的 M 超相同。与 A 超类似,M超仍然由探头、电子线路、示波管组成。电子线路包括同步电路、发射电路、接收电路(高频

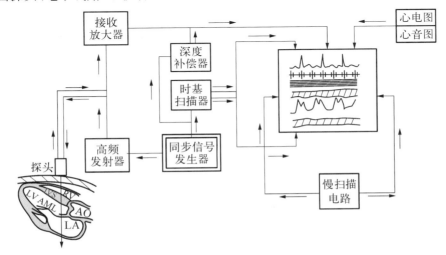

图 5-12　M 型超声诊断仪工作原理

放大、检波器、视频放大)、时间(慢)扫描电路、深度(时基)扫描电路、电源电路等。其中时间(慢)扫描电路是 M 超的关键部件。

(1) M 型超声诊断仪中有一个时间慢扫描信号发生器,它产生的信号加到水平偏转板上。如果没有时间扫描信号,即被测心脏的运动,各界面空间位置发生的位移在显示屏上表现为一系列亮点沿一条直线上下移动。加上时间扫描信号后,则垂直扫描线自左向右慢慢移动展开,周期为 1~10 s,把脏器各界面随时间运动沿水平轴展开,这样可以从图像上很容易判断脏器各部分运动的振幅、周期和运动状态等。

(2) 垂直偏转板上加载深度扫描电路,并产生时基信号,反映声束方向的回波信息,同时将接收信号调制为辉度之后也加在垂直偏转板上,通过辉度来表示回波信号的强度。

临床上,M 型超声诊断仪,又称为时间-运动型(time-motion mode)超声诊断仪。它的主要特点是能测量运动器官,专用于心脏的各类疾病的诊断,如对心血管各部分大小、厚度的测量,心脏瓣膜运动状况的测量等。同时还可以输入心脏的其他有关生理信号,进行比较研究,如研究心脏各部分和心电图、心音图及心搏图之间的关系;研究心脏搏动和脉搏之间的关系等。另外还可以研究人体内其他各运动面的活动情况,因此可以用于对胎儿和动脉血管的搏动等的检测。目前,双导超声心动图仪可以同时比较心脏的两个不同部分的活动情况,使临床的诊断更趋于方便和完善。B-mode 和 M-mode 的比较如图 5-13 所示。

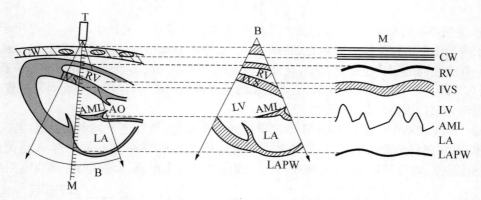

图 5-13　B、M 型超声显示心脏示意图

5.5　C、F、P、D 型超声诊断仪原理

C 型扫描,指"特定深度扫描"(constant depth mode)。与 B 型扫描类似也是辉度调制的二维切面显示方式,所不同的是 B 型扫描所获得的是超声波束扫查平面本身的切面图像,即纵向切面图。而 C 型扫描所获得的是距离探头某一特定深度,与扫描声束轴向相垂直的切面图像,即横向切面图像。可见,C 型显像平面与 B 型显像平面是相互垂直的,改变 C 型扫描深度,便可获得若干不同深度的 C 型切面图像。

C 型超声是在 B 型基础上发展而来。在电路中比 B 型多了一个距离选通门电路。C 型超声扫描方式如图 5-14(a)所示。发射、接收采用同一换能器,并在接收端设置一距离门,当选通时间一定时,可获得固定传播深度组织界面反射特性的信息。用回波幅度调制显示器亮度,而 x、y 与固定传播界面上声束扫描位置一一对应。早期 C 型扫描为机械式的单晶片扫查。探头在机械扫描器的驱动下,对被扫描部位进行"Z"字形扫描,轨迹为 X-Y 平面扫描。为提高显像速度,有将单晶片探头改用多晶元线阵探头,在图 5-14(a)中,换能器采用电子线阵换能器时,扫描过程中,换能器只需向 x 方向移动。

图 5-14(b)是曲面形式的 C 型扫描,基本原理与图 5-14(a)相同,不同之处在于,线性电子扫描探头来回摆动,使发出的每一条声束作扇形扫描。当选通时间固定时,就得到曲面 C 型图像。很明显,C 型扫描成像中,x 轴像素数 M、y 轴像素数 N、扫描深度 D 和图像帧频 F_{ve} 满足 $\dfrac{2D}{c}MNF_{ve} = 1 \text{ s}$,$c$ 是介质中声速。

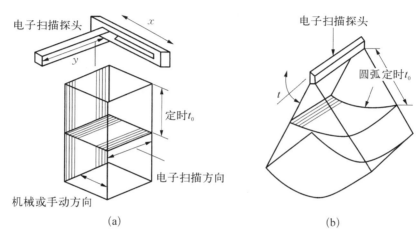

图 5-14　平面 C 型扫描(a)和曲面 C 型扫描(b)

F 型诊断是在 C 型诊断的基础上发展起来的。其原理与 C 型类似,不同之处在于,C 型扫描中,接收距离脉冲选通时延为预先设定的,在扫描过程中不能改变;而 F 型扫描中,选通脉冲时延是随位置变化的函数。这样,F 型所得到的图像不是一个等深度平面,而是一个由位置函数决定的曲面。F 型既可对平面扫描成像,也可对曲面扫描成像。F 型扫描方式如图 5-15 所示。

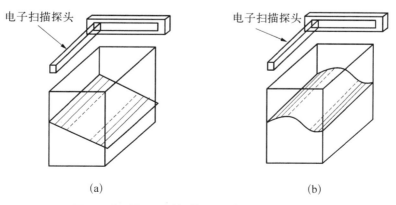

图 5-15　平面 F 型扫描(a)和曲面 F 型扫描(b)

　　C 型和 F 型扫描成像可获得 B 型超声成像所得不到的信息,有一定的诊断价值,并且只需要在已有的实时超声成像装置的基础上加一些外围电路就可以简单实现。C 型检查肿瘤组织,能显示出肿瘤组织的扩大范围,这在临床诊断中极为重要。F 型成像画面可从三维角度去观察体内组织及病变情况。

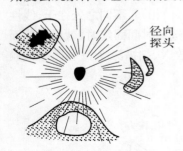

图 5 - 16　P 型扫描的径向探头

　　P 型超声又称 P 型显示,它可视为一特殊的 B 型显示,超声换能器置于圆周的中心,径向旋转扫查线与显示器上的径向扫描线作同步的旋转。主要适用于对肛门、直肠内肿瘤、食道癌及子宫颈癌的检查,亦可用于对尿道、膀胱的检查。P 型超声诊断仪所使用的探头称为径向扫描探头,如尿道探头,直肠探头都属于径向扫描探头。扫描时探头置于体腔内,如食道、胃或直肠等,如图 5 - 16 所示。

　　D 型超声成像诊断仪也即超声多普勒诊断仪,它是利用声学多普勒原理,对运动中的脏器和血液所反射回波的多普勒频移信号进行检测并处理,转换成声音、波形、色彩和辉度等信号,从而显示出人体内部器官的运动状态,显示三维的图像信息。后面第 8 章有专题介绍。

　　这里对脉冲回波的几种超声诊断仪做简要的比较:A 超为幅度调制,B、M 超为辉度调制;A、M 超显示的是一维信息,而 B 超显示的是二维信息;A、B 超测量身体的静态信息,M 超为动态信息,一般为心动图。

思考与练习题

　　1. 如题图 1 所示的解剖结构图,画出 A 型显示器上所看到的回波波形。并计算 B,C,D 三点界面脉冲回波相对于 A 点的时间,设 B—C 之间区域为肌肉,且被 A—D 之间的脂肪包裹,其中脂肪的声速取值为 1 450 m/s,肌肉的取值为 1 568 m/s。若以速度标准平均值 $c=1.54×10^5$ cm/s 代替脂肪以及肌肉的声速,重新计算各界面点的回波时间,并计算由此近似带来的 B,C,D 回声到达时间的误差率是多少?

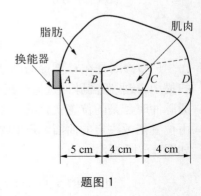

题图 1

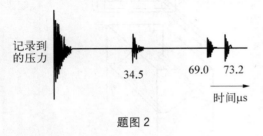

题图 2

　　2. 人体某一部分的 A 型超声显示如题图 2 所示,画出与之相应的两种不同的解剖结构,并给出距离值,假设 $c=1.45×10^5$ cm/s。

　　3. 超声在人体的衰减,超声诊断仪器(以 A 超或者 B 超为例)解决衰减的办法是什么?

　　4. 超声诊断仪器(以 A 超或者 B 超为例)中,假设超声波的速度为常数还是变量? 这个假设是否合理? 给超声成像带来什么影响?

　　5. 简述脉冲诊断超声的原理,以 A 超为例。

　　6. 简述 A,B,C,D,F 等超声诊断设备的特点与区别。

第 6 章　数字 B 超声成像系统原理

6.1　B 型超声成像的原理

B 型超声成像诊断仪因采用辉度调制（brightness modulation）方式成像而得名，其影像所显示的是人体组织或脏器的二维超声断层图（或称剖面图），对于运动脏器，还可实现实时动态显示。高端数字超声成像设备集成 B 超、M 超，有的甚至集成了 D 超于一体。B 超成像的基本原理如前所述，其关键部件之一是超声探头（probe），它是由一组具有压电效应的晶体经过特殊工艺制成的。用于 B 超成像的探头，都是多元阵列，且通过电子设备实现收发的相位控制，如图 6 - 1 所示。数字 B 超的一般工作过程为：当探头获得激励脉冲后发射超声波，同时探头受聚焦延迟电路控制，实现声束聚焦；然后经过一段时间延迟后再由探头接收回声信号，探头接收到的回声信号经过滤波，对数放大等信号处理；然后由 DSC 电路进行数字变换形成数字信号，在 CPU 控制下进一步完成图像处理，再同图表形成电路和测量电路一起合成视频信号送给显示器形成大家所熟知的 B 超图像。B 型超声成像仪采用辉度调制方式显示深度方向所有界面的回波，同时探头发射的声束在水平方向上完成快速电子扫描，逐次获得不同位置的深度方向所有界面的回波，当一帧扫描完成，便可得到一幅由声束扫描方向决定二维超声

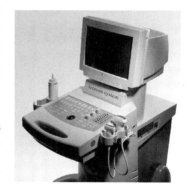

图 6 - 1　B 型超声仪器

断层影像，称之为扫描断层影像。也可以通过机械或者电子的方法改变探头的角度，从而使超声波束沿指向方位快速变化，每隔一定小角度获取一根扫描线，被探测方向不同深度所有界面的回波都以亮点的形式显示在对应的扫描线上，便可形成一幅由探头摆动方向决定的二维超声断层影像，称之为扇形扫描断层影像。如果以上提到的两种超声影像，其获取回波信息的波束扫描速度足够快，便可以满足对运动脏器的稳定取样，因而，连续不断地扫描，便可以实现实时动态显示，观察运动性脏器的动态情况。彩超并不是看到了人体组织的真正的颜色，而是在黑白 B 超图像基础上结合以多普勒效应原理为基础的伪彩而形成的。利用计算机伪彩技术加以描述，使用户能判定超声图像中流动液体的方向及流速的大小和性质，形成了今天见到的彩超图像。

B 超的优点有以下几个方面：① 超声的扫描可以连贯地、动态地观察脏器的运动和功能；可以追踪病变、显示立体变化，而不受其成像分层的限制。目前超声检查已被公认为胆道系统疾病首选的检查方法。② B 超对实质性器官（肝、胰、脾、肾等）以外的脏器，还能结合多普勒技术监测血液流量、方向，从而辨别脏器的受损性质与程度。如医生通过心脏彩超，可直观地看到心脏内的各种结构及是否有异常。③ 超声设备易于移动，没有创伤，对于

行动不便的患者可在床边进行诊断。④ 价格低廉,容易承受。超声检查的费用一般为35～150 元/次,是 CT 检查的 1/10,核磁共振的 1/30。⑤ 超声对人体没有辐射,对于特殊患者可以优先采用。

B 超的缺点有以下几个方面:① B 超在清晰度、分辨率等方面较弱。② B 超对肠道等空腔器官病变易漏诊。③ 气体对超声影响很大,患者肠气干扰等多方面因素影响检查结果。④ B 超检查需要改变体位等,对于骨折和不能配合患者不适用。检查结果也易受医师临床技能水平的影响。⑤ 孕妇滥查 B 超可能易致胎儿畸形。

6.2　B 型超声成像诊断仪的关键技术指标与参数

1. 探头规格

探头规格标称有工作频率、尺寸、形状等参数,还有是否可配合穿刺等特殊要求。探头标称工作频率通常在 15 MHz 范围以内,可根据不同需要选定。探头尺寸和形状的选定应根据被探测介质声窗大小和部位来考虑。现代 B 超仪通常都配有多种频率和形状的探头,以适用于不同探查的需要,如图 6-2 所示。

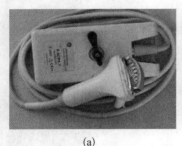
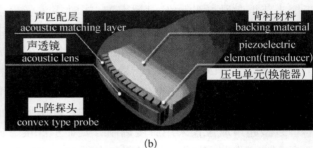

(a)　　　　　　　　　　　　　　　(b)

图 6-2　B 超声探头实物(a)以及内部结构图(b)

2. 性能指标和技术参数

B 超仪作为超声诊断仪中的主流和最普及的设备,有必要了解与其相关的性能指标。这里主要包含两方面:技术参数和使用参数。下面择其重点参数给予介绍。

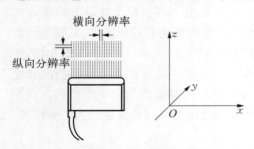

图 6-3　探头的纵/横向分辨力

1) 分辨力

分辨力(单位:mm)是指超声诊断仪对被检组织相邻回声图的分辨能力,分纵向(深度方向)和横向(水平方向)分辨力,如图 6-3 所示。

(1) 纵向分辨力表示在声束轴线 z 方向上,对相邻回声影像的分辨能力。可以用两回声点之间的最小可辨距离来表示,其值越小,则纵向分辨力越高。纵向分辨力受多种因素的影响。首先,纵向分辨力与发射超声频率有关。声波的纵向分辨力极限为声波的半波长,比如 2.5 MHz($\lambda=0.6$ mm)声波的纵向极限分辨力为 0.3 mm,但这只是纵向分辨力的理论极限。就系统而言,纵向分辨力还在很大程度上受机器接收增益的影响,并在一定程度上受被测介质特性(指被测体的色散吸收和运动情况)的影响,通常各种因素综合影响使得 B 超图像的纵向分辨力下降从而能分辨的最小尺寸会大于其理论数值 $\lambda/2$。

（2）横向分辨力表示在水平扫描 x 方向上，对相邻回声影像的分辨能力。影响横向分辨力的因素主要是声束的直径、聚焦特性，以及显示器件和探头换能器性能等。

2）超声的工作频率 f 和脉冲重复频率 PRF

（1）超声的工作频率 f 是指探头与仪器连接后，实际辐射超声波的频率，即所发射超声波在每秒内自身的振荡次数。它可以根据配用不同的探头来变换选择，而探头的标称频率通常是固定的。仪器工作频率 f 的选择，主要考虑衰减和探测部位的不同，但也要考虑对纵向分辨力的影响。频率越高，波长越短，则波束的方向性越好，使纵向分辨力提高，但衰减也成比例地增加，探测深度变小，信噪比也受到影响。因此，不能无限制地提高工作频率，通常 B 超仪器的工作频率在 $0.5\sim10\,\mathrm{MHz}$ 范围内，应根据不同需要选择。

（2）脉冲重复频率（pulse repeat frequency，PRF）指脉冲工作方式超声仪器在每秒钟重复发射超声脉冲的个数，也就是探头激励脉冲的频率，也是前面脉冲回波成像系统章节提到的同步信号的重复频率，如图 6-4 所示。

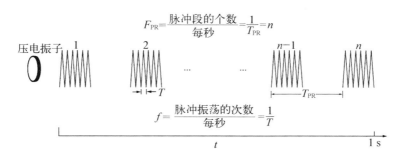

图 6-4　超声的工作频率 f 和脉冲重复频率 F_{PR}

该频率与超声波工作频率是两个不同概念。两者的物理单位一致（Hz），但取值范围差异较大。脉冲重复频率 F_{PR} 决定了仪器的最大探测距离，最大探测距离 $D_{\max}=ct_{\mathrm{r}}/2$，式中，$c$ 为超声波在人体中传播的平均速度，t_{r} 为声波往返 1 次所需的时间。

当脉冲重复频率 F_{PR} 确定后，其脉冲周期 $T_{\mathrm{PR}}=1/F_{\mathrm{PR}}$ 也即被确定，T_{PR} 即是声波往返可利用的最大时间。为避免前、后 2 个脉冲相重叠而影响影像质量，并考虑显示器扫描的逆程时间，应有：$t_{\mathrm{r}}<T_{\mathrm{PR}}$。

例如，当取 $F_{\mathrm{PR}}=3.125\,\mathrm{kHz}$（对应 $T_{\mathrm{PR}}=320\,\mu\mathrm{s}$）、$c=1540\,\mathrm{m/s}$，则 $D_{\max}<24.64\,\mathrm{cm}$。最大探测距离并不等于仪器的探测深度（探测深度受发射功率、接收灵敏度等因素影响），只是设计中允许设定探测深度的最大值。

脉冲重复频率 F_{PR} 不可取太高，否则将限制仪器的最大探测距离，但 F_{PR} 也不可取太低，否则将影响图像的帧频或线密度。因为对于固定焦点的 B 超仪，其显示影像的每一条扫描线对应 1 次超声的发射，当脉冲重复频率 F_{PR} 确定为 $3\,\mathrm{kHz}$ 时，如果希望影像每帧的线数为 100，则帧频为 $30\,\mathrm{Hz}$。如果 F_{PR} 降为 $1\,\mathrm{kHz}$，而且仍要求每帧线数为 100，则帧频降为 $10\,\mathrm{Hz}$，这将不能保证实时动态显示。当然，为了保证帧频，也可以降低每帧的线数，但这将使影像质量变差。因此，脉冲重复频率 F_{PR} 的选择应综合考虑。对于 B 型超声波成像仪，F_{PR} 的值通常在 $2\sim4\,\mathrm{kHz}$ 范围。帧频等于完成一副图像所需时间的倒数，记为 F_{ve}。N 为扫描线数，D 为每条扫描线能探测到的最大深度。这些量之间的关系为 $2F_{\mathrm{ve}}ND/c=1$，从中可以看出，帧频、扫描线数、探测深度,三者乘积为一常数,要提高其一,必须牺牲其余两个或其中之一。

3) 脉冲的宽度和振铃

(1) 脉冲的宽度指脉冲从开始产生到截止的时间长短。脉宽越窄越有利于提高影像的轴向分辨率,因此,激励脉冲宽度应该控制在一个较窄的范围,但激励脉冲宽度的缩小受到系统接收通道频带宽度的限制。脉冲宽度越窄,则要求系统的接收通道频带越宽,这给接收系统的制作带来了困难。现代 B 超仪发射脉冲宽度小于 $0.2\ \mu s$,图 6-5 给出了脉冲长短对纵向分辨率的影响。

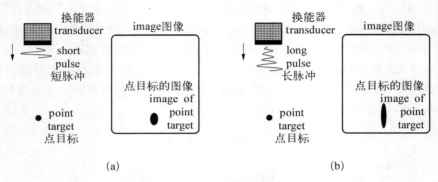

图 6-5　脉冲长短对超声分辨率的影响

(a) 短脉冲　(b) 长脉冲

(2) 振铃是指探头受电激励截止后产生声波余振动的长短。理想的情况是当施加于探头的电激励脉冲结束后,振动立即停止,但事实上这是无法做到的。由于它会严重影响超声系统的纵向分辨力,因此,希望探头产生余振(振铃)的时间也越短越好。

当两个界面距离相隔太近时,如果发射脉冲的振铃时间长,则第 1 个界面的回波的后沿将与第 2 个界面的回波的前沿混在一起,以致无法分辨产生这 2 个回波的界面。脉冲的振铃时间及声速还影响相邻回波的最小可分辨距离。振铃时间长、声速大,则最小可辨距离大,分辨力就差。而脉冲的振铃时间的长短又受超声工作频率、探头阻尼特性的影响,降低工作频率和加大阻尼都可以使振铃减弱,从而使脉冲的振铃时间减小。激励脉冲宽度也直接影响发射脉冲的振铃时间,这些因素之间既相互联系又相互矛盾。

4) 灰阶与动态范围

(1) 灰阶是表示接收机显示器调辉显示能力的一个参数,灰阶有 16、32、64 和 128 等级之分,级数越高,表示显示器调辉能力越强。仪器的灰阶级数高,其显示回声像的层次感强,影像的信息量就高。这是因为 B 型超声显像仪都是将回声信号振幅的高低转变为不同程度的亮度像素进行显示的,回声幅度高的信号在屏上以白色(或黑色)显示,幅度低的信号以黑色(或白色)显示,回声幅度在白色和黑色电平之间的信号,则以不同灰度进行显示。灰阶对应着超声波信号采样时的采样精度,即每个采样点的量化精度。在具体实现过程中,灰阶高,图像层次感好,但是灰阶高必然带来大量的采集原始数据,增加了后续电路以及数据处理的负担,所以在硬件实现时,也要统筹考虑,不是越高越好。

(2) 动态范围是指在保证回声信号既不被噪声淹没也不饱和的前提下,允许仪器接收放大回声信号幅度的变化范围。一般仪器在 40~60 dB,也有些仪器的动态范围可调。动态范围大,所显示影像的层次丰富,影像清晰。但动态范围受显像管特性的限制,通常不可能做得很大。实际上回声的动态范围与显示器所具有的动态范围是不相同的,回声的动态范围大(约 100 dB),显示器的动态范围小(约 20 dB),因此,为了防止有用信息的丢失,必须对回声的动态范围进行压缩,并将动态范围内的分贝(dB)数分成等级显示出来,这种处理称作灰阶处理,又称窗口技术。经过处理的信号将压缩那些无用的灰阶信息,而保留并扩展那些具有诊断意义的微小灰阶差别,使影像质量得到改善。

5) 聚焦方式

聚焦方式指对探头发射和接收波束采用何种方法聚焦,有透镜声学聚焦、电子聚焦和实时动态聚焦(见图 6-6)等,聚焦对横向分辨率的影响如图 6-7 所示。

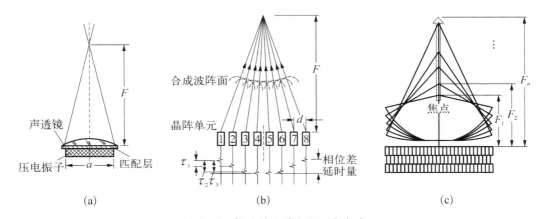

图 6-6　探头的 3 种主要聚焦方式

(a) 声透镜聚焦　(b) 电子聚焦　(c) 实时电子动态聚焦

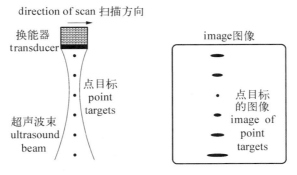

图 6-7　聚焦对横向分辨率的影响

(1) 声学聚焦是利用声学透镜、声学反射镜等方法实现对波束的聚焦,这里不再赘述。

(2) 电子聚焦指应用电子延迟线技术,对多振元探头发射激励脉冲进行相位控制的方法,实现对波束的聚焦。每一次发射对应有 1 个相位差延时量 τ[见图 6-6(b)],中心声波较边缘声波延迟了一段时间(或距离),由若干个子波共同合成了一个波阵凹面,最终会聚于焦点。

(3) 实时动态聚焦也是电子聚焦的一种,与电子聚焦不同之处是,多点动态聚焦的焦点不是固定的,而是通过改变发射激励脉冲的相位延时量,使在波束同一轴线(z)方向上实现多点聚焦发射[见图 6-6(c)],并通过数字扫描变换器对几次不同焦点发射所获得的回波信息分段取样处理,最后合成为一幅完整信息,实现接收后的二次聚焦。由于这个信息是几次对焦点区域信息的合成,因此,所显示影像的清晰度和分辨力都较一点聚焦所获得的影像更佳。目前在一些较高档次的 B 超机型中,常见到这种新技术的采用。

6)时间增益补偿(TGC)

考虑到超声在人体内传播过程中,由于介质对声波的反射、折射和吸收,超声强度将随探测深度的增加而逐渐减弱,致使处于不同深度的相同密度差界面反射回波强弱不等,从而不能真实反映界面的情况,必须对来自不同深度(不同时间到达)的回声给予不同的增益补偿,也就是使接收机的近场增益适当小,远场增益适当大,通常称此种控制手段为时间增益补偿。一般超声仪器给出的 TGC 参数为:近区增益 $-80 \sim -10$ dB,远区增益 $0 \sim 5$ dB。它所代表的含义为在声场近区,接收机增益可在某设定增益基础上,衰减 10~80 dB;而在远区,接收机增益可以控制增大 0~5 dB。

6.3　B 型超声成像诊断仪中的扫描技术

采用何种扫描方式的超声仪器,取决于被检目标的需要,线扫式 B 型超声波诊断仪适用于观察腹部脏器,如对肝、胆、脾、肾、子宫的检查,而扇扫 B 型超声波诊断仪适用于对心脏的检查。现代 B 型超声波诊断仪通常同时具备以上 2 种探查功能,通过配用不同的超声探头,方便地进行转换。扫描方式指仪器所发射的超声波束对被测对象进行探测的方法。方式不同,仪器所配用的探头和电路构成亦不同,因此,仪器的成本和价格也不同。其他的扫描方式如图 6-8 所示。

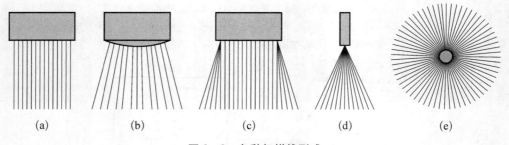

图 6-8　各种扫描线形式

(a) 线性(linear)　(b) 曲线(curvilinear)　(c) 梯形(trapezoidal)　(d) 扇形(sector)　(e) 辐射(radial)

6.3.1　机械扇形扫描 B 超仪

超声波束以扇形方式扫查,可以不受透声窗口窄小的限制而保持较大的探查范围。比如对心脏的探查,由于胸骨和肋骨的阻碍,就只宜用扇形扫描 B 型超声波诊断仪进行。由于心脏运动速度快,为了实现实时动态显示,要求用于心脏探查的扇形扫描 B 型诊断仪具有较高的成像速度,一般在 30 帧/秒以上,同时应具有足够的探查深度和适当的线密度。

产生高速机械扇形扫描通常采用的方法有 2 种,其一是单振元曲柄连杆摆动法,其二是风车式多振元(3 个或 4 个晶体换能器)旋转法。机械扇扫在现代 B 超仪器中很少使用,限于篇幅,这里不再详述。

6.3.2 高速电子线形扫描 B 超仪

将换能器阵列排成线阵,用电子开关使晶体与发射/接收电路交替连接,使之分时组合轮流工作,如果这种组合是从探头的一侧向另一侧顺序进行的,每次仅有接入电路的那一组被激励,产生合成超声波束发射并接收,即可实现电子控制下的超声波束线性扫描。电子线扫 B 型超声波诊断仪的原理如图 6-9 所示。

由 n 个振子(或称振元)组成线阵换能器,各振子中心间距为 d。每次发射和接收,由相邻 m 个振子构成一个组合,并借助电子开关顺序改变这种组合。比如,第 1 次由组合 m_1(假定由振子 1~4 组合)进行发射和接收,此时发射声束中心位于振子 2、3 中间,并与探头平面垂直;第 2 次发射由组合 m_2(由振子 2~5 组成)进行,此时发射声束中心位于振子 3、4 之间。两次发收波束空间位移为 d,按顺序经过 $(n-m+1)$ 次发射和接收,即可完成声束横向扫描范围内的一帧完整影像的探查。同相线阵形成的波束如图 6-10 所示。

电子线阵超声探头用于电子式线性扫描超声诊断仪。其结构如图 6-11 所示,它主要由 6 部分组成:开关控制器、阻尼垫衬、换能器阵列、匹配层、声透镜和外壳。

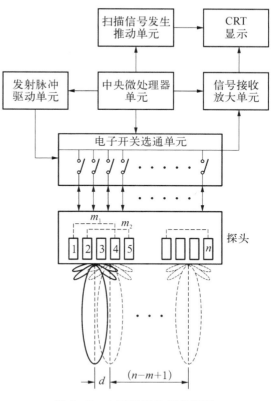

图 6-9 电子线扫 B 超仪原理

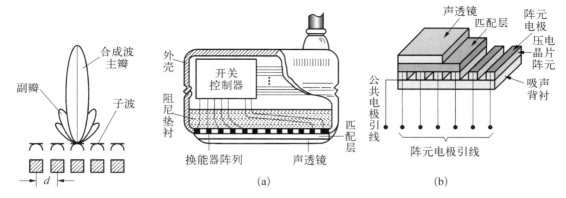

图 6-10 同相激励指向性　　图 6-11 电子线阵探头剖面示意(a)以及压电晶体阵列细节图(b)

(1)开关控制器:用于控制探头中各振元按一定组合方式工作,若采用直接激励,则每一个振元需要一条信号线连接到主机,目前换能器振元数已普遍增加到数百个,则与主机的连线需要数百根,这不仅使工艺复杂,因此而增加的探头和电缆的重量也是不堪设想的。采用开关控制器就可以使探头与主机的连线数大大减小。

(2) 阻尼垫衬:其作用与柱形单振元探头中的垫衬作用相同,用于产生阻尼,抑制振铃并消除反射干扰。阻尼垫衬材料的构成要求亦和柱形单振元探头相似。

(3) 换能器阵列:换能器的晶体振元通常采用切割法制造工艺,即对一宽约 10 mm,一定厚度的矩形压电晶体,通过计算机程控顺序开槽。开槽宽度应小于 0.1 mm,开槽深度则不能一概而论,这是因为所用晶片的厚度取决于探头的工作频率,相当于半波长厚度的频率叫做压电晶体的基础共振频率。晶体材料的半波长厚度 σ 可由公式 $\sigma = C_p \cdot T/2$ 给出,其中,C_p 为超声波在该材料中的传播速度,T 为超声波工作频率对应的周期。

当换能器的工作频率确定后,根据所用晶片材料的半波长厚度,即可确定所用晶片的厚度。显然,探头的工作频率越高,所用晶片的厚度则越薄。开槽的深度主要影响振元间互相耦合的大小,振元间互耦大则相互干扰大,使收发分辨力降低。一般来说,开槽深则互耦小。

至于每个振元的宽度,一是,考虑辐射强度,宽度窄则振元的有效面积小,辐射强度小,影响探测灵敏度。二是,波束和扩散角,宽度窄则近场区域以外扩散角大,声束主瓣宽,副瓣大,横向分辨力下降,要使副瓣小,则应满足振元中心间距 $d < \lambda/2$。考虑以上因素,通常取单个振元宽度与厚度之比小于 0.6。因此,工作频率越高,换能器的制作困难越大。例如,对某种已选定的晶体材料而言,当工作频率为 2.5 MHz 时,假设其半波长厚度为 0.8 mm,则单个振元的宽度小于 0.48 mm。当工作频率上升到 5 MHz 时,晶体的半波长厚度仅为 0.4 mm,则单个振元的宽度小于 0.24 mm。当工作频率为 7.5 MHz 时,晶体半波长厚度仅有 0.26 mm,则单个振元的宽度应小于 0.16 mm。可见,高频率的探头、换能器制作工艺难度大。

为了进一步减小互耦,线阵探头阵元中心间距应满足 $d < \lambda/2$ 的条件。但前已述及,对于高频探头,晶片切割难度大,再考虑单片辐射面积的需要,只好折中考虑,取振元的宽、厚比为 0.6,这往往并不满足 $d < \lambda/2$ 的条件。优化后的设计是采用组合振元方式,即每一组激励振元由几个晶片组成(这样的一个组合称作一群),则可以较好地解决互耦与工艺的矛盾。比如将 100 mm $\times$ 10 mm $\times$ 0.8 mm 的压电晶体均匀刻划成 64 个窄条,刻缝宽为 0.05 mm,每一个窄条作为一个振元,并设工作波长 $\lambda = 1.60$ mm,那么这种尺寸结构 $d/\lambda =$ 1.55/1.60 $\approx$ 1,远不能满足 $d < \lambda/2$ 的条件。而如果将此压电晶体刻划成 256 个窄条,每 4 个窄条作为一个振元(发射时给予同相激励),探头总共仍为 64 个振元(或称作 64 群),但尺寸结构 $d/\lambda = 0.40/1.60 = 1/4$,则可以满足以上条件。所以采用新设计的优点是显而易见的,它既保证了探头的辐射功率,又使副瓣得到压缩。

这些阵元都是面积相同的矩形小条,实际上是在一块长约 100 mm、宽约 10 mm 的压电材料上刻了许多很细的槽面而制成的,由于细槽并非将压电材料的底部刻穿,所以所有这些阵元的底面都是连在一起的。因为采用的是压电材料的厚度共振,而底面这一边本来就与吸声材料紧密接触,所以即使阵元的底面相连也不会影响换能器工作。压电材料的厚度由 B 超使用的超声工作频率来决定。整个底面镀上一层银,成为所有阵元的公共电极,此电极通常在电路上接地。各个阵元的另一面分别镀银,成为独立的电极。

在超声振动中,阵元间相互影响很小,可以认为是相互独立。吸声材料可以增大阻尼,使发射声脉冲的持续时间缩短,从而提高距离分辨率。压电片另一侧的声透镜可使声束聚焦,提高与扫描平面相垂直的平面上的垂直方位分辨率。

（4）匹配层：由于声透镜同时与晶体振元和人体接触,两者的声阻抗差别甚大(压电晶体振元的阻抗 $Z_f \approx (20 \sim 35) \times 10^6$ kg·s^{-1}·m^{-2},人体组织的阻抗 $Z_e \approx (1.58 \sim 1.7) \times 10^6$ kg·s^{-1}·m^{-2}),难于使声透镜的特性阻抗同时与两者匹配。超声经不同阻抗界面传播,将产生反射,会增加能量损耗并影响分辨力,因此,往往需要采用匹配层来实现探头与负载之间的匹配。对匹配层除厚度与声阻抗的要求外,还要求其声阻尼要小,以减小对超声能量的损耗。在工艺上应保证其同时与晶体振元和声透镜接触良好。匹配层材料通常也采用环氧树脂加钨粉配制。

在探头以及硬件参数已选定的情况下,可以通过改变探头中各晶体工作的次序和方式,提高系统成像的质量。交错扫描和飞跃扫描是常用的两种方法,如图 6-12 所示。比如交错扫描,将顺序扫描方式改为 $d/2$ 间隔扫描方式,将可以使波束扫描的线密度提高 1 倍。飞跃扫描可以减少相邻阵元之间的耦合干扰,也可以提高扫描速度,使帧频加倍。飞跃扫描过程中,为减少时间相邻扫描线之间的干扰,这两个阵元组合之间的空间距离至少要大于 10 个阵元。

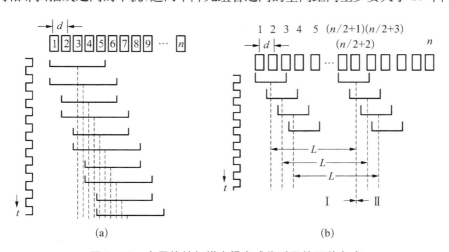

图 6-12　电子线性扫描中提高成像质量的两种方式
(a) 交错　(b) 飞跃

6.3.3　电子相控阵扇形扫描 B 超仪

相控阵扫描采用尺寸较小的多阵元换能器发射和接收声束,声束容易通过胸部肋骨间小窗口透入体内。这个原理借鉴了雷达天线相控扫描。应用相控技术,对施加于线阵探头的所有晶体振元的激励脉冲进行相位控制,亦可以实现合成波束的扇形扫描,用此技术实现波束扫描的 B 型超声波诊断仪称为电子相控阵扇形扫描 B 超仪。

前已述及,对线阵排列的多个声学上相互独立的压电晶体振元同时给予电激励,可以产生合成波束发射,且合成波束的方向与振元排列平面的法线方向一致,这种激励方式称为同相激励。如果对线阵排列的各振元不同时给予电激励,而是使施加到各振元的激励脉冲有一个等值的时间差 τ,如图 6-13 所示,则合成波束的波前平面与振元排列平面之间,将有一相位差 θ。因此,合成波束的方向与振元排列平面的法线方向就有一角度 θ。如果均匀地减少 τ 值,角度 θ 也将随着减少。从图 6-13 可以看出,如果对超声振元的激励给予适当的时间

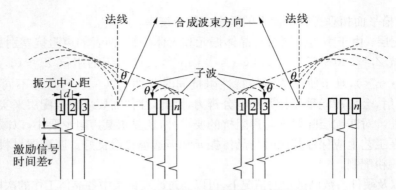

图6‑13   相控阵探头发射波束扫描原理

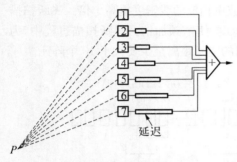

图6‑14   相控接收原理

控制,就可以在一定角度范围内实现超声波束的扇形扫描。这种通过控制激励时间而实现波束方向变化的扫描方式,叫做相控阵扫描。

各相邻振元激励脉冲的等差时间 τ 与波束偏向角 θ 之间的关系由下式给出, $\tau = L/c = d\sin\theta/c$,式中, $c = 1\,540$ m/s,为超声波在人体软组织中传播的平均速度; d 为相邻振元的中心间距。此外,B超中也采用相控接收技术,以增强特定区域接收信号的强度,提高成像的质量,原理如图6‑14所示,实现如图6‑15所示。

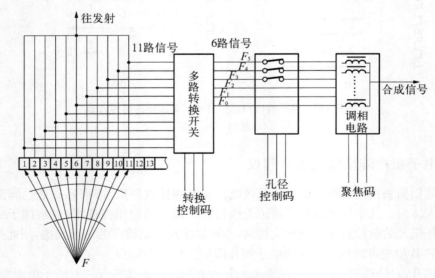

图6‑15   接收信号合成

采用固定聚焦延迟,不可能在沿声束方向上的不同探测深度获得好的聚焦声束和横向分辨率,因此要根据产生回波脉冲界面的深度动态的改变聚焦延迟,使得聚焦区的变化速度与回波信号到达换能器的速度一致,实际应用中采用分段聚焦,如图6‑16所示。

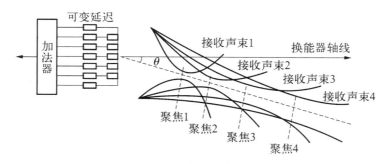

图 6 - 16　相控分段聚焦

6.4　数字 B 超系统架构及数字扫描变换器

前面讲述了模拟 B 超成像的基本原理。随着计算机技术的发展，B 超的实现进入数字化时代，模拟 B 超已经被淘汰出市场。数字技术的应用大大地提高了 B 超图像的质量，而且在成本，体积，价格等方面得到进一步的优化。为此，这里重点介绍数字 B 超的技术与实现，数字 B 超的系统架构如图 6 - 17 所示。

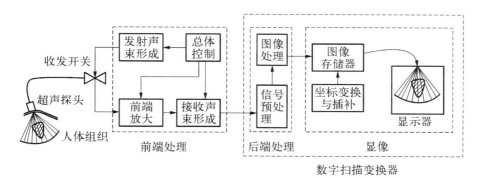

图 6 - 17　数字 B 超的系统架构

在数字 B 超中，有一个称之为数字扫描变换器（digital scan converter，DSC）的关键部件。DSC 也常称为数字扫描处理器（digital scan processor，DSP）。其实质是具有图像存储以及处理功能的计算机系统，它的工作中心是实现模拟信号转变为数字信号（A/D）并进行相关图像处理，以提高成像质量。同时，它能实现 B 超诊断仪图像冻结放大、正负图像翻转、多帧存储、数据测量计算、键盘控制等功能，这些功能的完善程度是评定和选购 B 超的重要参考因素，也是维修 B 超的关键点。采用了 DSC 以后，解决了如下几个技术难题：① 可以对 B 超图像进行实时录像，也可实现图像冻结记录等（尤其是扇扫）。② 使图像冻结和 A 超、M 超以及多普勒血管信息的同时复合成为可能。③ 改善图像质量，使显示帧高于声束扫描帧，便于图像处理。

下面以扇形 B 超中 DSC 为例介绍其工作原理与过程，如图 6 - 18 所示，其工作过程主要分以下几个部分：

（1）A/D 转换：将前端装置检波后的超声回波信号进行采样、量化和编码，实现从模拟信号到数字信号的转变。AD 转换器的采样速度从几 MHz 到 20 MHz，采样精度为 6 bit 的变换器得到 B 超灰阶为 64。

（2）前处理：对 A/D 转换器输出的数据,进行二次采样和按扫描声束矢径方向平滑等预处理。

（3）帧存储器：它是 DSC 的核心装置,用来存储扇形扫描的超声图像,在微机控制下实现各种存储方式和显示方式的变换。

（4）像素地址逻辑单元：即图中的位置计算单元,主要将扇形扫描所得到的回波数据在极坐标中的位置转变为存储、显示所需要的直角坐标位置。

（5）图像处理单元：主要完成图像插补,灰阶变换,γ 变换等。

（6）D/A 转换器,将图像处理之后的数字信号转换为模拟信号,经过视频放大,最后送到显示器。

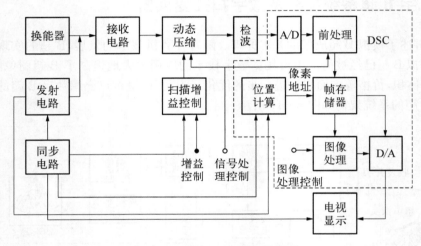

图 6-18　带有 DSC 的 B 超原理

由于超声回波信号的动态范围较大,有些信号可能超出了 ADC 的采样量程。所以 ADC 之前需要调整信号的动态范围,将信号整体压缩或者扩张,以适应 ADC 的采样范围,如图 6-19、图 6-20 所示。

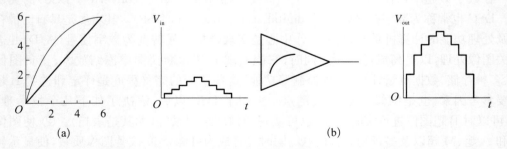

图 6-19　(a) 用来压缩回波信号动态范围的非线性放大器
　　　　　(b) 对小回波信号放大倍数大,对大信号放大倍数小的放大器

1. A/D 部分

B 超图像数字化过程是由 A/D 模数转换器开始的。如 RT2800 型 B 超的 A/D 为 CA3300,8 bit 输出。A/D 的输入受主机发射、接收、预处理部分影响。如果机器故障表现

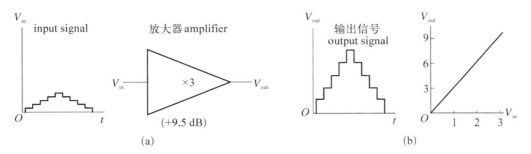

图 6‑20　(a) 线性放大器,对所有信号都是 3 倍的放大倍数　(b) 输入与输出的线性关系

为有噪声点、无超声信号,或超声信号单薄,或超声重影,或无噪声无超声,检查的一关键点就是 A/D 转换器输入情况。正确的 A/D 转换器输入信号可随相对增益调节而变化、以约 250～300 μs 为周期、是有明显始波表现的超声模拟视频信号。

下面简要介绍 ADC 的工作过程,对于一个模拟输入信号其值时间和空间上都是连续的,数字化的过程主要分 3 步,① 先采样,进行时间维度的离散化,根据采样定律,采样频率至少要大于模拟信号最大频率的两倍,这样得到的数字信号才不会失真。② 量化,采样之后得到的信号的幅值仍然是连续的,需要在幅度这一维度进行离散化,即所谓的量化,由多少位数来表达每个采样点的数值,称之为量化精度;换言之,就是可以把幅度细分成多少个等级。6 bit 的量化精度,可以分成 64 个等级的灰度。③ 量化之后再进行编码,以二进制或者其他制式表达出来,这样就完成了模拟信号到数字信号的转换。如图 6‑21、图 6‑22 所示。

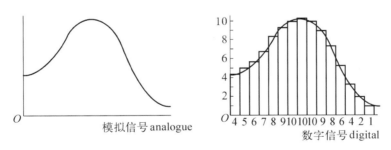

图 6‑21　模拟信号的采样与量化

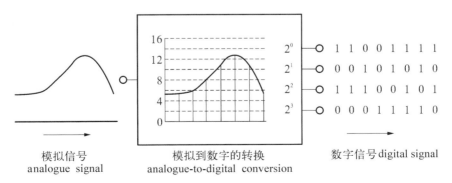

图 6‑22　模数转换的编码过程

2. 前处理

接收到的回波信号,经过 A/D 转换后,成为数字信号,对这些数字信号的预处理,也称为前处理,基本方法有: ① 二次采样:当任一个像素中采样点的个数大于 1 时,存储在像素地址中的采样值可由下述二次采样方法之一来确定:峰值法、点值法、平均值法等; ② 平滑处理; ③ 回声幅度查表; ④ 深度无关的回声幅度校正,即 TGC 处理,TGC 对回波信号的放大随传播距离以非线性的方式增大,经过 TGC 处理之后,相似的组织界面的回波幅度也非常接近,而与组织所在的位置深度无关(见图 6-23); ⑤ 真实幅度重显。

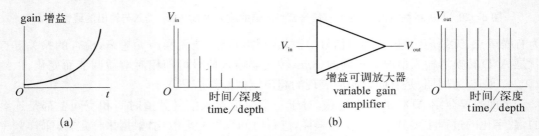

图 6-23　(a) TGC 放大倍数随着传播深度而增大　(b) 经过 TGC 处理,
相似界面的回波幅度将相等(与深度没有关系)

3. 主存储器以及位置变换

模数转变后超声视频信号为多 bit 的数字信号,经串/并变换后存入主存储器(多个 RAM 组成)。位置计算单元和帧存储器是数字扫描变换的关键。在线形扫描中,A/D 转换所得回波数据的扫描坐标与显示可直接一一对应。在扇形扫描中,回波信息及其采样与 A/D 转换过程是在极坐标中进行,需要实现极坐标—直角坐标变换:顺序写入,非顺序读出;或者是非顺序写入,顺序读出。实现转换的方法如式(6-1)所示:

$$\begin{cases} x = x_0 \pm L\sin\theta \\ y = y_0 \pm L\cos\theta \end{cases} \tag{6-1}$$

式中: x_0 和 y_0 是极坐标原点所对应的直角坐标位置; θ 是扫描声束偏转角; L 是沿扫描声束矢径上的采样深度。

4. 图像后处理

1) 图像插补后处理的原因

如图 6-24 所示,数字扫描变换器将扫描回波数据极坐标位置转换为直角坐标像素地址,并将直角坐标像素地址数字化到一个最接近的存储和显示像素地址。这样势必造成扇形图像近场区域内扫描回波数据个数大于存储和显示像素个数而显得太密。其次随着探查深度增加,相邻扫描线间距变大,以致扫描线之间某些显示像素没有给予回波数据赋值而形成显示器上的"黑洞",显示许多黑洞云集成"云纹状",使图像质量下降。黑洞出现的个数与像素大小、超声探查深度、声速偏转角和成像帧频等因素有关。解决"云纹"和"黑洞"的最简单的办法是横向插入算法,在两根邻近的扫描线间插入一根或者几根扫描线,使得直角坐标的整个像素上布满了数据,其缺点是:"云纹"失真减少了,然而写入过密的问题更加严重,如图 6-25 所示。

关于图像后处理的插补法,还有 $R\text{-}\theta$ 插补法和可变线性插补法。其中 $R\text{-}\theta$ 插补法是最好的,但是比较复杂,每一个直角坐标像素数据从周围的极坐标采样数据按线性插补算

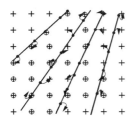
图 6-24　云纹黑洞的产生

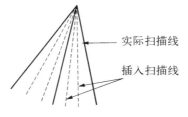
图 6-25　横向插入算法

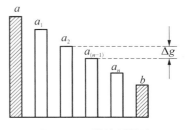
图 6-26　线性插补法

法插值得到。可变线性插补技术比 $R-\theta$ 插补方法简单,且又避免了横向插入算法中写入过密的问题,常被采用。其原理是:从数字扫描变换器帧存储器输入两个相邻采样点的采样数据 a 和 b。当 a 和 b 之间存在几个显示像素无采样数据赋值时,就根据 a 和 b 线性地插入几个像素点数据,插补方法如图 6-26 所示,其中,$\Delta g = (a-b)/(n+1)$,$a_i = a_{i-1} - \Delta g$,$i = 1,2,3,\cdots,n$,$a_0 = a$。

2)灰阶处理

灰阶处理包括灰阶伸展和压缩处理,常采用窗口处理方式。窗口处理又分为窗口提升处理和抑制处理。下面重点介绍窗口提升处理,这种处理主要为增加图像对比度。选择所存储图像的一个灰度窗口(范围)而加以增强,灰度窗口以外的灰度加以压缩或略去,而着重显示所需观察的灰度等级。这样做的目的是为了显示各组织结构,或突出或消隐图像中的某些部分,提高识别力和诊断力。这在临床运用中很重要,比如对于回声与周围十分接近的细小结构,可选用小提升窗口,逐级移置窗口段的方法予以显示,例如输卵管的显示,经过这种处理后便于医生观察和分析诊断,通常所采用的窗口有以下几种方式(见图 6-27)。

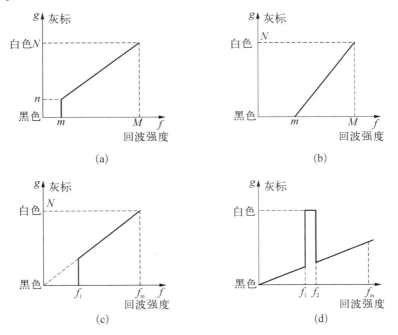
图 6-27　四种灰阶窗口的处理方法

图 6-27 中,(a)是线性变换,假定原图像的回波幅度范围为$[m,M]$,不在合适的观察范围,要把它映射为$[n,N]$灰阶范围。利用这种变换把灰度比例增大和移动,使之充满动态范围$[n,N]$,增强图像对比度,其他回波幅度不做处理。图 6-27(b)所示的变换函数也是线性变换,$[0,m]$回波幅度映射到灰阶为 0 的黑色,$[m,M]$的回波幅度映射到$[0,N]$的灰阶,它可使图像亮区的灰度级均匀展开,而暗区变黑。图 6-27(c)和(d)是分段线性变换,这是最常用的变换方式。图 6-27(c)中,0 至 f_1 的回波强度级变黑,而 $f_1\sim f_m$ 间灰度线性扩展。图 6-27(d)所示为重要部分的灰度级增加,其余部分灰度级压缩。如 0 至 f_1,f_2 至 f_m 间线性扩展,而 f_1 至 f_2 间灰度增强,直接映射为最亮的白色。

3) γ 校正的概念

现实世界中几乎所有的 CRT 显示设备、摄影胶片和许多电子照相机的光电转换特性都是非线性的。这些非线性部件的输出与输入之间的关系(例如,电子摄像机的输出电压与场景中光强度的关系,CRT 发射的光的强度与输入电压的关系)可以用一个幂函数来表示,它的一般形式是:输出$=k($输入$)^\gamma$,式中的 γ(gamma)是幂函数的指数,它用来衡量非线性部件的转换特性。这种特性称为幂-律(power-law)转换特性。伽马变换主要用于图像的校正,将漂白的图片或者是过黑的图片,进行修正。伽马变换也常常用于显示屏的校正,这是一个常用的变换。对于不同的伽马值,其对应的变换曲线如图 6-28 所示。根据图 6-28 两个实例,可以看出伽马变换的作用。

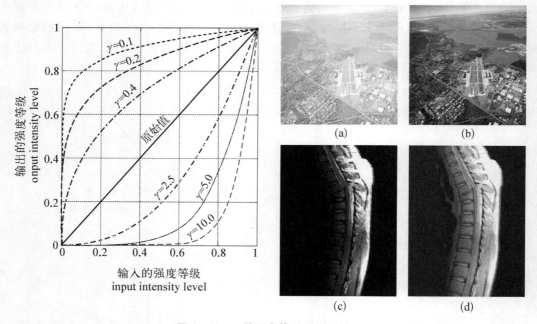

图 6-28 γ 校正变换关系以及结果
(a) 原始图像　(b) γ 变换(γ=4)
(c) 原始图像　(d) γ 变换(γ=0.4)

4) 帧相关

帧相关处理是一种多帧图像平均法,它将同一像素点的前后几帧图像进行处理,可以是平均值、最大值或者新的像素值,用来达到减少噪声干扰的目的。可以认为一幅带有噪声的图像 $g(x, y)$ 是由一幅原始图像 $f(x, y)$ 和噪声 $n(x, y)$ 叠加而成,即: $g(x, y) = f(x, y) + n(x, y)$。如果 $n(x, y)$ 是随机噪声,经过多幅图像平均叠加后,得到的图像:

$$g'(x, y) = \frac{1}{M} \sum_{i=1}^{M} g_i(x, y) \tag{6-2}$$

用这种方法可以减少原图像中的噪声,平滑后的图像 $g'(x, y)$ 的均方差比原图像 $g(x, y)$ 的均方误差小 M 倍,但是当 M 越大时,实时成像变得越困难。

此外,图像后处理还包括:时间后处理,读放大,视频显示反转,观察场间闪烁减小与平滑,自动阈值,边界检测与边缘增强,直方图均衡等;这里不再赘述。

5. D/A 部分

在 D/A 变换部分,将数字信号转换为模拟信号,且加入屏幕其它信号(包括字符、图形)、TV 同步信号、消影等,送到显示器显示。

思考与练习题

1. 影响横向分辨率以及纵向分辨率的因素有哪些? 对于数字 B 超还有哪些技术可以提高这两个方向的分辨率?

2. 试量化分析交错、飞跃扫描提高系统性能的原理。还有没有可以提高系统成像质量的其他方法?

3. B 超图像后处理为什么要进行灰度和 γ 变换?

4. 试描述数字 B 超的系统架构,特别是 DSC 的结构与功能。

5. 超声诊断设备中,通常认为声速是常数? 还是随不同组织变化的变量? 为什么?

6. 如果考虑组织中声速的差异,在临床上有哪些有价值的应用?

第7章　B超图像诊断及处理基础

7.1　人体组织的超声图像特征

　　B型诊断法可获得人体组织器官的实时二维断层图像,可清晰观察脏器形态、解剖层次、动态变化、毗邻关系,是目前临床使用最为广泛的超声诊断法。B超诊断已经发展成一门学科,称之为超声诊断学(Sonography)。

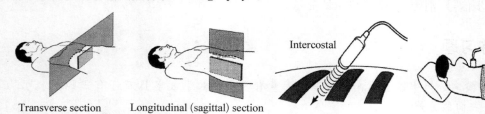

图7-1　超声诊断常见体位图(从左到右分别为横断面,纵断面,斜断面,冠状断面)

　　B型(Brightness Mode)超声诊断法是超声诊断的主要方法,亦称亮度调制型。以不同亮度的光点表示界面反射信号的强弱,反射强则亮,反射弱则暗,称为灰阶成像。超声图像是由许多像素所构成的,像素的亮暗反映了回声强弱,反映在荧光屏上从最亮到最暗的像素变化过程即从白到黑的过程称为灰度(grey),将灰度分为若干等级,即为灰阶(grey scale)。在荧光屏上一侧用格数表示灰阶的标志称为灰阶标志(mark of grey scale)。人体被测脏器与病灶的断面图像即是根据各种不同界面回波的灰阶强度、回声的空间范围和几何形状来加以描述。在声像图中,由于不同组织有不同的回声强度和不同程度的衰减,所以不同组织器官之间有不同的图像表现。如图7-1所示超声诊断常见体位图。

　　根据生物组织对超声散射、反射、吸收等超声特性的不同,生物组织和器官大致可以分为如下几类,它们在超声图像中的表现也有所不同,如表7-1所示。

表7-1　人体组织器官声学类型

反射类型	组织器官	二维超声图像表现
无反射型	血液等液体物质	液性暗区
少反射型	心肌、肝脏、脾脏等实质脏器	低亮度,低回声区
多反射型	心瓣膜、肝包膜等	高亮度,高回声区
全反射型	肺气、胃肠气等	极高亮度、高回声区,后有声影

　　特例:人体内有几种超声特性特殊的生物介质。骨骼属于固体,内部不均匀且具有各向异性,因此骨骼内超声波的传播很复杂,通常同时有纵波和横波;声阻抗率和声衰减都比周围软组织高,超声波很难穿透骨骼,因此,很少用超声成像检查骨骼(超声波测骨密度除

外);肺、胃肠存有气体,气体声阻抗率小,超声波难以在含有气体的组织中传播,故通常不用超声检查肺、胃肠等器官。图7-2是心脏的声像图与人体心脏的解剖结构图,从图7-2可以看出,超声图像可以很好反映人体组织器官的解剖结构。

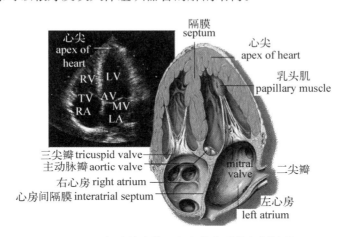

图7-2　心脏的声像图与人体心脏的解剖结构

1. 组织的回声强度与形态

1) 回声强度

强回声接近或等于灰标的最亮部位,如宫内节育环回声;高回声介于中等回声与强回声之间,如血管壁的回声;中等回声接近或等于灰标的中等亮度部位,即灰标的中间部分的亮度,如子宫肌层回声;低回声介于中等回声与弱回声之间,如淋巴结的回声;弱回声强度接近或等于灰标的最暗部位,即灰标的最低部分的亮度,如缓慢流动的血液回声;至于无回声,除了仪器噪声外,没有回声可见,如单纯囊肿内纯净液体的回声。

2) 回声形态特征

根据回声所占据的空间范围和声像图上所表现的几何形态可描述为:

(1) 点状回声:与仪器分辨力接近的直径很小(2~3 mm)的回声点,又描述为"光点"。

(2) 斑状回声:大于点状回声(直径5~10 mm)的不规则的回声斑,又称"光斑"。

(3) 团块状回声:通常指所占空间位置大(直径>10 mm)的实质性组织形成的回声,形态规则,也可不规则,亦称"光团"。

(4) 带状回声:形状像条带的回声,也称"光带"。

(5) 线状回声:很细的回声线。

(6) 环状回声:为圆形或类圆形的回声环,又称"光环"。

以上各种回声在图像上所占据的部位,统称为回声区。

2. 各种组织成分的声像表现

(1) 实质性组织:实质性组织常有比较明确边界或包膜,实质性组织可呈低至高不同水平回声,内部可有管道状结构出现,提高仪器的总增益,整个结构回声水平都有不同程度提高。

(2) 液性组织:液体与周围结构之间有鲜明分界,液体的回声强度总是最低的,在声像图上表现为无回声区,其后方回声增强,提高仪器增益,液体区的回声水平无改变。

(3) 含气组织:气体回声强度是最强的,依气体所在部位不同,其声像图表现亦有所不同,位于消化管腔内的气体呈团、块状强回声,其后常伴有不纯净的声影;位于实性脏器中小管腔内的气体呈线状或条状强回声,其后有"混响"伪差,呈"彗星尾"征,与体内金属的"彗星尾"征相比,其形态不稳定。

(4) 骨骼等固态组织:典型声像图特征为强回声,其表面形态可清晰显示,为条状、块状强回声,伴有完全的声影。

(5) 结石及钙化灶的声像图特征是点状或团块状强回声伴声影,但由于结石大小、形态、成分的差别及其在超声束内的位置不同,声像图也会有所不同,例如质地松散含钙盐较少的结石,声影可不明显,在声束聚焦区以外的结石,声影亦可不明显。

3. 人体组织正常回声

边缘回声:实质脏器包膜形成的回声,呈白色光滑的灰阶,具有某一脏器外形轮廓,如肝、脾、肾、胰等的包膜(多反射型)。

液性暗区:液体为均质的介质,声阻抗无差别,呈黑色灰阶,如正常的羊水、血液、尿液、玻璃体以及胸水、肾盂积水、胆囊积液、心包积液或积血等皆呈液性暗区(无反射型)。

均质性实质性反射:体内实质性器官如脾、淋巴结、肾皮质、大脑等组织内部有较少不同声阻抗界面存在,因而呈黑色灰阶或灰色灰阶,稍加大增益,即有光点分布其中,据此可与液性暗区鉴别(少反射型)。

非均匀实质性反射:如肝脏、胰腺、肾盂部等,内部有很多不同声阻抗界面存在,呈不同程度光点回声,表现为相对不均质图像(少反射型)。

4. 人体组织异常回声

1) 光区

光团:为实体占位回声图,呈现密集光点如球形,有时为多个图形融合成的白色增亮灰阶区,或灰阶稍浅,边沿清晰或模糊不定,直径大小约 1~12 cm,提示为肿瘤、结石等。

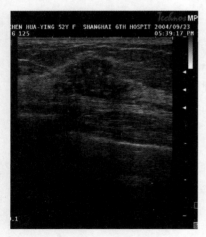

光点:直径为 0.5 cm 以下的白色增亮光点散布出现,是声阻抗相差悬殊的表现。细小结石、钙化及纤维结节皆可引起,如图 7-3 所示为乳腺钙化的点状强回声。

光斑:呈白色不规则片状灰阶,边缘呈雾状,直径一般为 0.5~1.5 cm 左右。炎症及融合的肿瘤组织皆可有此表现。

光带:显现白色增强的线状回声,多为韧带、重叠的血管壁或脏器包膜,可能为钙化表现。

2) 暗区

囊性暗区:具有囊性的液性占位,呈黑色灰阶,血肿、脓肿、囊肿等有此表现。

实质性暗区:实体占位回声图。它与所在脏器断面回声比较,实质性暗区回声较少,呈块状或圆形黑色灰阶,其中有着浅灰色稀疏光点或光带,部分肿瘤早期多属此类图像。

图 7-3　乳腺钙化

弱回声环:多见于肝病占位病变。肿块膨胀性地向外生长,压缩四周组织,肿块周围为一圈黑色暗区。

强回声环:肿块周围有一增强的线状回声环,构成肿块边界,多数情况是因为包膜或被压缩的组织内结缔组织增多所致。

结中结(nodule in nodule)：肿瘤增殖期图像。在较大的肿瘤图像中，出现大小为 1～2 cm，回声强弱不等，具有一定边界的小结节病灶图像，如图 7-4 所示。

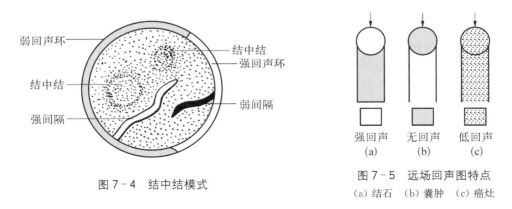

图 7-4　结中结模式

图 7-5　远场回声图特点
(a) 结石　(b) 囊肿　(c) 癌灶

结石、囊肿、癌灶远场回声图特点如图 7-5 所示，图 7-5(a)为胆囊结石，因它与胆汁界面由极大的声阻抗差形成，绝大部分超声波被此界面反射，形成强的回声光团。透过结石的声波很少，所以远场形成回声很低的声影。图 7-5(b)为囊肿，其为液态均质体，没有界面，全部声波透过进入后壁及远场，所以，后壁及远场反射声波较多，回声较强，形成后壁及远场回声增强。图 7-5(c)为一些癌肿的某一阶段，病灶是低回声，远场也是低回声，这是因为癌肿大量吸收声波，使声波既没有强反射造成病灶的强回声，也没有因为无超声波透过使后壁及远场没有回声而成"声影"。

7.2　B 超图像的阅读方法

一般情况下，B 超图像阅读方法如下：首先，看图像下面的体位标志和探头位置。这样可知道图像是在什么体位获得的，以及探头在何种位置得到的切面图像。然后结合超声报告中的描述，观察脏器或病灶的内部回声、边缘情况、后壁回声、血管分布与邻近脏器的关系，有无异常回声(暗区或团状强回声)。最后再结合患者的临床情况进行综合分析，得到正确结论。

探查法可分为两种：

(1) 直接探查法。

探测时，探头与体表直接接触。涂上一层导声的耦合剂，使探头与皮肤保持紧密接触，不致因有空气间隙而使超声发生显著衰减。探查时，探头要与体表垂直，使探头表面的晶片与被测的内脏界面平行，这样才能有效地反射回波。某些脏器或病变的前后界面不平行，为了获得对脏器或病变比较完整的概念，允许探头与皮肤紧密接触，作一定程度的倾斜侧动，使每个界面都呈较强的反射。

(2) 间接探查法。

探头与被测物的距离在 1.5 cm 以内，显示屏上常看不到被测物的反射回波。对浅表部分(如乳房)以及子宫颈表面的探查，就需用间接探查法。方法是在不漏水的圆筒(塑料或橡皮圈)内盛水，将探头放进液体中离体表约 1.5 cm 进行探查。子宫颈疾患可用窥阴器扩大阴道,然后灌无菌盐水作间接探查。

1. 胎儿 B 超

胎儿 B 超是产科临床工作不可缺少的一部分,利用 B 超探查胎儿、胎盘、羊水、脐带,观察它们的解剖形态,并进行生物学测量,据此来评价妊娠情况,对正常和异常妊娠做出诊断。探查方法一般采用经腹壁法,早期怀孕者于检查前适度充盈膀胱;中、晚期妊娠除需观察胎盘下缘与子宫颈内口位置关系外,检查前不必充盈膀胱。其他方法如腔内探测,因探头接近目标,可采用较高频率(5~7.5 MHz),故可获得更多的图像或血流的诊断信息。

正常胎儿 B 超——胎头,图 7-6 为正常胎儿的超声表现,胎头的横切面为椭圆形或近似圆形的强回声光环,有厚度均匀的边界(边界回声)。

正常胎儿 B 超——脊柱,如图 7-7 所示。脊柱是胎儿超声检查中很重要的结构。可评定胎位、卧姿、脊柱弯度,在第 12 孕周后胎儿脊柱就能显示出来。超声检查脊柱常用的方法有纵切、横切及冠状切面。脊柱纵切时,可见两条平行断续光带,它是脊柱两侧椎弓板或后椎弓板的反射。至第 20 周时,因脊柱较长,且有一定弯度,单一纵切面难以观察其全貌,可移动探头由头侧至尾端逐渐检查。纵切检查后,再自上而下或相反方向逐段进行横切检查。超声显示为近圆形或三角形的强回声,其间为椎管。

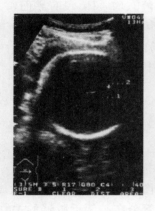 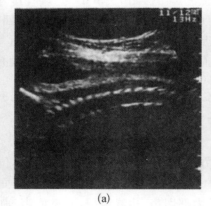 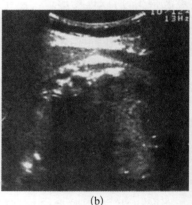

(a)　　　　　　　　　　　(b)

图 7-6　胎头　　　　　　　　　　图 7-7　胎儿脊柱
　　　　　　　　　　　　　　　　(a) 纵切　(b) 横切

1) 异常胎儿 B 超——脐带绕颈

脐带绕颈约占分娩人数的 20%,多数绕颈 1~2 圈,3 圈以上者少见。脐带绕颈与脐带过长、胎动频繁、胎位变化有关。缠绕松弛者对胎儿的影响不大;缠绕过紧或多圈者可能影响胎儿供血,造成胎儿缺氧、甚至死亡。个别孕妇在临产时可能会出现胎盘早剥。脐带绕颈的超声表现为,可见颈部软组织出现压迹,绕一圈压迹呈"U"形,绕两圈压迹呈"W"形。图 7-8 为脐带绕颈的超声图像。

2) 异常胎儿 B 超——葡萄胎(hydatidiform mole)

可分为完全性和部分性两种葡萄胎,完全性葡萄胎宫腔内充满大小不等的圆形、椭圆形或不规则形状的暗区,直径数毫米至 2~3 cm,提示为水泡,暗区间分布强回声光点,断层图如"葡萄状",分辨力低的超声仪显示如"落雪状",宫内无胚胎。部分性葡萄胎宫腔内显示为暗区少,其间错杂分布较多的强回声区,提示为绒毛组织,偶见胎儿并存,如图7-9所示。

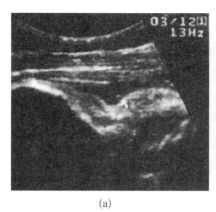
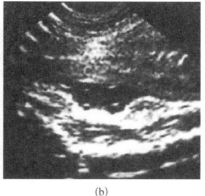

(a)　　　　　　　　　　　　　　(b)

图 7 - 8　脐带绕颈

(a) 1 周　(b) 2 周

3) 异常胎儿 B 超——脑积水(hydrocephalus)

一般指大脑导水管狭窄或中隔形成引起脑室系统积水扩张,脑积液过多地聚集于脑室内或脑室外。脑室系统扩张,胎儿颅内部分或绝大部分显示液性暗区,其间或显示纤维漂浮光带,或脑室扩大。侧脑室外侧壁距中线的距离大于或等于同侧颅骨外侧壁到中线距离的 1/3,如图 7 - 10 所示。

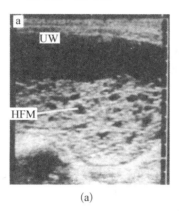
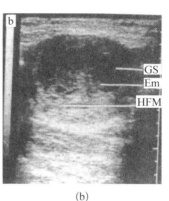

(a)　　　　　　　　　(b)

图 7 - 9　葡萄胎

(a) 完全性　(b) 部分性

4) 异常胎儿 B 超——腹腔积液(ascites)

腹腔内呈现液性暗区,暗区大小与积液量有关,如图 7 - 11 所示。

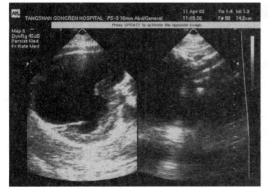

图 7 - 10　脑积水

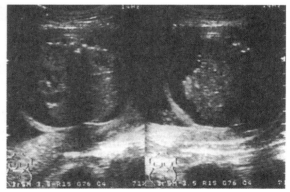

图 7 - 11　胎儿腹水声像图

5) 左脚内翻

胎儿左小腿纵切面上同时显示小腿与脚掌,胎儿活动后无变化,产后证实左脚内翻,如

图 7 - 12、图 7 - 13 所示。

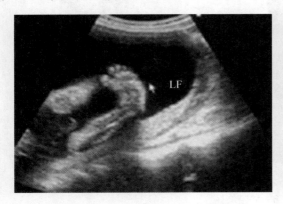
图 7 - 12　新生儿左脚内翻超声图

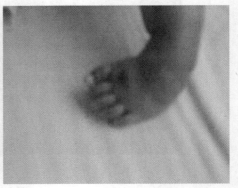
图 7 - 13　新生儿左脚内翻产后照片

2. 乳腺 B 超

1) 正常乳腺 B 超

正常乳腺的声像图在水囊下有一白色增亮的灰阶。它呈弧形,为皮肤图像,其下方为呈浅色灰阶的脂肪区(脂肪厚度因人而异,一般为 0.5～1 cm 左右),可有散光点。此后即可见呈半圆形乳腺范围(呈点线状、斑状反射回波)或可见囊性导管,及经皮下脂肪向乳腺延伸的 Cooper 氏韧带。再下即达胸壁。乳腺厚度一般为 3～4 cm。如图 7 - 14 所示。

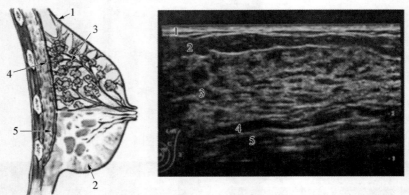

1 皮肤　2 皮下脂肪层　3 腺体层　4 乳腺后间隙　5 胸壁肌层

图 7 - 14　正常乳腺的解剖结构和声像图

2) 乳腺 B 超——肿块

正常乳腺内无占位图像,故凡乳腺断面像中出现实质性占位、囊性病灶、实质性暗区或弱回声区,皆为异常。诊断时应根据其声学图像特点,结合临床予以判断。如为恶性肿块,则图像形状不规则,边界凹凸不齐,内部回声不均质,肿块后壁回声衰减。良性肿瘤则与此相反,图像形状呈圆形或卵圆形,边界整齐光滑,内部回声均质,后方呈增强效应及蝌蚪尾征,如图 7 - 15 所示。表 7 - 2 给出良性肿瘤与恶性肿瘤的比较。

3. 肝脏超声

1) 正常肝脏 B 超

正常肝脏组织 B 超表现:肝脏表面光滑;边缘呈锐角;内部回声为细光点,分布均匀;肝内管道显示清晰。图 7-16 为右肋间斜切正常肝脏图,图中 1 为门静脉,2 为下腔静脉,3 为胆囊。

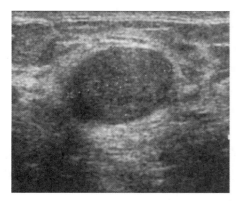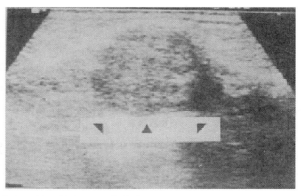

图 7-15　乳腺渗透性导管癌和乳腺肿块

表 7-2　良性肿瘤与恶性肿瘤的比较

	外形及边界回声	内部回声	后壁回声
良性	圆形或椭圆形,边界整齐	内部回声匀质,呈回声减弱型,可有悉数小光点	透声性较好,后壁回声增强,似蝌蚪尾,或有侧壁声影
恶性	呈不规则性,边界参差不齐,不光滑	内部回声不匀质,有大小及强弱不等的光点、光斑	透声性差,后壁回声有不同程度衰减

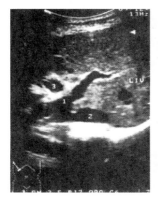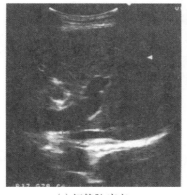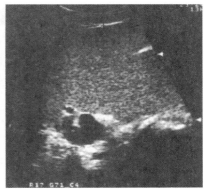

图 7-16　右肋间斜切正
常肝脏图

(a)门静脉病变　　　　(b)脾静脉病变

图 7-17　异常肝脏图像

2)肝硬化

肝脏失去正常形态,体积多缩小;肝脏表面常凸凹不平,有的呈锯齿状或波浪状;肝实质回声增亮而不均。根据肝内病变的程度不同,可以有以下的声像图改变:① 肝实质回声增高增密,分布不均匀;② 肝实质呈密度不均的短小粗线状增高回声;③ 肝内密布短弧线状增高回声,似鳞片或苔藓样;④ 肝内呈网状增高回声;⑤ 当肝内再生结节较大时,常可观察到近似圆形或规则形的回声减低区,边界清晰,中间呈类似肝组织的回声,并可见小血管状的结构,与血管瘤或小肝癌不同。图 7-17 为异常肝脏声像图;图 7-17(a)显示为门静脉分支出现扭曲、变细及管壁回声增高。门静脉主干扩张,大于 1.4 cm,正常人们静脉主干内径

多不超过 1.2 cm。脾静脉及肠系膜上静脉也可扩张,前者内径正常为 0.4～0.7 cm。图
7-17(b)为因门静脉高压,脾脏慢性淤血而增大,脾区脾静脉内径增大,脾实质回声增强
增密。

3) 脂肪肝

肝脏轻度或中度增大,表面较光滑。肝内前半部回声增强、增多,前半部回声细而密,呈
云雾状改变,后半部回声微弱而稀少,后方轮廓回声也显著减弱,甚至极难观察到。其原因
为肝内弥漫性脂肪浸润,导致声散射及声衰减明显增加所致,如图 7-18(a),(b)所示。

4) 肝癌

超声表现为肝脏肿大、形态失常,可见驼峰征;其回声表现多种多样,可见偏低回声、增
强回声或弥漫样回声,以不均质增强回声为多见;可见声晕征,有此征的肿瘤生长迅速;肝内
可见压迫征象:血管受压变细、弯曲和绕行;肝内胆管扩张;压迫可引起门脉系统、肝静脉、
下腔静脉癌栓及肝管、胆管内癌栓及相邻脏器受压变形或移位。如图 7-18(c)所示。

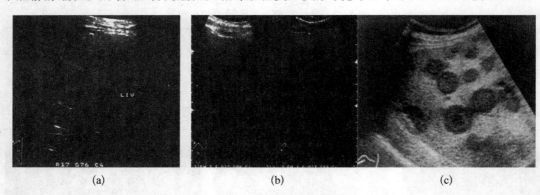

(a)　　　　　　　　　　(b)　　　　　　　　　　(c)

图 7-18　病变肝脏声像图

(a) 中度脂肪肝　(b) 重度脂肪肝　(c) 肝癌

7.3　B 超图像处理算法

超声图像由于其成像机制的原因,一般都具有较大的噪声干扰。对图像进行预处理,可
以得到更好的图像,改善图像的质量。图像预处理一般包括图像增强和抑制噪声两种方式,
本节将从空域及频域两方面讨论超声图像的预处理方法。

1. B 超图像特点

超声图像跟其他的医学图像相比,具有自身非常鲜明的特点,声像图以明(白)暗(黑)之
间不同的灰度来反映回声的有无和强弱:无回声为暗区(黑影),强回声为亮区(白影),超声
成像原理决定了它主要的噪声来源,声像图是层面图像,改变探头位置可得任意方位的声像
图,并可观察活动器官的运动情况,但图像显示的范围不像 X 线、CT 或 MRI 图像那样大,
也没它们清楚。

2. B 超图像噪声抑制

Jain 在 1989 年提出了一种超声图像噪声模型,该模型如下公式所示:

$$F(x, y) = h(x, y) \cdot m(x, y) + a(x, y) \tag{7-1}$$

其中 $F(x, y)$ 表示实测图像，$h(x, y)$ 为不含噪声的图像（原始图像），$m(x, y)$ 表示系统的乘性散斑噪声，$a(x, y)$ 系统的加性噪声，(x, y) 表示像素点。加性噪声一般指热噪声、散弹噪声等，它们与信号的关系是相加，不管有没有信号，噪声都存在。一般信号系统中把加性随机噪声看成是系统的背景噪声。高斯白噪声是典型的白噪声，可以通过维纳滤波等线性方法消除。乘性噪声一般由信道不理想引起，它们与信号的关系是相乘，信号在它在，信号不在它也就不在。乘性噪声可以看成是由系统的时变性（如衰落或者多普勒）或者非线性所造成的，如下所述的散斑噪声。

超声图像的主要噪声来源于散斑，它是由超声成像的相干特性产生的。探头产生的超声经过体内大界面的目标反射、折射返回探头，显示界面的形状，如脏器的轮廓，此外还有来自软组织内随机分布的散射子。散射子的数目不止一个，探头收到的是它们的代数和。散射子不仅个数随机，它们之间的相位也是随机的。由于它们的叠加引起干涉，使探头上的信号随机起伏，产生了图像中的不规则的斑斑点点，这就是散斑噪声的来源。散斑噪声降低了图像质量，严重影响细微特征的分辨。因此需要对采集到的超声图像进行图像前处理，作为图像前处理的去噪技术主要就是负责弱化和滤除散斑噪声干扰。

超声图像中散斑噪声抑制可通过滤波抑制方法来实现。对超声图像滤波工作的一般要求是，要在有效抑制散斑的同时，能很好地保留图像中对后期的分析和诊断有用的细节信息。对于超声图像中的一些微小的结构信息，如器官之间高亮度的界面（如肝与膈）、与斑点尺度相近的微小结构（如小的血管）、灰度相近区域的边界等，必须在滤波时很好地保留，所以超声图像的滤波有其特殊性，是一项要求较高的工作。

如何在对散斑噪声充分抑制的同时也能很好地保留图像的细节，是滤波算法首先要考虑的问题。因为 B 超图像中的散斑噪声是乘法性噪声，属于与图像信号相关的噪声，传统的线性滤波方法在平滑噪声的同时也对图像的细节信息进行了抑制，不能满足超声图像滤波的要求。

对于医学超声图像来说，在实际去噪过程中，加性噪声对系统的影响非常小，也比较容易滤除，因此常常把加性噪声忽略，把上式改为：

$$F(x, y) = h(x, y) \cdot m(x, y) \tag{7-2}$$

为了滤除乘性噪声，可以对图像进行同态滤波，即对图像取对数，把乘性噪声转换为加性噪声，这样可以很方便的用线性滤波的方式对图像加以处理，达到滤除乘性噪声的目的。具体模型如下公式所示：

$$\log F(x, y) = \log h(x, y) + \log m(x, y) \tag{7-3}$$

此外，还可以通过中值滤波等非线性滤波方法滤除乘性噪声。

1）维纳滤波——滤除白噪声

维纳滤波器能根据图像的局部方差来调整滤波器的输出，局部方差越大，滤波器的平滑作用越强。它的最终目标是使恢复图像与原始图像的均方误差最小。该方法的滤波效果比较好，对保留图像的边缘和其他高频部分很有用，对具有白噪声的图像滤波效果最佳（如高斯噪声）。图 7-19(a) 为加高斯噪声图像，图 7-19(b) 为维纳滤波去高斯噪声图像。

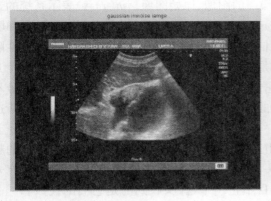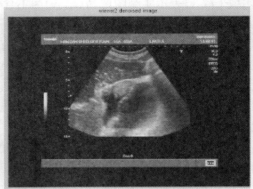

图 7-19　(a) 加高斯噪声图像　(b) 维纳滤波去高斯噪声图像

2) 中值滤波——滤除散斑噪声

中值滤波器是一种非线性的滤波器,在一定的条件下可以克服线性滤波器(如最小均方滤波、均值滤波等)带来的图像细节模糊。由于它同时具有噪声抑制和边缘保护的特性,而在图像处理中有着广泛的应用,而且在实际运算过程中不需要图像的统计特征,因此这也带来不少方便。

一般情况下,应用在图像处理方面的都是二维中值滤波器,而且窗口内的值一般都是图像像素的灰度值。中值滤波定义为:$y_k = \text{med}\{x_{k-N}, x_{k-N+1}, \cdots, x_{k+N-1}, x_{k+N}\}$,式中 y_k 表示输入序列 $\{x_i\}$ 经重排序后中位 k 的输出。其过程是:

(1) 对滑动亮度窗($2N+1$)的样本 $\{x_i\}$ 进行重排序,使 $x(1) < x(2), \cdots, < x(2N) < x(2N+1)$。

(2) 取排序之后位置排在中间位置的那个值($x(k)$),代替原来位置的值。

图 7-20(a)为一维示例,m 位置的原始值为 2,经过中值滤波后变为 6。

图 7-20(b)为原始图像的像素灰阶,经过中值滤波之后,变成了图 7-20(c)的结果,其中滑动窗选择为[3×3]。

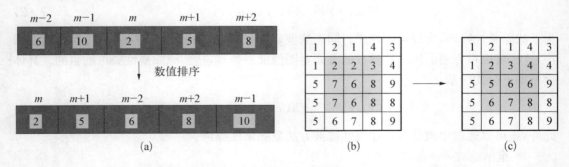

图 7-20　中值滤波的算法示意和前后比较
(a) 中值替换　(b)(c) 滤波前后比较

二维中值滤波的窗口形状和尺寸对滤波效果有一定的影响,不同的图像内容和不同的应用要求,往往采用不同的窗口形状和尺寸。根据一般经验来讲,对于有缓变的较长轮廓线物体的图像,采用方形或圆形窗口为宜。而典型 B 超图像中的一些有诊断价值的目标区域(如血管的边缘轮廓、肝组织的隔膜等)正好满足这个条件,因此使用方形窗口既合理又方便。图7-21(a)为加椒盐噪声图像,图7-21(b)为中值滤波去椒盐噪声图像。

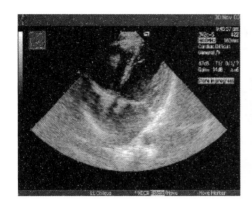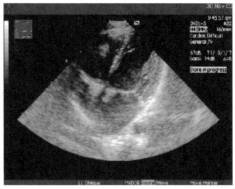

图7-21　(a)加椒盐噪声图像　(b)中值滤波去椒盐噪声图像

3. B超图像增强

B超图像增强通常也分为空域增强和频域增强两种技术。

1)空域增强

空域增强算法是图像增强技术的一种,直接对图像的像素(灰度值)进行处理,不需要进行变换。常见的增强算子如锐化算子、高通算子、平滑算子等,可以完成图像的边缘提取、噪声去除等处理。采用空域法进行处理其模型为: $g(x, y)=\text{EH}[f(x, y)]$,式中: $f(x, y)$ 为待增强的图像; $g(x, y)$ 是增强之后的图像;EH为增强操作。

空域增强技术可根据对每次图像处理是对单个像素进行还是对小的子图像(模板)进行分类,可分为2类:基于像素(点)的和基于模板的。在基于像素的处理(也叫点处理)中,增强过程对每个像素的处理与其他像素无关;而模板处理则是指每次处理操作都是基于图像中的某个小区域进行的。各种空域滤波处理根据功能又主要分成平滑的和锐化的目的。空域增强一般又分为灰度变换和直方图修整法。

(1)灰度变换:灰度变换就是基于点操作的增强方法,即将 $f(x, y)$ 中的每个像素按EH(增强操作)直接变换以得到 $g(x, y)$。灰度变换一般包括:① 图像求反,② 线性变换,③ 窗口变换,④ 阈值变换,⑤ 灰度拉伸等。

(2)直方图修整法:灰度直方图反映了数字图像中每一灰度级与其出现频率间的关系,它能描述该图像的概貌。通过直方图修整法增强图像是一种实用而有效的处理技术。任何一幅图像的直方图都包括了可观的信息,某些类型的图像还可由其直方图完全描述。可以通过直方图获得图像的灰度级信息,来检验图像的一些处理算法的效果或不足。灰度直方图是灰度值的函数,描述的是图像中具有该灰度值的像素的个数,其横坐标表示像素的灰度级别,纵坐标是该灰度出现的频率(像素的个数)。直方图修整法通常有直方图均衡化和直方图规定化两类:① 直方图均衡化:直方图均衡化就是把给定图像的直方图分布改变成均匀分布直方图分布。直观地看,直方图均衡化将导致信号值所占区域的对比度增加。要进行直方图均衡化,需要注意的是,由于灰度离散化,均衡化图像的直方图只是近似均匀的直方图分布。均衡化后的图像动态范围扩大了,但其本质是扩大了量化层间隔,而非量化层的数目,相反,均衡化后级数分布减少,因而可能会出现伪轮廓。② 直方图规定化:直方图均衡化的方法是直方图修整法的一个特例,即修整后灰度概率密度为均匀分布即 $P(s)s = 1$。在交互式图像增强中,希望能够达到预先给定的分布密度 $P(z)z$,以便突出感兴趣的灰度范围,这种方法称为直方图规定化。

下面给出直方图均衡的一个实例,设 f, g 分别为原始图像和直方图均衡化处理之后的图像。

f				
1	3	9	9	8
2	1	3	7	3
3	6	0	6	4
6	8	2	0	5
2	9	2	6	0

g				
51	133	255	255	224
92	51	133	204	133
133	194	0	194	143
194	224	92	0	153
92	255	92	194	0

图 7-22 f 是原始图像像素 g 是直方图均衡化之后的像素

(1)先求原始图像 f 的直方图,即计算每个灰度级的像素个数。设为 h,h 是向量个数为 256 的一维向量,如下图 7-23 所示;

(2)求出图像 f 的总体像素个数,$Nf = m * n$(m,n 分别为图像长和宽的像素数),然后计算处在每个灰度级的像素个数在整个图像像素中的百分比:$hs(i) = h(i)/Nf$($i = 0$,1,2⋯255);

(3)计算图像各灰度级的累积分布 $hp(i) = \sum_{k=0}^{i} h(k)$,($i = 0$,1,2⋯255);

(4)直方图均衡求出新图像 g 的灰度值 $g(i) = 255 * hp(i)$,($i = 1$,2⋯255),$g(0) = 0$。

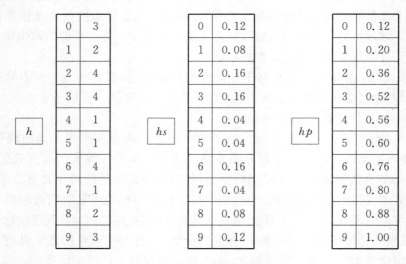

h	
0	3
1	2
2	4
3	4
4	1
5	1
6	4
7	1
8	2
9	3

hs	
0	0.12
1	0.08
2	0.16
3	0.16
4	0.04
5	0.04
6	0.16
7	0.04
8	0.08
9	0.12

hp	
0	0.12
1	0.20
2	0.36
3	0.52
4	0.56
5	0.60
6	0.76
7	0.80
8	0.88
9	1.00

图 7-23 直方图均衡化过程中的各向量

(5)处理结果及比较如图 7-24,图 7-25 所示。

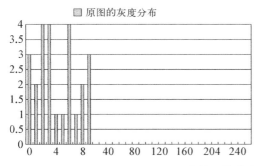
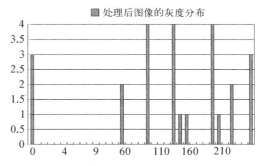

图 7-24　原始图像直方图和均衡化之后图像的直方图

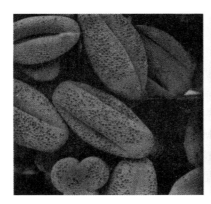
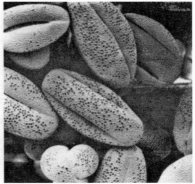

图 7-25　原始图像和直方图均衡化之后的图像

2）频域增强

频域增强主要是在频域内对图像进行变换。频率域增强算法的处理基础是傅里叶变换和滤波技术,主要有低通滤波(平滑)、高通滤波(锐化)、同态滤波等。一般来说图像的边缘和噪声都对应于傅里叶变换的高频分量,而低频分量主要决定图像在平滑区域中总体灰度级的显示,故低通滤波的图像比原图像少一些尖锐的细节部分。同样,高通滤波的图像在图像的平滑区域中将减少一些灰度级的变化并突出细节部分。在频域,图像的信息表现为不同频率分量的组合。如果能让某个范围内的分量或某些频率的分量受到抑制而让其他分量不受影响,就可以改变输出图像的频率分布,达到不同的增强目的。

频域增强方法的三个步骤:① 计算需增强图像的傅里叶变换 $f(x, y) \xrightarrow{FFT} F(u, v)$ 将图像从时空域变换到频域;② 将频域图像与一个转换函数相乘得到频域增强图像 $G(u, v) = F(u, v)H(u, v)$;③ 再将结果傅里叶反变换以得到空域增强的图像 $G(u, v) \xrightarrow{\text{反} FFT} g(x, y)$。转换函数的设计要根据增强目的进行,其基本思路是要允许一定频率通过,限制或削减另外一些频率。常用频域增强方法根据滤波特点,特别是消除或保留的频率分量可以分为:① 低通滤波,② 高通滤波,③ 带通和带阻滤波,④ 同态滤波。

低通滤波器:使低频通过而使高频衰减的滤波器。经低通滤波的图像比原始图像少一些尖锐的细节部分,因为高频部分已被衰减。因此,平滑(模糊)可以通过衰减指定图像傅里叶变换中高频成分的范围来实现。常见的有理想低通滤波器、巴特沃思低通滤波器及高斯低通滤波器。

　　高通滤波器:使高频通过而使低频衰减的滤波器。经高通滤波的图像在平滑区域中将减少一些灰度级的变化并突出过渡(如边缘)灰度级的细节部分,这样的图像将更为锐化。边缘和其他尖锐变化在图像的灰度级中主要处于傅里叶变化的高频部分。常见的有理想高通滤波器、巴特沃思高通滤波器及高斯型高通滤波器等。

7.4　超声图像伪差

　　超声图像伪差(假象)的原因很多,多与超声的物理特性、仪器的性能、仪器的调节及人体生理病理等情况有关。

　　1. 侧壁回声失落(echo loss)

　　大界面的回声反射与角度有关,尤其对镜面或较平滑的病灶边缘界面,角度依赖特性更明显,超声束入射角较大达到或超过临界角时,发生全反射,超声束不能透入被测组织,所以该处的界面虽有入射声束,并有反射,但是反射波不能返回至声源原有的发射区,探头未能接收到回声,声像图上不能显示这一界面的存在,产生回声失落现象,常见的是侧壁回声失落。如囊肿或者肿瘤其外周包以光滑的纤维薄包膜。超声常可以清晰显示其稀薄的前后壁,但是侧壁不能显示。这就是由于声束对侧壁的入射角过大而使侧壁回声失落(见图7-26)。如小血管横断面呈现等号征"="而不是圆形,改变探头扫查方向可以减弱或消除该伪像。

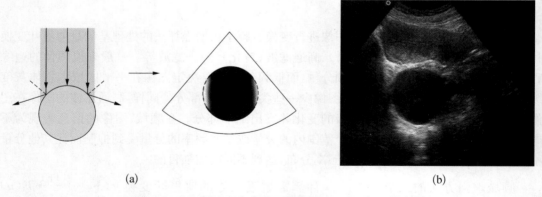

(a) 　　　　　　　　　　　　　　　　　(b)

图7-26　(a) 侧壁回声失落示意图以及(b) B超图像实例

　　2. 边缘折射声影

　　声束通过两种声速差别较大的介质形成的界面时会发生折射,如果第二介质的声速大于第一介质,或第二介质本身的声速虽然小于第一介质,但在第二介质的周围具有较薄层纤维组织包膜时,其声速大于第一介质,入射声束于此发生折射或全反射,在这一段界面的下方就会出现一个声束无法进入的"失照明"区,即产生"假性声影"。假性声影并非由于衰减所致,这一现象常在球形病灶的两个侧面边缘处出现,不能将之误诊为钙化或结石存在。如图7-27所示。

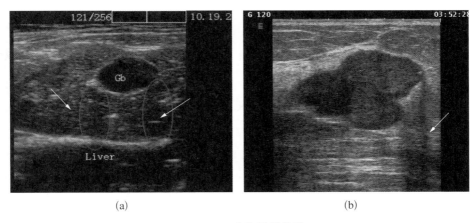

(a)   (b)

图 7-27 边缘折射伪影

(a) 胆囊两侧下部 (b) 囊肿两侧

3. 绕射声影抵消

衍射可以使声束绕过障碍物并进入其身后。当遇到较小尺寸的障碍物时,声束会在其上下两侧均向障碍物的中后方偏向,故可使障碍物后方的声影区交叉照明,而变原来的暗区为亮区见图 7-28(b),产生"声影消除"效应。绕射所致的声影抵消可造成图像分析中的混淆,如结石后方的声影是诊断结石的重要特征之一,但如果结石过小(小于 2 mm),其后方声影可为绕射效应消除,如图 7-28(a)所示。

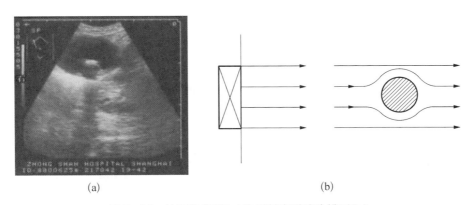

(a)   (b)

图 7-28 结石的声影(a)和绕射声影消除模型(b)

4. 镜像伪差

镜像伪差常出现在较深的镜面界面处。一个靠近镜面型大界面附近的病灶可同时在该界面的另一侧出现一个对称性的相似病灶图形,诊断中应予以注意。

镜面伪像:声束遇到高反射界面(如膈-肺界面)时,反射回声在该界面以镜面反射的方式返回探头,形成伪像(见图 7-29)。镜面伪像常见于横膈附近,如一个实质性或液性肿瘤可在横膈的两侧同时显示。

5. 旁瓣效应(side lobe effect)

除中央的主瓣外,声能还存在于其周围朝向多个方向的旁瓣之内,旁瓣也可以产生回声信号,但是超声仪器将其视为中轴主瓣的回声。因此,旁瓣回声会导致图像失真。由于超声

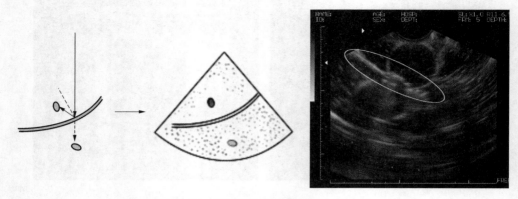

图 7 - 29   镜面伪像示意图以及 B 超实例

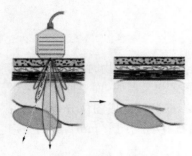

图 7 - 30   旁瓣效应示意图

波束具有三维结构,所以旁瓣不仅存在于扫描切面之内,而且存在于声束的四周,如图 7 - 30 所示。除非对于气体这样的强反射体,否则旁瓣回声幅度常小于主瓣,因而多不能显示。

声源除发射主瓣之外,还存在数对旁瓣。其中,第一旁瓣的振幅较大,为主瓣的 20%～21%,处于主瓣声轴的±(10°～20°)之间。当主瓣声束对物体检测时,旁瓣同样向±(10°～20°)以内的物体进行检测,并将回声与主瓣所测得的结果予以重叠。实际上在所有的较大界面上均产生旁瓣伪差,只因旁瓣图形被掩盖在主瓣回声图之间而不予显示。在液性暗区中,因无其他回声掩盖,而常可显示旁瓣回声的"披纱状边缘",如图 7 - 31 所示。

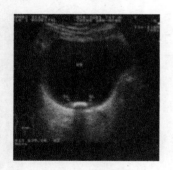

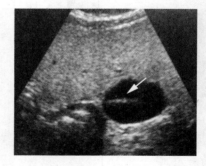

图7 - 31   结石两侧旁瓣伪像   图7 - 32   旁瓣回声引起的囊肿内的伪影(箭头所指)

这种伪像也常见于膀胱等区域内,此时旁瓣所探测到的邻近肠管内的回声,会被仪器误认为膀胱内的回声信号。囊肿内也常会出现这一伪差,误将周围结构的回声显示在囊肿内部。这些表现会导致将这些伪像回声误诊为囊肿的分隔,如图 7 - 32 所示。

6. 部分容积效应(声束宽度伪像)

声束即使经过聚焦变窄但在非聚焦区不可能达到最细,声束的宽度有时在数毫米甚至 1 cm 以上。因此,声束"切割"的组织并非很薄。但如果有一尺寸小于声束切片厚度的病灶为声束所切割,则声像图上表现为既有病灶又有其周围区的重叠回声图。这种现象称之为部分容积效应,如图7-33所示。这一效应可使小囊肿内部液性暗区变为细小回声区,易将其误认为实质性病变。在声束扫描过程中,仅当点状反射体位于声束之内时,方可产生回声信号,并且在图像中显示为短线而非点状图像。其在图像中清楚地显示为短线状(见图7-34)。在常规扫描中,这一伪像可见于无回声区域内的伪假回声。例如当肠管的反射回声来源于声束边缘时,其会被显示于膀胱矢状切面内部,即该声束的中央部位(见图7-35)。

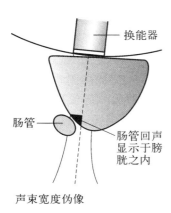
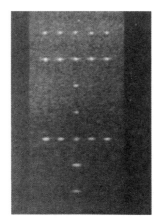
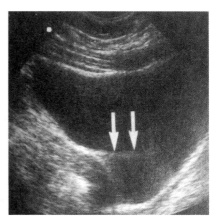

图7-33　部分容积效应　　图7-34　部分容积效应引起的伪影　图7-35　膀胱矢状面的声束宽度伪影

7. 亮度增益调节不当

B超图像的显示与增益调节的正确使用有关。亮度增益太大,使得弱回声区亮度增大;而增益过小,会使强回声区的B超图像变暗。图7-36圈中所示为膀胱的后方增益伪影。

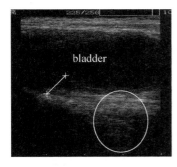
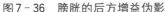
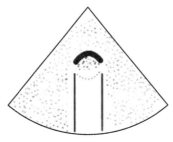
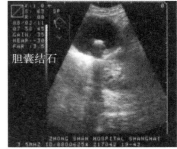

图7-36　膀胱的后方增益伪影　　　　图7-37　衰减或者强反射声影

8. 衰减或者强反射声影

超声传播过程中,如遇到强反射或高衰减的组织或病变时(如血管内钙化斑块、气体、骨骼、结石),其后方形成回声低弱甚至接近无回声的平直条状区,称为衰减或强反射声影(见图7-37)。在较多纤维组织、韧带或瘢痕组织的下方,由于纤维组织等吸收回声过多,而造成其下方的超声能量明显减弱,即所谓弱照射。弱照射情况下界面回声必然更弱,常难显示该处的细节而致漏诊。在大块钙化结石或骨骼下方,衰减更大,更难显出图像细节。

9. 掩盖性失视

最大的弱照射可称作掩盖性失视,发生在较厚气体层的下方。气体与软组织间声阻抗差别极大,其反射系数在99.95%以上,气体本身的声衰减又属最大。强烈反射与大量衰减相结合,使气体层下方的脏器或病灶被完全掩盖,绝对无法在声像图上显示。胃肠道高度充气时这种现象更为显著,有时即使十分明确的病灶,超声亦无能为力;肺内巨大病灶周围有肺组织包绕,超声仍然不能测及。

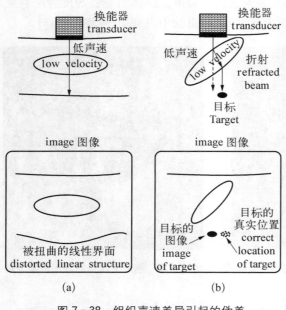

图 7-38　组织声速差异引起的伪差

(a) 纵向　(b) 横向

10. 组织声速差异引起的伪差

纵向测距伪差取决于介质声速与软组织平均声速间的差值[见图 7-38(a)],本来水平的组织结构界面,由于声速较低的组织存在,导致回波时间加长,使得本来水平平整的界面扭曲为弯曲界面;横向测距伪差多由折射的结果引起,亦与界面两侧的声速变化有关;如图 7-38(b)所示,导致目标真实的位置与图像显示的位置不一致。此外,尚与仪器的个体差异有关。最大测距误差纵向可达 3 mm,横向达 7.9 mm。

11. 混响效应

镜面型大界面如果界面两侧声阻抗差别较大,而第一界面中物质的超声衰减较小或者厚度甚小时,最易发生。这一现象最易在浅部囊肿中出现,充盈的膀胱也同样容易表现。在声像图中表现为界面上方的各层组织结构成为倒影映入液性的无回声区之中。混响效应亦同样存在于实质性反射之中,如图 7-39 所示。

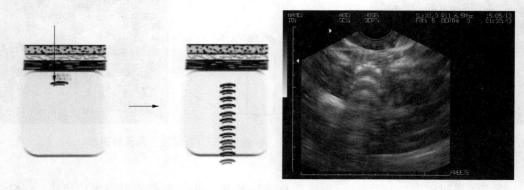

图 7-39　多次内部混响示意图以及由此引起的声影

还有很多形成伪影的原因,比如:散射体引起的伪影、近场盲区引起的伪影等,这里就不再一一详述。

7.5　BMP 格式 B 超图像 C 语言编程处理实现

本节将介绍如何利用计算机 C 语言程序处理一幅 BMP 格式的 B 超图像。具体内容包括 BMP 格式图片的像素数据读取,图像处理算法介绍,并给出图像处理算法的 C 语言程序源代码以及处理结果。本例 C 语言程序的运行环境为 TI CCS V5,读者也可以根据本节介绍的原理,用 matlab 等程序来实现,不必完全照搬本节的内容。

7.5.1　BMP 文件读取

1. BMP 文件组成

通常记录的 B 超图像可以是 BMP 格式。BMP 格式的文件由文件头、位图信息头、颜色信息表和图形位图像素数据 4 部分组成,如表 7 - 3 所示。

表 7 - 3　BMP 图像的文件格式

文件头(bitmap file header)(14 字节)
位图信息头(bitmap information header)(40 字节)
颜色信息表(colour table)
位图像素数据

2. BMP 文件头(14 字节)

BMP 文件头数据结构含有 BMP 文件的类型、文件大小和位图起始位置等信息。其结构定义如下:

```
typedef struct tagBITMAPFILEHEADER    //文件头的数据结构
{
    WORD bfType;           //位图文件的类型,必须为 BM(0 - 1 字节)
    DWORD bfSize;          //位图文件的大小,以字节为单位(2 - 5 字节)
    WORD bfReserved1;      //位图文件保留字,必须为 0(6 - 7 字节)
    WORD bfReserved2;      //位图文件保留字,必须为 0(8 - 9 字节)
    DWORD bfOffBits;       //位图数据的起始位置,以相对于位图(10 - 13 字节)
                           //文件头的偏移量表示,以字节为单位
}BITMAPFILEHEADER;
```

3. 位图信息头(40 字节)

BMP 位图信息头数据用于说明位图的尺寸等信息。

```
typedef struct tagBITMAPINFOHEADER
{
    DWORD biSize;          //本结构所占用字节数(14 - 17 字节)
    LONG biWidth;          //位图的宽度,以像素为单位(18 - 21 字节)
    LONG biHeight;         //位图的高度,以像素为单位(22 - 25 字节)
    WORD biPlanes;         //目标设备的级别,必须为 1(26 - 27 字节)
    WORD biBitCount;       //每个像素所需的位数,必须是 8(256 色),1(双色),4(16 色),
24(真彩色)之一,(28 - 29 字节),
    DWORD biCompression;   //位图压缩类型,必须是 0(不压缩),1(BI_RLE8 压缩类型)或 2
(BI_RLE4 压缩类型)之一(30 - 33 字节)
```

```
DWORD biSizeImage;      //位图的大小,以字节为单位(34-37字节)
LONG biXPelsPerMeter;   //位图水平分辨率,每米像素数(38-41字节)
LONG biYPelsPerMeter;   //位图垂直分辨率,每米像素数(42-45字节)
DWORD biClrUsed;        //位图实际使用的颜色表中的颜色数(46-49字节)
DWORD biClrImortant;    //位图显示过程中重要的颜色数(50-53字节)
}BITMAPINFOHEADER;
```

4. 颜色表

颜色表用于说明位图中的颜色,它有若干个表项,每一个表项是一个 RGBQUAD 类型的结构,定义一种颜色。RGBQUAD 结构的定义如下:

```
typedef struct tagRGBQUAD
{    BYTE rgbBlue; //蓝色的亮度(值范围为 0-255)
     BYTE rgbGreen; //绿色的亮度(值范围为 0-255)
     BYTE rgbRed; //红色的亮度(值范围为 0-255)
     BYTE rgbReserved; //保留,必须为 0
}RGBQUAD;
```

颜色表中 RGBQUAD 结构数据的个数由 biBitCount 来确定:

当 biBitCount=1,4,8 时,分别有 2,16,256 个表项;

当 biBitCount=24 时,没有颜色表项。

位图信息头和颜色表组成位图信息,BITMAPINFO 结构定义如下:

```
typedef struct tagBITMAPINFO
{    BITMAPINFOHEADER bmiHeader; //位图信息头
     RGBQUAD bmiColors[1]; //颜色表
}BITMAPINFO;
```

5. 位图数据

位图数据记录了位图的每一个像素值,记录顺序是在扫描行内从左到右,扫描行之间从下到上,位图的一个像素值所占的字节数:

当 biBitCount=1 时,8 个像素占一个字节;

当 biBitCount=4 是,2 个像素占一个字节;

当 biBitCount=8 时,1 个像素占一个字节;

当 biBitCount=24 时,1 个像素占三个字节;

Windows 规定一个扫描行所占的字节数必须是 4 的倍数(即以 long 为单位),不足的以 0 填充。

$biSizeImage = ((((bi.biWidth * bi.biBitCount) + 31) /32) * 4) * bi.biHeight;$

读取 BMP 文件时只需用到下面两个函数:

FILE * fopen(const char * path,const char * mode);

int fread(void * ptr,int size,int nitems,FILE * stream);

先读取 54 字节的文件头,从中获取图像的宽高,根据图像的大小再读取整幅图像各个像素的 RGB 值。像素区的数据排列顺序为:从左下方第一个像素开始,逐行向上存储在文件中,颜色排列顺序为 BGR。

7.5.2　高斯平滑和拉普拉斯锐化原理

1. 高斯平滑

图像的高斯平滑是利用邻域平均的思想,对图像进行平滑处理的一种方法,对去除图像中的噪声很有效果。与图像的简单平滑不同的是,图像的高斯平滑处理中,在对图像邻域进行平均时,不同位置的像素被赋予了不同的权值。像素的值不仅是简单地由自身决定,同时由其周围的像素加权决定,客观上减小了与周围像素的差异,同时权重的设定满足了越近权重越大的规律。相比于平均平滑,高斯平滑保留了图像总体的灰度分布特征。高斯平滑的 C 语言算法原理就是,用模板对图像像素逐行扫描,模板系数矩阵与对应模板范围里面的像素值对应相乘再求和,然后乘以模板系数,最后得到模板对应的中间像素点的像素值。本程序使用的高斯平滑处理模板如图 7 - 40 所示,并给出一组处理实例的原始图像像素,以及处理之后的像素结果。

$$
\begin{bmatrix} 1 & 2 & 1 \\ 2 & 4 & 2 \\ 1 & 2 & 1 \end{bmatrix}
\qquad
\begin{bmatrix} 3 & 3 & 3 & 3 & 3 \\ 3 & 8 & 7 & 6 & 3 \\ 3 & 6 & 0 & 5 & 3 \\ 3 & 7 & 8 & 4 & 3 \\ 3 & 8 & 3 & 3 & 3 \end{bmatrix}
\qquad
\begin{bmatrix} 3 & 3 & 3 & 3 & 3 \\ 3 & 4.94 & 4.94 & 4.31 & 3 \\ 3 & 5.06 & 4.81 & 4.19 & 3 \\ 3 & 5.44 & 5.13 & 3.94 & 3 \\ 3 & 8 & 3 & 3 & 3 \end{bmatrix}
$$

　　(a)　　　　　　　(b)　　　　　　　　　　(c)

图 7 - 40　模板(a)、原始图像像素(b)和处理之后的图像像素(c)

其中模板系数为 1/16。可以看到,边缘部分由于扫描不到,故而保留原始值。

2. 拉普拉斯锐化

拉普拉斯锐化是利用拉普拉斯算子对图像进行边缘增强的一种方法,它的基本思想是:当邻域中心像素灰度低于它所在的邻域内其他像素的平均灰度时,此中心像素的灰度应该被进一步降低,当邻域中心像素灰度高于它所在的邻域内其他像素的平均灰度时,此中心像素的灰度应被进一步提高,以此实现图像的锐化处理。锐化处理,可以增强图像的对比度,突出细节和边缘。与高斯平滑一样,拉普拉斯锐化的 C 语言算法原理就是,用模板对图像像素逐行扫描,模板系数矩阵与对应模板范围里面的像素值对应相乘再求和,然后乘以模板系数,最后得到模板对应的中间像素点的像素值。

本程序使用的拉普拉斯算子模板如图 7 - 41(a)所示,(b)和(c)是示例图像的像素以及经过拉普拉斯锐化后的像素结果。

$$
\begin{bmatrix} -1 & -1 & -1 \\ -1 & 9 & -1 \\ -1 & -1 & -1 \end{bmatrix}
\qquad
\begin{bmatrix} 3 & 3 & 3 & 3 & 3 \\ 3 & 8 & 7 & 6 & 3 \\ 3 & 6 & 0 & 5 & 3 \\ 3 & 7 & 8 & 4 & 3 \\ 3 & 8 & 3 & 3 & 3 \end{bmatrix}
\qquad
\begin{bmatrix} 3 & 3 & 3 & 3 & 3 \\ 3 & 44 & 29 & 27 & 3 \\ 3 & 15 & 0 & 11 & 3 \\ 3 & 29 & 36 & 8 & 3 \\ 3 & 8 & 3 & 3 & 3 \end{bmatrix}
$$

　　(a)　　　　　　　(b)　　　　　　　　　　(c)

图 7 - 41　模板(a)、原始图像像素(b)和处理之后的图像像素(c)

其中,模板系数为 1,负数置为 0。

程序的流程图如图 7 - 42 所示。

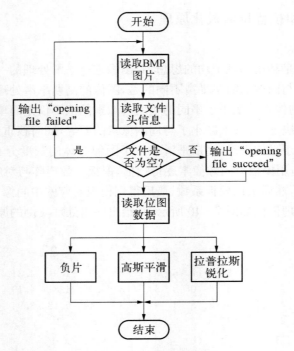

图 7 - 42　程序流程图

图 7 - 43 给出 CCS V5 中像素的存储与显示格式(Image analyzer 属性配置),其中:

Property	Value
∨ RGB	
Number of pixels per line	240
Number of lines	1200
Data format	Planar
Pixel stride (bytes)	3
Red mask	0x0000FF
Green mask	0x0000FF
Blue mask	0x0000FF
Alpha mask (if any)	0x000000
Line stride (bytes)	720
Image source	Connected Device
Red start address	0x10000
Green start address	0xFFFF
Blue start address	0xFFFE
Alpha start address (if any)	
Read data as	8 bit data

图 7 - 43　CCS V5 中像素的存储与显示格式(Image analyzer 属性配置)

Number of pixels per line:每行的像素个数;

Number of lines:像素的行数,注意:多幅图像的行数要叠加上;

Data format:数据格式,单独存放各空间的值选 planar(平面格式);

Pixel stride:存放一个像素点占用的 byte。由于 RGB 格式,需要 3 个 byte;

Red/Green/Blue mask：红/绿/蓝掩膜，将此掩膜值与内存中数据做"与"运算。一般全1，8 位即 0xFF；

Alpha mask：一般不需要，填 0x00 即可；

Line stride：行跨度，每行跨多少 byte＝列数 * pixel stride；

Red/Green/Blue address：相应的起始地址。此处，程序里面写的 0x10000，故地址填写如图。如果是灰度图，填写一样的即可；

Alpha start address：一般没有，可不填；

Read data as：参看定义的数组类型。存放 0～255 的值，选择 8 bit data。

处理之后的结果如图 7 - 44 和图 7 - 45 所示，其中负片处理是对原始图像像素求反，高斯平滑和拉普拉斯锐化处理采用的是上面介绍的算法。

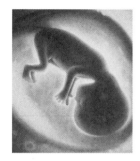 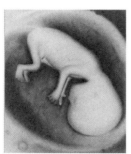 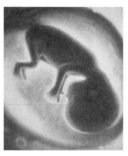 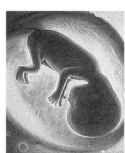

　　原始图像　　　　　　　　负片　　　　　　　　高斯平滑　　　　　　拉普拉斯锐化

图 7 - 44　处理效果对比 1(见附页彩图)

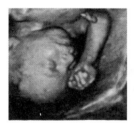 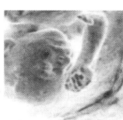 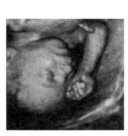 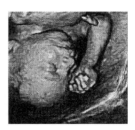

　　原始图像　　　　　　　　负片　　　　　　　　高斯平滑　　　　　　拉普拉斯锐化

图 7 - 45　处理效果对比 2(见附页彩图)

7.5.3　C 语言程序及详细注释

```c
#include <stdio.h>
#include <string.h>
#include <stdlib.h>
//声明滤波函数,参数分别为输入数据,输出数据,宽度,高度,常量模板,权重系数
void Filter(unsigned char * indata,unsigned char * outdata,int width,int height,const
char * mask,float coef);
//声明负片函数,参数分别为输入数据,输出数据,宽度,高度
void Negative(unsigned char * in_data,unsigned char * out_data,int width,int height);
```

```
#define coef (0.0625)              //高斯平滑的模板系数
char   mask[9]=
{
    1,2,1,
    2,4,2,
    1,2,1
};//定义高斯平滑的模板

#define coef_2 (1)                 //拉普拉斯锐化的模板系数
char   mask_2[9]=
{
    -1,-1,-1,
    -1,9,-1,
    -1,-1,-1,
};//定义拉普拉斯锐化模板
void main()   //主函数
{
    FILE * fp;                     //定义带缓冲的文件指针
    int nReadBytes;
    unsigned char * bmpHeader;     //定义无符号 char 型的指针,指向图片的头文件
    unsigned char * RGBbuffer;     //定义指针,指向读入的原始图片数据
    //定义指针,分别指向负片处理、高斯平滑和拉普拉斯变换的图片数据
    unsigned char * Out_RGBbuffer1,* Out_RGBbuffer2,* Out_RGBbuffer3;
    unsigned int width,height;     //定义图片的高度和宽度变量
    unsigned int imagesize;        //定义 int 型变量存储图片大小
    fp = fopen("2.bmp","r+b");     //读入图片数据,"r+b"表示读入二进制文
    //件,允许读写数据,文件必须存在,返回文件指针
    if(fp= =NULL)
    {
    printf("Opening file Failed! \n");
    return;
}                                  //如果文件指针为空,输出……
printf("Opening file succeed! \n");      //不为空,则输出……
bmpHeader = (unsigned char * )malloc(54);//向系统申请分配给 bmpHeader 54 个字
//节的内存空间,返回值为无符号 char 型;
nReadBytes = fread(bmpHeader,54,1,fp);   //从指针 fp 指向的内存空间读取 54 个
//字节数据,存储于指针 bmpHeader 指向的空间,返回值为元素个数;
memcpy(&width,bmpHeader+18,sizeof(unsigned int));//获取图片的宽度,
```

//保存在变量 width 中;

memcpy(&height,bmpHeader + 22,sizeof(unsigned int));//获取图片的高度,

//保存在变量 height 中;

fseek(fp,54,SEEK_SET);//使 fp 指向以 SEEK_SET(文件开头)为基准偏移 54 个字

//节的位置,函数值返回 0;

imagesize = width * height * 3;　　　　　　//计算图片大小;

RGBbuffer = (unsigned char *)0x10000;//定义 RGBbuffer 指向内存地址为 0x10000;

Out_RGBbuffer1 = (unsigned char *)(RGBbuffer + imagesize);

　　　　　　　　　//Out_RGBbuffer1 指向内存地址 0x10000 + imagesize

Out_RGBbuffer2 = (unsigned char *)(Out_RGBbuffer1 + imagesize);

　　　　　　　　　//Out_RGBbuffer2 指向内存地址 0x10000 + imagesize * 2

Out_RGBbuffer3 = (unsigned char *)(Out_RGBbuffer2 + imagesize);

　　　　　　　　　//Out_RGBbuffer3 指向内存地址 0x10000 + imagesize * 3

nReadBytes = fread(RGBbuffer,imagesize,1,fp);//从 fp 指向的空间读取 imagesize

//个字节存储于 RGBbuffer 指向的空间,即读取图片数据存于 RGBbuffer 指向的空间;

nReadBytes = 1;

Negative(RGBbuffer,Out_RGBbuffer1,width,height);//负片

Filter(RGBbuffer,Out_RGBbuffer2,width,height,mask,coef);//高斯平滑

Filter(RGBbuffer,Out_RGBbuffer3,width,height,mask_2,coef_2);//拉普拉斯锐化

fclose(fp);　　　　　　　　　　　　　　　//关闭文件流

return;

}

　　/* 负片处理子函数 */

void Negative(unsigned char * in_data,unsigned char * out_data,int width,int height)

//负片函数

{

　　　　int i,j,temp1,temp2;//定义行,列,temp1 表示每次循环已经处理过数据位置,

//temp2 表示每次循环中需要处理的数据位置;

　　　　for (j = 0;j<height;j + +)

　　　　{

　　　　　　temp1 = j * width * 3;

　　　　　　for (i = 0;i<width * 3;i + +)

　　　　　　{

　　　　　　　　temp2 = temp1 + i;

　　　　　　　　* (out_data + temp2) = 255 − * (in_data + temp2);

　　　　　　}

　　　　}

} //负片处理,逐行逐列

/* 滤波器处理子函数,不同的处理通过参数输入不同的模板 */

```
void Filter(unsigned char * indata,unsigned char * outdata,int width,int height,
const char * mask,float coef)//滤波函数
{
        int i,j,W,H,k;
        int itemp1,itemp2,itemp3;
        int ktemp[9];            //定义了一个数组用于存储模板对应的像素值
        unsigned char * pout;
        double tmpdata;
        W = width;              //每个点的 RGB 数值占 3 字节,故每行的实际字节数应该是
                                //width * 3
        H = height;
        itemp1 = (int)indata;    //将输入图像的地址赋给 itemp1
        for (i = 1;i<H - 1;i + +)
        {
                itemp2 = itemp1 + W;  //相对于 itemp1 指向的点增加一行的点的地址
                itemp3 = itemp2 + W;  //相对于 itemp2 指向的点增加一行的点的地址
                ktemp[0] = itemp1;    //3 * 3 模板的左上角的点(地址)
                ktemp[3] = itemp2;    //3 * 3 模板中间左边的点(地址)
                ktemp[6] = itemp3;    //3 * 3 模板左下角的点(地址)
                for (j = 1;j<width - 1;j + +)
                {
                        ktemp[1] = ktemp[0] + 3;   //3 * 3 模板第一行中间的点(地址)
                        ktemp[2] = ktemp[1] + 3;   //3 * 3 模板第一行右边的点(地址)
                        ktemp[4] = ktemp[3] + 3;   //3 * 3 模板第二行中间的点(地址)
                        ktemp[5] = ktemp[4] + 3;   //3 * 3 模板第二行右边的点(地址)
                        ktemp[7] = ktemp[6] + 3;   //3 * 3 模板第三行中间的点(地址)
                        ktemp[8] = ktemp[7] + 3;   //3 * 3 模板第三行右边的点(地址)
                        for (k = 0;k<3;k + +)
                        {
                                tmpdata = * ((unsigned char * )ktemp[0] + k) * mask[0] +
                                * ((unsigned char * )ktemp[1] + k) * mask[1] + * ((unsigned
                                char * )ktemp[2] + k) * mask[2] +
                                * ((unsigned char * )ktemp[3] + k) * mask[3] + * ((unsigned
                                char * )ktemp[4] + k) * mask[4] +
                                * ((unsigned char * )ktemp[5] + k) * mask[5] + * ((unsigned
                                char * )ktemp[6] + k) * mask[6] +
                                * ((unsigned char * )ktemp[7] + k) * mask[7] + * ((unsigned
                                char * )ktemp[8] + k) * mask[8];
                                //像素矩阵与模板矩阵对应元素的乘积加和
```

```
            tmpdata * = coef;      //tmpdata = tmpdata * coef
            pout = (unsigned char * )(outdata-indata + ktemp[4] + k);
            //pout 指向输出对应的中间点像素值的地址(表示成
            //outdata + (ktemp[4] + k - indata)更直观)
            if (tmpdata>255)
                 * (pout) = 255;    //8 位的最大像素值为 255
            else if (tmpdata<0)
                 * (pout) = 0;      //最小像素值为 0
            else
                 * (pout) = tmpdata;  //0~255 之间的不变
        }
        ktemp[0] = ktemp[1];
        ktemp[3] = ktemp[4];
        ktemp[6] = ktemp[7];   //3 * 3 模板左移一个像素点的位置
    }                          //一行结束
    itemp1 = itemp2;           //换到下一行
}
for (i = 0;i<H;i + + )
{
     * (outdata + i * W) = * (indata + i * W);//输出图像的每一行第一个点像素
    //值 = 输入图像的对应行的第一个点像素值;
     * (outdata + i * W + W - 1) = * (indata + i * W + W - 1);//输出图像的每一行
    //最后一个点像素值 = 输入图像的对应行的最后一个点像素值;
}
for (i = 0;i<W - 1;i + + )
{
     * (outdata + i) = * (indata + i);//输出图像的每一列第一个点像素值 = 输
    //入图像的对应列的第一个点像素值;
     * (outdata + (H - 1) * W + i) = * (indata + (H - 1) * W + i);//输出图像的每
    //一列最后一个点像素值 = 输入图像的对应列的最后一个点像素值;
}
}
```

思考与练习题

1. 乳腺良性肿块与恶性肿瘤 B 超图像的差异有哪些,如何鉴别?
2. 理解各种超声伪影产生的机制,并掌握区别方法。
3. 癌肿的超声图像有何特征,成因是什么?
4. 不同组织的超声特性差异是如何反映在 B 超图像上的?

5. 超声图像中的噪声有什么特点？它的形成机理是什么？采用什么样的滤波器比较适合滤掉超声图像中的噪声？

6. 采用中值处理和维纳滤波算法，请用 matlab 等软件编程处理一幅超声图像，比较处理前后图像的差异，了解图像质量的主观和客观评价标准。

第8章　超声多普勒成像原理及诊断技术

8.1　超声多普勒概述

超声多普勒技术是研究超声波被运动物体反射或散射所产生的多普勒效应的一项技术。在临床中被广泛应用于心脏、血管、血流和胎儿心率的诊断,相应的仪器包括超声血流测量仪、超声胎心监测仪、超声血管显像仪及超声血压计、超声血流速度剖面测试仪等。根据电路的结构,超声多普勒成像大致可分为听诊型、指示记录型、电子快速分析型和显像型四类,每一类中又可分为连续波式和脉冲波式。早期超声多普勒血流计以听多普勒频移的声音为主,目前已发展为带有微处理器的超声多普勒实时成像仪。自超声多普勒应用于临床以来,其应用价值已愈加明显,尤其在以运动器官为主要研究对象的心血管科,超声多普勒诊断仪成为不可或缺的诊断工具。超声多普勒诊断的原理是,人体运动结构(如心脏瓣膜)或散射子集合(如血管中的红细胞群体)反射或者散射超声波束,通过超声多普勒仪检测出回波中的多普勒频移,得到探查目标的运动速度信息,然后通过人耳监听、仪器分析、图像显示或者用影像去显现人体内部器官的运动状态。

如图 8-1(a)所示,单个点目标在连续波多普勒血流计的超声波束中运动时,它的超声波形和相应的频谱如图 8-1(b)~(g)所示,图 8-1(b)和(c)表示发射波及其谱线。点目标的运动可以分解成两个分量,一个与波束轴平行,另一个与波束轴垂直。前者产生多普勒频

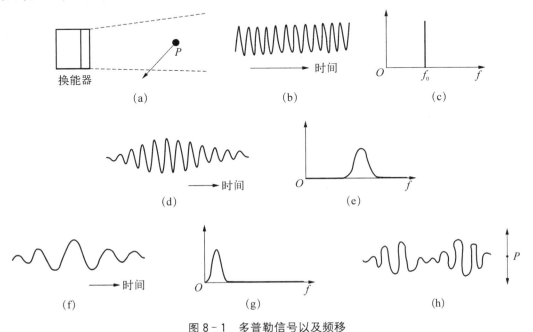

图 8-1　多普勒信号以及频移

移信号,后者引起反射波的幅度调制如图 8-1(d)所示,其机理如图 8-1(h)所示正向散射回波幅度最大,散射体偏离声束,回波幅度变小,其频谱如图 8-1(e)。幅度调制也出现在多普勒差频信号中[见图 8-1(f)],使多普勒信号的频谱展宽如图 8-1(g)所示。

8.2   超声多普勒血流测量原理

超声波束与血流的相互作用是超声多普勒诊断仪器的基础。超声在人体内传播过程中,如遇到尺寸比超声波波长小的障碍物时,就会发生散射,此时障碍物成为新的波源,向四周辐射超声波。虽然人体血液成分非常复杂,但超声散射主要来自红细胞,而血小板的散射截面低于红细胞的 0.1%,一般情况下只需考虑红细胞对超声的散射。红细胞的形状一般为扁平的圆盘状,直径约为 8.5 μm,中央下凹。以超声工作频率为 3 MHz 为例,其波长为 0.5 mm,约为红细胞直径的 60 倍,因此红细胞是很好的超声散射源。红细胞散射强度与红细胞的浓度密切相关。

一般认为,当红细胞的浓度较低时,由于红细胞之间的距离较大,每个红细胞散射超声时,呈各向同性,则总散射功率 P 为式(8-1):

$$P = pcL\pi r^2 \tag{8-1}$$

式中:p 为单个红细胞的散射功率;c 为红细胞浓度;L 为取样血管长度或截取血管的声束长度;r 为声束的半径。

当超声换能器从一定角度辐照血管,运动的血流经过声场时,由于红细胞的散射作用,使换能器接收的回波信号产生一个多普勒频移 Δf。一般认为血流速度即红细胞的运动速度为几十厘米每秒钟。

经典物理中介绍过,当声源、媒质及接收器三者中,任何两者有相对运动。接收者接收到的声波的频率就与原发射频率不同,两者之差为多普勒频移,且它们之间的关系满足如下公式(8-2):

$$f = \left(\frac{v + v_r}{v + v_s}\right)f_0 \tag{8-2}$$

式中:f_0 为发射波频率;f 为接收到的频率;v 为媒质中声波的速度;v_r 是接收者相对于媒质的速度,当接收者朝着声源方向移动时,这个值为正值,反之为负值;v_s 是声源相对于媒质的速度,当声源的移动方向远离接收者时,这个值为正,反之为负。只要声源与接收者向背而行,接收到的频率就会降低。如图 8-2 所示。

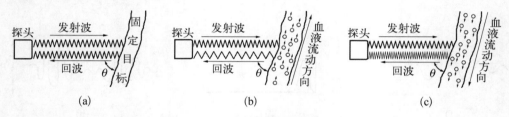

图 8-2   血流的超声多普勒频率变化

建立如图 8-3 所示的模型,研究超声多普勒频移的计算公式。假设有一运动目标沿水平方向的移动速度为 v,有一束频率为 f_i 的超声波以 ϕ_i 的入射角(见图 8-3)辐射到运动物体上,接收换能器的方向与水平呈 ϕ_r 角度。

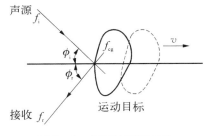

图 8-3　超声波频率变化

当声源与反射或散射目标之间存在相对运动时,接收到的回波信号将产生多普勒频移,它的符号及幅度大小与相对运动速度的幅值和方向有关。

(1)声源至运动界面,运动界面接收到的频率为

$$f_{cg} = f_i \left(1 - \frac{v\cos\phi_i}{c}\right) \qquad (8-3)$$

(2)运动界面至接收通路,接收器接收到的频率为

$$f_r = \frac{c}{\lambda_r} = \frac{f_{cg}}{1 + (v\cos\phi_r/c)} \qquad (8-4)$$

(3)当声波在介质中的传播速度远远大于介质的移动速度时,即 $c \gg v$ 时,多普勒频移为

$$f_d = \Delta f = f_r - f_i = -\frac{v}{c}(\cos\phi_i + \cos\phi_r)f_i \qquad (8-5)$$

在医学超声多普勒技术中,超声波发射和接收器固定,由人体内运动目标,如运动中的血细胞和运动界面等产生多普勒频移,由此确定运动速度和方向以及其在人体内的分布。根据上式,当血流方向朝向探头时,多普勒频移 $f_d > 0$,称为正向流。当血流方向离开探头时,$f_d < 0$,称为反向流。当血流方向与声束方向垂直时,$f_d = 0$。以人体内血流的运动状态检测为例:声波的发射源与接收器均为超声探头自身,在检测时刻探头是固定不动的。超声波向着流动中的红细胞集合体传播,遇到声障(红细胞)时,相对于流动中的红细胞,声波 f 已经产生了一次多普勒频移(f'),频移量 $\Delta f' = f' - f$;而声障反射回来的超声波(f')仍沿着原来的传播路径向反方向传送至探头,同时又叠加了一个相同方向的运动速度(v),因此探头处检测到的超声波又产生了一次新的频移(f''),最终频移量 $\Delta f'' = f'' - f = 2\Delta f'$,即 $\Delta f'' = 2f \cdot v/c$。假定频率 f 为 3.5 MHz 的超声波,向着以 0.1 m/s 速度运动的血流发射,正常声速 $c = 1\,540$ m/s,则回声的频移量 Δf(由 $\Delta f = 2f \cdot v/c$ 可得)约为 ± 450 Hz。由此可见,多普勒频移量 Δf 与超声固有频率 f 及反射目标的运动速度 v 成正比;与声波在组织中的传播速度成反比。另外,常用超声频率在人体组织中产生的多普勒频移量 Δf 恰好在人耳的敏锐听觉辨别范围内(大约 200～1 200 Hz),因此只要将此信号检测放大后,仅凭有经验的医生聆听,就可以获得有价值的临床诊断信息。在实际应用中,超声的发射与接收并不一定正对着探测目标的运动方向,多数情况下它们之间会存在一个夹角 θ,因此上述多普勒频移量 Δf 的完整表达式应为:$\Delta f = 2f\cos\theta \cdot v/c$,如图 8-4 所示。

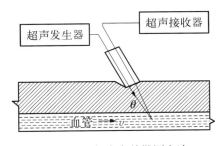

图 8-4　超声多普勒测血流

8.3　超声多普勒血流成像仪

D型超声成像诊断仪(Doppler ultrasound,D超)即超声多普勒诊断仪,是利用声学多普勒原理,对运动中的脏器和血液所反射回波的多普勒频移信号进行检测并处理,转换成声音、波形、频谱、色彩和灰度等信号,从而显示出人体内部器官的运动状态。发展的主要阶段为:① 连续波式多普勒系统(continuous wave Doppler);② 脉冲式多普勒系统(pulsed wave Doppler);③ 彩色多普勒血流成像系统(color Doppler flow image,CDFI),也称为彩色血流图(color flow mapping,CFM)。

8.3.1　连续波超声多普勒成像仪

连续波超声多普勒成像仪最早应用。多普勒探头为双换能器结构,各自完成发射和接收任务,探头中的一个换能器发射出某一频率的连续超声波信号,当声波遇到运动目标血流中的红细胞群,则反射和散射回来的信号已是变化了频率的超声波。探头内的另外一个换能器将回波检测出来并转成电信号后送入主机,经高频放大后与原来的发射频率电信号进行混频、解调,取出差频信号。根据处理和显示方式的不同,可转换成声音、波形或血流图以供诊断。如图 8-5 所示。

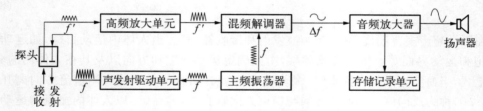

图 8-5　连续式超声多普勒成像仪系统架构

(1) 超声波的产生、发射和反射。主频振荡器产生并输出频率为 f 的振荡信号,送入声发射驱动单元,经过放大后驱动探头中的压电换能器向外辐射出频率为 f 的连续超声波。

(2) 频移信号的检测和频移量的获得。接收到的频率为 f' 的回声波,将之转换为电信号,通过电缆线送至机器的高频放大单元,经过信号幅度放大后再送至混频解调器作解调处理。混频解调器是一个非线性差频处理单元电路,它有 2 路输入信号端口和 1 路信号输出端口。2 路输入信号分别为:① 高频放大单元送来的信号 f';② 主频振荡器分出的参考信号 f。在混频解调器内,这 2 路信号进行混频、相差处理,将差频信号 $\Delta f = f' - f$ 从输出端口送出。

连续超声多普勒的缺点是,所有运动目标产生的多普勒信号混叠在一起,无法辨识信息产生的确切部位,没有距离(深度)的信息,给诊断造成诸多不便,如图 8-6 所示。

通常,连续波多普勒仪是沿着超声波束方向上所有深度的被测运动目标信号的总和,没有空间分辨率。如果想测量组织某一区域的超声多普勒频移,可以利用发射和接收声束交叉来实现距离选通技术来实现,如图 8-7 所示。声束交叉域多普勒法,采用两个相隔一定距离的探头,一个发射一个接收。当发射声束与接收声束在人体某一深处交叉时,这一区域的血流信号被检测。其优点是:连续多普勒信噪比高,适合弱信号提取。最大检测速度与最大检测深度不会相互制约;其缺点是,需要取样单元体积大,且体积大小和形状随声束夹角和取样深度变化而改变。

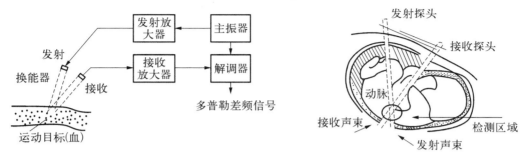

图 8-6　连续式超声多普勒成像仪工作示意图　　　　图 8-7　声束交叉域法

8.3.2　脉冲波超声多普勒成像仪

脉冲波超声多普勒成像仪中探头兼作发射、接收两用,主振荡器的振荡频率经过分频,以形成发射超声的脉冲重复频率(PRF),作为选通脉冲使探头间断发射/接收,并通过延时来选定探测深度,结构如图 8-8 所示。

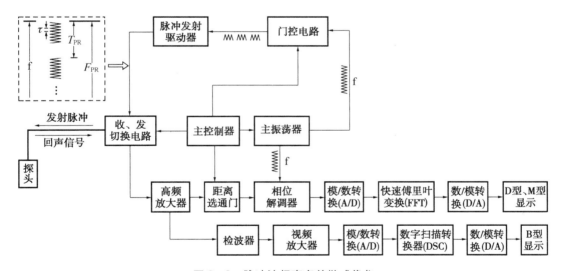

图 8-8　脉冲波超声多普勒成像仪

在医学临床诊断中,往往要求有选择地对人体某一深度血管进行无损测量。这样产生了各种有距离选通功能的超声多普勒技术。获得人体内部所需探测目标的回声信息,就必须采用距离(或深度)选通接收门控制器。在人体软组织中,超声的传播速度差别不大,可以将平均声速视为常数($c=1\ 540\ \text{m/s}$),故从发射脉冲信号的前沿为起始时刻(t_0)计起,至返回脉冲信号的到达时间(t_1)的长短与运动器官距离换能器的深度成正比。只要调节"距离选通门"的启闭时间,就能控制探测距离和沿着这一距离方向上的一段长度(又称作"容积")的多普勒回声,这样就可以只接收感兴趣目标的回声信号,滤除前后的无关信号。脉冲多普

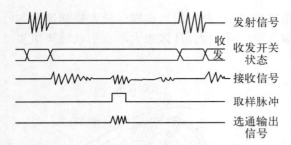

图 8-9　脉冲超声多普勒距离选通时序

勒仪利用距离采样门及时间延迟技术对特定深度的被测运动目标进行分析,如图 8-9 所示。

8.3.3　彩色多普勒血流成像系统

　　脉冲多普勒探测的结果只是一维声束上超声多普勒血流信息,它的频谱表示流过取样容积的血流速度变化。脉冲多普勒技术也称为一维多普勒。一维多普勒在测定某一位置的血流是很方便的,如果要了解瓣口血流流动的详细分布,一维多普勒就很困难,只能一个点一个点地测,把每一个点的血流速度记录下来,最后得到一个大致的血流轮廓。彩色多普勒成像,对于血流方面的多种状态具有强大的显示能力,如:同时显示心脏某一断面上的异常血流的分布情况;反映血流的途径及方向;明确血流性质是层流、湍流或涡流;可以测量血流束的面积、轮廓、长度、宽度;血流信息能显示在二维切面像或 M 型图上,更直观地反映结构异常与血流动力学异常的关系等。

　　为此,发展了彩色多普勒超声显像仪(CDI)又称彩色多普勒超声血流图(CDF),血流的分布和方向呈二维显示,不同的流向以不同的颜色加以区别。与 B 超结合,形成双功多普勒超声系统,即采用 B 型显示超声图像,再加超声多普勒显示血流信息。B 超和多普勒系统的结合能更精确地定位特定血管信息。其中,血流方向的显示,在 CDI 中,以彩色编码表示血流方向,红色或黄色表示血流流向探头(热色);而以蓝色或蓝绿色表示血流流离探头(冷色)。而在频谱多普勒显示中,以零基线区分血流方向。在零基线上方显示血流流向探头,零基线以下显示血流离开探头。关于血管分布的显示,CDI 显示血管管腔内的血流,因而属于流道型显示,它不能显示血管壁及外膜。此外,采用 CDI 技术可以鉴别癌结节的血管种类,用 CDI 可对肝癌结节的血管进行分类。

　　如图 8-10 所示彩色多普勒成像系统通过接收电路接收到回声信号后,进行如下处理流程:① 模拟滤波:该系统中,超声探头的中心频率范围为 6～10 MHz,带宽一般比较固定,回波信号较弱,因此需要中心频率高、品质因数 Q 值较高、稳定性强和中心频率可调的带通滤波电路,以滤除系统电源引入的低频噪声和其他高频噪声;② 前置放大、AD 采样以

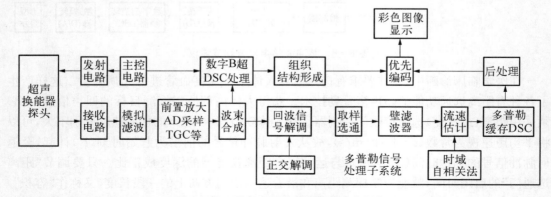

图 8-10　彩色多普勒超声显像仪(CDI)

及 TGC 处理：超声回波信号一般都比较微弱，需要前置放大到 ADC 采样的量程范围内，之后再进行 TGC 等处理；③ 波束合成：波束合成完成对信号的延时加权累加，实现动态聚焦接收；之后的信号分两路处理，一路进入数字 B 超 DSC，另外一路进入多普勒频移信号处理子系统；④ 组织结构形成：B 超 DSC 处理之后，以 B 超形式显示需要测量血流分布的组织结构，最后与多普勒处理的结果结合形成组织的彩色多普勒图像；⑤ 回波信号解调：进入多普勒信号处理子系统的信号包含高频的发射信号（f_0 载波），其频谱如图 8-11（a）所示，需要通过解调处理分离提取多普勒频移 f_d，通常采用正交解调技术，关于这部分内容下面章节重点介绍；⑥ 取样选通：解调之后的信号，再经过取样选通，获取需要做多普勒处理的区域的数据信息；⑦ 壁滤波器：解调之后的信号，虽然消除了发射信号 f_0，但是其中仍然还有固定目标以及血管壁等慢速目标的低频回波干扰信号，如图 8-11（b）所示，为提高血流速度估计的精度，采用壁滤波器消除低频干扰，壁滤波器通常采用固定目标消除器（FTC）技术；⑧ 流速估计：壁滤波器之后，得到相对干净的多普勒频移信号，这时可以进行流速估计，得到血流速度、流向、方差、功率谱等的估计，流速估计的方法很多，其中时域自相关法在估计精度、计算速度，实时性方面具有很大优势，在具体实现中多被采用，下面章节也重点介绍；⑨ 后处理：后处理主要是针对流速估计得出的二维血流分布图进行平滑、降噪等处理，具体方法一般包括帧内或者帧间数据的均值、滤波等，不同硬件设计所采用的后处理方法也不同，常用的方法是利用图像中相邻的像素进行平均；⑩ 优先编码：经过后处理的血流数据要通过伪彩色编码，再与组织形态灰度图（B 超图像）叠加到彩色血流图像。在进行伪彩色编码之前，还要判断信号是真正的血流信号还是有组织运动或者噪声产生的伪像，以决定在相应的区域显示灰度结构信息还是显示伪彩色血流信息。这一过程称为优先编码，也称为伪像抑制。这一过程的目的是使彩色血流图与形态灰度图能很好吻合，避免出现血流和血管壁之间存在缝隙或者血路"溢出"血管的现象。

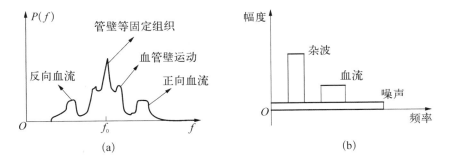

图 8-11　超声回波的多普勒信号频域模型(a)和解调之后的回波信号频谱组成(b)

1. 彩色多普勒二维图像以及声谱图的解读

通过数字电路和计算机处理，将血流的某种信息参数处理成国际照明委员会规定的彩色图。规定血流的方向用红和蓝表示，朝向探头的运动血流用红色，远离探头运动的血流颜色用蓝色，而湍动血流用绿色。血流的速度与红蓝两种彩色的亮度成正比，正向速度越高，红色的亮度越亮，如图 8-12 所示。

在彩色多普勒中，由于血流的方向决定了血流的颜色，所以同一流向的血流处在与声束

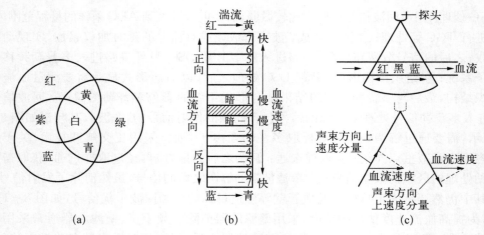

图 8-12　彩色多普勒颜色的含义

不同角度时血流的颜色也可能不同[见图 8-12(c)]。彩色多普勒测血流的示意图为图 8-13,一般由一幅 B 超图像叠加一个彩色多普勒窗口而成。图中是胎儿降主动脉的多普勒血流测量示意图,右上角为声谱图。

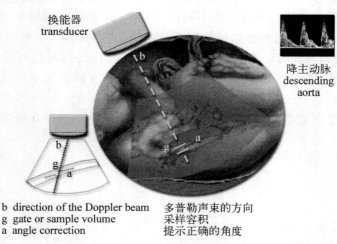

b direction of the Doppler beam	多普勒声束的方向
g gate or sample volume	采样容积
a angle correction	提示正确的角度

图 8-13　胎儿降主动脉的 B 超与彩色多普勒的组合,右上角为声谱(见附页彩图)

（1）图 8-14 中上半部分表示 B 超图像与彩色多普勒的结合,其中彩色部分表示运动的多普勒血流区域,红色表示正向流,蓝色表示负向流;贯穿于这幅图的一条白色直线,指示当前声束的轴线方向;血管内平行于血管壁的短白线,指示声束轴应该的正确方向,也表明了当前声束与血流方向的夹角;垂直于声束轴线的两平行短线,表示取样容积,代表下面声谱图所采用的原始数据的区域。图 8-14 的下半部分是取样容积内的血流的声谱图。

（2）血流方向显示（见图 8-14）。血流朝向换能器时声谱被显示在基线上面（正的多普勒频移）,而血流背离换能器而去,则显示在基线下面（负的多普勒频移）。基线表示血流速度为 0 的点。关于正向流和反向流及其声谱图如图 8-15 所示。

（3）血流时间。声谱图中横轴代表时间,即血流持续时间,单位为秒(s),与心电图同步记录可分析血流时间。

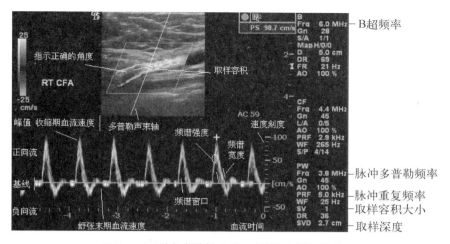

图 8‐14　彩色多普勒血流图解读(见附页彩图)

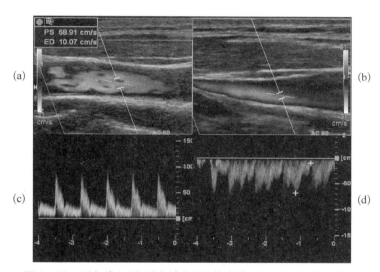

图 8‐15　正向流(a)和反向流(b)及其声谱图(c、d)(见附页彩图)

（4）血流速度。纵轴代表血流速度(频移)大小,单位为 cm/s。

（5）频谱宽度。表示频移在垂直方向上的宽度,即某一瞬间采样血流中血细胞速度分布范围的大小。如速度分布范围大,频带则宽;如速度分布范围小,频带窄。

（6）频谱强度,即谱线灰阶的强度表示散射信号强度,可反映某时刻采样容积内血流速度相同的血细胞数目的多少。

（7）速度相同的血细胞数目多,则后向散射回声强,灰阶级数高(显示较亮);反之回声弱,灰阶级数低(显示较暗)。

（8）声谱图中峰值部分表示此刻血流速度最大,代表收缩期的血流速度;经过一段时间之后,谱线幅度回落到基线附近,表示此刻血流速度下降并接近 0,代表舒张末期的血流速度。健康人的声谱图中,在一个心脏运动周期有明显的频谱窗口。

（9）关于取样容积以及其位置和大小对声谱图的影响,如图 8‐16 所示,(a)表示取样容积示意图,(b)表示取样容积大小对声谱图的影响,如果取样容积大(左图),则包含的血细胞多,血细胞的速度分布宽,导致声谱图的频谱宽度增大;如果取样容积小(右图),则被测区域的血细胞少,血细胞的速度分布窄,导致声谱图的频谱宽度变窄。(c)表示取样容积位置对声谱图的影响,左图表示取样容积落在血管中央,这种情况下,血流速度较大,声谱图的幅度就大;右图表示取样容积落在血管壁附近,这种情况下,血流较慢,则声谱图表示血流速度的幅度就小。

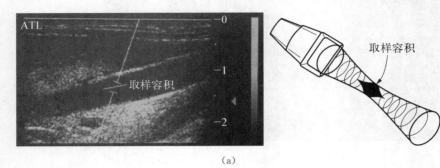

(a)

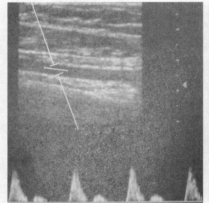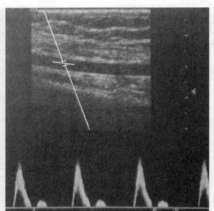

取样容积较大　　　　　　　　取样容积较小

(b)

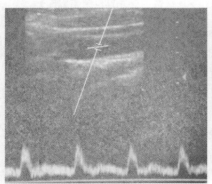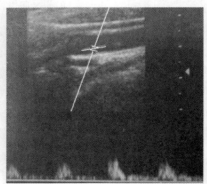

血流的中央位置　　　　　　　　偏离血流中央位置

(c)

图 8 - 16　(a) 取样容积　(b) 取样容积大小对声谱图的影响
(c) 取样容积的位置对声谱图的影响

　　2. 多普勒超声的局限性

脉冲多普勒的局限性有以下三个方面：

（1）脉冲重复频率与最大测量速度。采用脉冲波多普勒超声测量血流速度受到脉冲重复频率的限制。为了准确显示频移大小和方向，根据采样定理，PRF 必须大于多普勒频移（f_d）的两倍，即：$PRF > 2f_d$，或 $f_d < 1/2PRF$。$1/2PRF$ 称为奈奎斯特频率极限，如果多普勒频移（或换算成血流速度）超过这一极限，脉冲多普勒所测量的频率改变就会出现大小和方向的伪像，即频率失真，或称为频率混淆。如图 8-17、图 8-18 所示。

（2）脉冲重复频率与最大采样深度。脉冲多普勒血流检测的最大采样深度 d_{max} 取决于脉冲重复频率，即由两个发射脉冲的时间间隔所决定，最大采样深度为

$$d_{max} = C/2PRF$$

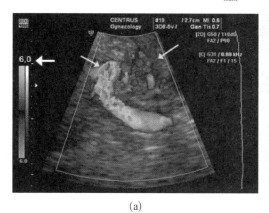
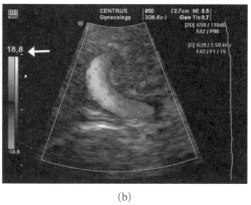

（a）　　　　　　　　　　　　　　（b）

图 8-17　（a）有混叠的彩色多普勒图　（b）提高 PRF 消除混叠之后的图（见附页彩图）

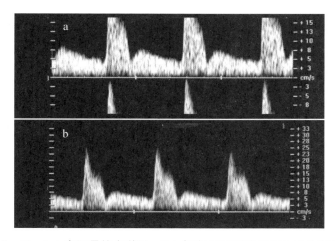

图 8-18　（a）有混叠的声谱图　（b）提高 PRF 消除混叠之后的声谱图

　　脉冲重复频率越高，则两个脉冲的间隔时间越短，采样深度也越小；反之则采样深度越大。这样，为了获得深部的血流信息，就要以减少采样频率为代价。

（3）距离测量与速度测量。当发射超声频率一定时，d_{max} 乘以 v_{max} 的乘积为一常数，探测深度越深，则可测得速度范围便越小，两者相互制约（v_{max} 为最大测量血流速度）。

3. 多普勒超声的伪影

此外,彩色多普勒也可能产生伪影,如图 8-19 所示。

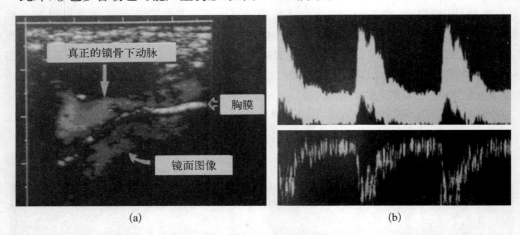

图 8-19 (a) 锁骨下动脉的彩色血流图像在胸膜下方形成镜面伪影
(b) 接收增益过高引起的频谱多普勒镜面伪影(见附页彩图)

4. 临床效果评析与应用

彩色多普勒与 B 超结合。彩色多普勒血流仪通过对散射回波作相位检测并经自相关处理、彩色灰阶编码,把平均血流速度信息以色彩显示,并组合到 B 型灰阶影像上。不仅可以加快 B 型超声对心脏疾病检查的速度,而且可以直接采集到心内血流速度、轮廓的信息。彩色多普勒血流成像与频谱多普勒结合。彩色多普勒血流显像对血流的显示是直观的,对于辨别血流的湍动、了解流速在心血管内分布较脉冲多普勒更快更好。但是,对血流的定量测定来说,脉冲多普勒与连续波多普勒却是非常有效的工具。临床上常见的超声多普勒仪如图 8-20 所示。

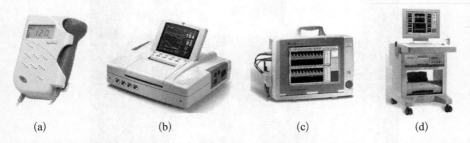

图 8-20 (a) 胎心多普勒仪 (b) 超声多普勒胎儿监护仪系列 (c) 便携式经颅
多普勒血流分析仪 (d) CBS 系列经颅多普勒诊断系统

超声多普勒的其他应用包括:① 超声多普勒气泡检测,相比其他检测方法,超声多普勒方法能更有效地检测血液中的气泡,有效地诊断减压病;② 超声多普勒用于血压测量,用超声多普勒系数替代听诊器监听柯氏音和血管流动,提供判断收缩压和舒张压更准确的读数;③ 经颅多普勒(transcranial Doppler, TCD)技术,无创伤性的脑血管疾病诊察,脑动脉硬化、脑血管痉挛、脑血管狭窄、双侧供血不对称、脑供血不足以及小儿脑性瘫痪早期诊断。

8.4　多普勒频移信号的解调方法

　　超声多普勒换能器接收到的回波信号,既含有运动目标的多普勒信号,又包括静止目标或者慢速运动目标等产生的杂波信号,所以需要从复杂的回波信号中提取出多普勒频移信号,这一过程称为多普勒频移解调。多普勒频移解调包括非定向解调和定向解调。非定向解调指的是解调过程无法获得血流的方向,只能得到血流大小;非定向解调主要采用相干解调和非相干解调;相干解调指的是解调过程需要将入射波信号作为解调的参考输入,而非相干解调不需要入射波的信息。定向解调指的是通过解调既可以获得血流的方向,也可以获得血流大小信息。定向解调有单边带滤波法、外差法和正交相位解调法等。

8.4.1　非定向解调

1. 相干解调

　　由于多普勒频移 f_D 比超声发射信号频率 f_0 要小很多,较方便的检测方法是将回波信号的频率与发射超声波频率进行比较,产生差频信号。由于杂波与发射超声波频率相同、相位关系确定,所以杂波对输出的差频信号只贡献一个直流电平,经滤波后便可提取出多普勒频移信号。该过程称为相干解调。

　　设以发射超声波信号 $E(t)$ 为参考信号,其幅值为 1,初相位为零,则 $E(t)$ 为式(8-6):

$$E(t) = \cos \omega_0 t \tag{8-6}$$

回波中的频移信号(由运动物体贡献)为式(8-7):

$$R_D(t) = B\cos(\omega_0 t + \omega_D t + \varphi_D) \tag{8-7}$$

同时从静止目标返回的杂波信号为式(8-8):

$$R_0(t) = A\cos(\omega_0 t + \varphi_0) \tag{8-8}$$

式中: A、B 分别为杂波和频移信号的幅值; φ_D 与 φ_0 分别为其相对于参考波的初相位; ω_D 为多普勒角频移,表达式为(8-9),其中 c 是声速, v 是目标移动速度:

$$\omega_D = \frac{2v}{c}\omega_0 \tag{8-9}$$

　　杂波和频移信号的线性组合得到总的回波信号 $R(t)$ 可写为式(8-10):

$$R(t) = A\cos(\omega_0 t + \varphi_0) + B\cos(\omega_0 t + \omega_D t + \varphi_D) \tag{8-10}$$

将发射信号 $E(t)$ 与回波信号 $R(t)$ 相乘,可得式(8-11):

$$D(t) = [A\cos(\omega_0 t + \varphi_0) + B\cos(\omega_0 t + \omega_D t + \varphi_D)]\cos \omega_0 t \tag{8-11}$$

展开后得到式(8-12):

$$D(t) = \frac{A}{2}[\cos(2\omega_0 t + \varphi_0) + \cos \varphi_0] + \frac{B}{2}[\cos(2\omega_0 t + \omega_D t + \varphi_D) + \cos(\omega_D t + \varphi_D)]$$

$$\tag{8-12}$$

首先滤除信号中的高频分量($2\omega_0$),滤波后得到式(8-13):

$$D_{\text{L}}(t) = \frac{A}{2}\cos\varphi_0 + \frac{B}{2}\cos(\omega_{\text{D}}t + \varphi_{\text{D}}) \qquad (8-13)$$

式中:右边第一项是杂波成分(与时间无关的直流分量),第二项为多普勒频移成分。通过相干解调已将载波(ω_0)信号滤除,只留下频移信号,但是在处理过程中无法反映 ω_{D} 的正负号,因此损失了频移信号中所包含的方向信息,所以属于非定向解调。

2. 非相干解调

非相干解调不以入射波信息为参考,该方法以杂波成分作为参考波,并与多普勒频移后的回波进行比较。之所以称为非相干解调,是因为提供相位和频率参考的是回波本身,而不是入射波。杂波信号 $R_0(t)$ 可视为经过衰减和相移的发射信号,但其频率保持不变。把 $R_0(t)$ 视为参考信号后,可取初始相位 $\varphi_0 = 0$,则有式(8-14):

$$R_0(t) = A\cos\omega_0 t \qquad (8-14)$$

则回波信号 $R(t)$ 为式(8-15):

$$\begin{aligned} R(t) &= A\cos(\omega_0 t) + B\cos(\omega_0 t + \omega_{\text{D}}t + \varphi_{\text{D}}) \\ &= A\cos(\omega_0 t) + B\cos(\omega_0 t)\cdot\cos(\omega_{\text{D}}t + \varphi_{\text{D}}) - B\sin(\omega_0 t)\cdot\sin(\omega_{\text{D}}t + \varphi_{\text{D}}) \\ &= [A + B\cos(\omega_{\text{D}}t + \varphi_{\text{D}})]\cos(\omega_0 t) - B\sin(\omega_{\text{D}}t + \varphi_{\text{D}})\cdot\sin(\omega_0 t) \end{aligned} \qquad (8-15)$$

令

$$X = A + B\cos(\omega_{\text{D}}t + \varphi_{\text{D}}),\ Y = -B\sin(\omega_{\text{D}}t + \varphi_{\text{D}})$$

则有式(8-16),其中 $\tan\varphi = \dfrac{X}{Y}$ [①]:

$$R(t) = X\cos(\omega_0 t) + Y\sin(\omega_0 t) = \sqrt{X^2 + Y^2}\sin(\omega_0 t + \varphi) \qquad (8-16)$$

考虑到血流的频移信号幅度远小于杂波信号幅度,因此有式(8-17):

$$\sqrt{X^2 + Y^2} \approx [A^2 + 2AB\cos(\omega_{\text{D}}t + \varphi_{\text{D}})]^{1/2} \approx A + B\cos(\omega_{\text{D}}t + \varphi_{\text{D}}) \qquad (8-17)$$

此时,回波信号为式(8-18):

$$R(t) = [A + B\cos(\omega_{\text{D}}t + \varphi_{\text{D}})]\cdot\sin(\omega_0 t + \varphi) \qquad (8-18)$$

利用一般的整流、滤波电路即可滤除载波,检出多普勒频移信号。连续多普勒诊断仪一般采用该方法进行解调。

8.4.2 定向解调

该方法可以同时检测出血流的多普勒频移与方向信息。包括单边带解调法、外差解调

---

① 化 $a\sin\alpha \pm b\cos\alpha$ 为一个角的一个三角函数的形式(辅助角的三角函数的公式)

$$a\sin x \pm b\cos x = \sqrt{a^2 + b^2}\sin(x \pm \varphi)$$

(其中 φ 角所在象限由 a、b 的符号确定,φ 角的值由 $\tan\varphi = \dfrac{b}{a}$ 确定)。

法及正交相位解调法。

1. 单边带解调法

为了讨论方便,可将接收换能器接收的频移信号表示为式(8-19):

$$R_D(t) = A_F \cos(\omega_0 t + \omega_F t) + A_R \cos(\omega_0 t - \omega_R t) \qquad (8-19)$$

式中:A_F、ω_F 为顺流信号的振幅和多普勒频移;A_R、ω_R 为逆流信号的振幅和多普勒频移。

在实际解调时,用精密调谐的射频滤波器,在频移信号中将多普勒上、下边带($\omega_0 + \omega_F$)、($\omega_0 - \omega_R$)分离。这需要采用一个高通、一个低通两个滤波器来完成,分别让超声回波先放大后再经多普勒上、下边带通过。然后上、下边带在独立的通道中进行相干解调,从而分别获得顺向和逆向的多普勒频移信号,同时获得血流的流速与方向信息。但该方法对电路要求极高,要求滤波器必须很精密、稳定性能好。图 8-21 给出单边带解调法结构示意图,图 8-22 给出单边带滤波的频率分布示意图。

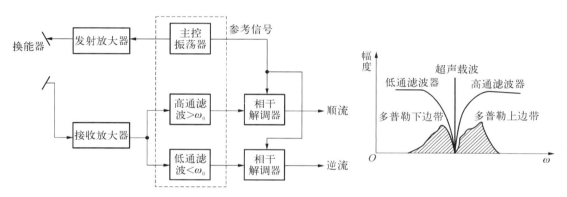

图 8-21　单边带解调法结构　　　　图 8-22　单边带滤波波形

2. 外差解调法

主振荡器产生的高频信号 ω_0 不直接作为相干解调器的参考信号,而是先与另外一个外差振荡器产生的信号 ω_h,经混频器后产生差频信号($\omega_0 - \omega_h$)作为参考信号。然后再与包含方向信息的回波信号进行相干解调,使之输出($\omega_h + \omega_F$)和($\omega_h - \omega_R$)的信号,从而获得速度和方向双重信息。该方法可用于"连续波式"和"脉冲波式"多普勒诊断仪器。如图 8-23 所示。

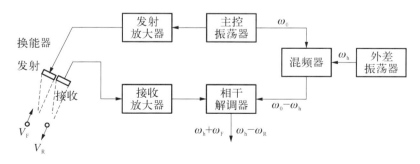

图 8-23　外差解调法方框图

在"连续波"式工作方式时,设含有杂波、顺流和逆流分量的回波信号 $R(t)$ 可表示为式(8-20):

$$R(t) = A\cos(\omega_0 t + \varphi_0) + B_F\cos(\omega_0 t + \omega_F t + \varphi_F) + B_R\cos(\omega_0 t - \omega_R t + \varphi_R)$$

$$(8-20)$$

混频输出的外差信号(相干解调器的参考信号)可表示成式(8-21):

$$H(t) = \cos(\omega_0 t - \omega_h t)$$ $$(8-21)$$

相干解调中,两信号相乘,根据积化和差 $\cos\alpha\cos\beta = [\cos(\alpha+\beta) + \cos(\alpha-\beta)]/2)$ 可得式(8-22):

$$
\begin{aligned}
D(t) = \frac{1}{2}\{ & A\cos(2\omega_0 t - \omega_h t + \varphi_0) + B_F\cos(2\omega_0 t + \omega_F t - \omega_h t + \varphi_F) \\
& + B_R\cos(2\omega_0 t - \omega_R t - \omega_h t + \varphi_R) + A\cos(\omega_h t + \varphi_0) \\
& + B_F\cos(\omega_F t + \omega_h t + \varphi_F) + B_R\cos(\omega_h t - \omega_R t + \varphi_R)\}
\end{aligned}
$$

$$(8-22)$$

由低通滤波,滤除高频分量 $2\omega_0$ 后得式(8-23):

$$D_F(t) = \frac{1}{2}[A\cos(\omega_h t + \varphi_0) + B_F\cos(\omega_h t + \omega_F t + \varphi_F) + B_R\cos(\omega_h t - \omega_R t + \varphi_R)]$$

$$(8-23)$$

然后再利用单边带滤波方法分离出正向流和逆向流,最后用相干解调法求出正向流和负向流多普勒平移的大小。

3. 正交相位解调法

该方法的基本思想是:先检出多普勒频移信号的实部和虚部,然后再加以处理,从而获得流向信息。该方法效果较好,在定向型多普勒诊断仪中使用较多,可工作于连续波式或脉冲波式,如图 8-24 所示。

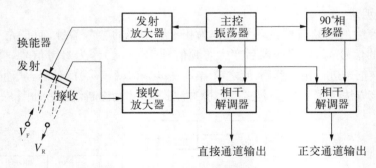

图 8-24   正交相位解调法

具体做法是:将回波信号经放大后分两路进入两路相干解调器:一路解调器的参考信号取自主控振荡器,称为直接通道;另一个通道的参考信号取自主控振荡器经 90°移相后的信号,称为正交通道。这两个参考信号频率相同,相位相差 90°。

设接收信号为 $R(t)$(包括杂波、顺流和逆流分量),用参考信号 $\cos(\omega_0 t)$ 与 $R(t)$ 相干解调,并滤去 $2\omega_0 t$ 高频部分,得到直接通道的输出信号 $D(t)$ 为式(8-24):

$$D(t) = \frac{1}{2}A\cos\varphi_0 + \frac{1}{2}B_F\cos(\omega_F t + \varphi_F) + \frac{1}{2}B_R\cos(\omega_R t - \varphi_R)$$ $$(8-24)$$

正交通道的参考信号为 $\cos(\omega_0 t - 90°) = \sin(\omega_0 t)$，与接收信号相干解调，滤除高频信号，得到正交通道的输出信号 $Q(t)$ 为式(8-25)：

$$Q(t) = -\frac{1}{2}A\sin\varphi_0 - \frac{1}{2}B_F\sin(\omega_F t + \varphi_F) + \frac{1}{2}B_R\sin(\omega_R t - \varphi_R) \qquad (8-25)$$

再将静止目标的杂波信号滤除，可得式(8-26)、式(8-27)：

$$D(t) = \frac{1}{2}B_F\cos(\omega_F t + \varphi_F) + \frac{1}{2}B_R\cos(\omega_R t - \varphi_R) \qquad (8-26)$$

$$Q(t) = \frac{1}{2}B_F\cos(\omega_F t + \varphi_F + 90°) + \frac{1}{2}B_R\cos(\omega_R t - \varphi_R - 90°) \qquad (8-27)$$

直接通道和正交通道输出都包括顺流和逆流的多普勒频移信息，还必须经相域(见图 8-25)或频域处理技术进行分离才能检测出血流的方向信息。将正交通道输出的 $Q(t)$ 信号超前 90°，再与 $D(t)$ 求和后得到逆流信号为式(8-28)：

$$B_R\cos(\omega_R t - \varphi_R) \qquad (8-28)$$

同理，将直接通道的输出的 $D(t)$ 信号超前 90°，再与 $Q(t)$ 求和后得到顺流信号[注：$\cos(\pi/2 + \alpha) = -\sin\alpha$]为式(8-29)：

$$-B_F\sin(\omega_F t + \varphi_F) \qquad (8-29)$$

这样，就得到正向流和负向流的多普勒频移信息。相域处理技术原理(见图 8-25)。

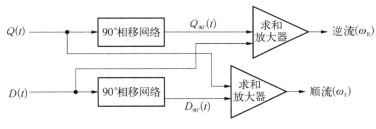

图 8-25　相域处理技术原理方框图

8.5　多普勒血流信息的时域自相关处理算法

经过解调以及壁滤波器后的多普勒频移信号包含血流速度的大小和方向、血管深度及内径尺寸、血流速度的二维分布等信息。从复杂的回波信号中将多普勒频移信号提取出来后，还必须作进一步的处理，尤其对脉冲多普勒诊断仪器，后续信号处理尤为必要。首先血液中的红细胞运动速度不尽相同，产生的多普勒频移也各不相同，因此实际接收得到的频移信号是各种不同频率合成的复杂信号，即有一定的带宽。如果红细胞速度分布小，则带宽窄；反之则带宽大。因此只有对回波信号进行频谱分析并显示，才可能对探测部位的血流速度、性质等做出正确的判断。从多普勒回波信号提取的信息主要有血流的方向信息和血流的速度，每个信息的具体处理方法又分时域处理和频域处理两种。

8.5.1　血流方向信息的提取

血流方向信息的提取是建立在滤波基础之上的。通过数字滤波器(如同一扇依不同对象而开关的大门)可选择出信号中的某些频率成分,衰减掉其他频率成分。由多普勒效应可知,频率信号本身就携带方向信息。如果获得高于发射频率的信号,意味着多普勒频移为正,血流分量朝探头运动;反之,如果接收频率低于发射信号,则意味着其代表反向血流,是远离探头运动的。血流方向信息的提取,在解调过程中通过定向解调就可以完成。如果已经完成血流方向的提取,这个环节只需要进行血流速度大小等信息的估计。

8.5.2　血流速度大小的提取

速度提取的方法可分为频率分析和时域分析。时域分析法是常用的方法,其中自相关法最为重要,下节专题介绍。频域处理技术,即用频谱分析仪进行频率鉴别,并测量功率谱 $P(\omega)$(每个频率反射回波强度),该技术在多普勒频移信号处理中极为有用。

1) 多通道频谱分析仪

由一排窄带滤波器组成,该滤波器的中心频率由低到高,从 f_1 到 f_N,每个滤波器输出加到一个全波整流器上,产生一单极性波形,然后在积分器中平滑处理后得到电压 $A(f_1)$ 到 $A(f_N)$,只要每个滤波器的带宽足够窄且保持一致,则 $A(f)$ 可以表示输入信号在该频率的功率。

2) 扫掠滤波器

这是借以设计一个中心频率可在某种控制下改变的带通滤波器,将该滤波器的带通区域慢慢地扫过多普勒频谱区域,从而达到频谱分析的目的。

3) 快速傅里叶变换分析器

每隔一定时间对采集到的频移信号采样一次,经 A/D 转换,转换为一组数字信号。再经 FFT 变换把信号分成频率和振幅两个分量,产生数字实时频谱显示。该技术处理准确可靠,其频谱可真实反映采样处血流的详细分布,如图 8-26 所示。

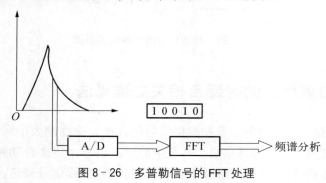

图 8-26　多普勒信号的 FFT 处理

8.5.3　时域自相关处理算法实现

在人体血管中流动的血液内,存在大量的红细胞,理论研究表明超声多普勒信号是由大量红细胞的背向散射形成的,而且多普勒信号是分布在发射频率附近的窄带信号,Brody 根据统计理论得出血流平均速度与该窄带信号的平均角频率之间具有较为固定的关系,从而可以将对血流速度的估计转换为对多普勒信号平均角频率的估计,现有的平均角频率估计方法有信号过零检测法、频率分析法、锁相环路法等,这些方法在实现的复杂性和测量精度方面各有优缺点。其中,过零检测法的原理是,当接收信号的幅度为高斯分布的平稳随机信号时,统计波形在单位时间里的过零次数 N,可以近似与信号平均角频率成比例,用以估计血流平均速度的大小;由于其实现简单而应用较为广泛,但是精度不高,而且在理论上存在最大为 15% 的误差。频率分析法对多普勒信号进行频谱分析,得到其功率谱密度,然后由平均角频率的定义得到平均角频率,该方法的主要缺点是实时实现过于困难,特别是在多普勒信号的功率谱估计的实时性实现造价太高;1983 年,Jaffei 以及 1986 年 Leeuwen 等人分析比较了各种估计算法,最后得出时域估计中的自相关估计法可能是最好的选择,这里重点介绍。

1. 目标运动速度与时域回波信号相位的关系

通常如 B 超脉冲回波系统只提取各距离分辨单元的回声幅度,而脉冲多普勒系统还要提取各距离分辨单元的回声相位,下面从脉冲回波相位的角度对自相关技术的原理进行简要分析。自相关处理的原理是,通过探测信号之间的时间差异来提取血流的速度与方向。脉冲发射过程中,前后两个相邻回波脉冲的时间差 Δt,包含了探测目标的运动方向与速度等变量因素,最后反映在回波脉冲波形的相位差异上,由此通过脉冲自身相位差的关系解得血流方向和速度的方法称作自相关处理技术,如图 8-27 所示。静止不动的目标 1,3 的回波信号随着时间变化没有相位差,而运动目标 2 的回波信号随着时间的变化有相位差,这个相位差可以灵敏地反映运动目标 2 的移动速度。

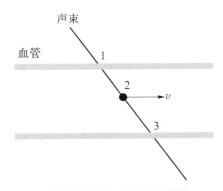
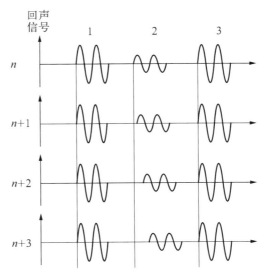

$n\sim n+3$ 依次发射脉冲的回波信号
1、3 为来自血管壁的回波信号;2 为以速度 v 运动的散射物的回波信号,注意静止或低速变化的血管壁回波到达时间;逐渐变化的散射物回波返回时间

图 8-27　多普勒信号的时移

设某一距离分辨单元有一个点回声源,它与探头的距离是 R,如果发射信号是式(8-30):

$$y(t) = \sin(\omega_0 t), \quad -\frac{\tau}{2} \leqslant t \leqslant +\frac{\tau}{2} \tag{8-30}$$

式中:τ 为脉冲宽度,则该点回声源的回声信号可以表示为式(8-31):

$$y_b(t) = \sin\left[\omega_0\left(t - \frac{2R}{c}\right)\right], \frac{2R}{c} - \frac{\tau}{2} \leqslant t \leqslant \frac{2R}{c} + \frac{\tau}{2} \tag{8-31}$$

式中：c 是超声在组织中的传播速度。考虑到 $c = f_0\lambda_0$，式(8-31)可化为式(8-32)：

$$y_b(t) = \sin\left(\omega_0 t - \frac{4\pi R}{\lambda_0}\right) \tag{8-32}$$

式中：$\dfrac{4\pi R}{\lambda_0}$ 即为回声相位。回声相位对点回声源在距离分辨单元内的移动十分敏感，例如：当 $\lambda_0 = 0.5$ mm 时，即使 R 有 0.05 mm 的改变，都会引起回声相位 $72°$ 的改变。由于脉冲宽度 τ 仅有微秒量级，而设回声源的最大移动速度仅有 1 m/s，因此，在时间 τ 内，可认为回声源没动，回声相位是恒定的，但在下一个脉冲周期时，由于时间间隔 PRT 在 ms 量级，这期间回声源的移动可能足以引起回声相位显著的变化。这样，当对一个距离分辨单元连续观测多个脉冲周期时，通过自相关算法，可以计算出回波的相位差，再根据相位差等于多普勒平移与脉冲重复周期的乘积，推出多普勒平移，最后根据多普勒平移与移动物体的速度关系，算出运动物体的速度。速度方差的估计也类似，进而得到回声的多普勒频谱。

2. 多普勒彩色血流成像自相关算法的理论分析

在实际应用中，多普勒彩色血流成像采用的是自相关算法本质上是采用对回波相位进行求一次导数的思想，而且求导的实际时间间隔是 PRT，下面具体从回波相位理论上进行自相关算法的分析和实现。Brody 根据统计理论得出血流平均速度与多普勒频移窄带信号的平均角频率（$\overline{\omega_d}$）之间具有较为固定的关系，可以用(8-33)式表示：

$$\overline{V(t)} = \frac{c}{2\omega_0\cos\theta} \frac{\displaystyle\int_{-\infty}^{+\infty} \omega P(\omega)\,\mathrm{d}\omega}{\displaystyle\int_{-\infty}^{+\infty} P(\omega)\,\mathrm{d}\omega} \tag{8-33}$$

其中：ω_0 是发射超声的中心频率；c 是超声在探测人体组织中的传播速度；θ 是声束与血流的夹角；$P(\omega)$ 是多普勒频移信号的角频率的功率谱，根据平均角频率的定义式(8-34)：

$$\overline{\omega_d} = \frac{\displaystyle\int_{-\infty}^{+\infty} \omega P(\omega)\,\mathrm{d}\omega}{\displaystyle\int_{-\infty}^{+\infty} P(\omega)\,\mathrm{d}\omega} \tag{8-34}$$

可以得到式(8-35)：

$$\overline{V(t)} = \frac{c}{2\omega_0\cos\theta}\,\overline{\omega_d} \tag{8-35}$$

为了得到实际采样脉冲回声相位，必须对回声射频信号进行正交解调，得到回波信号的解析形式，其模是回波幅度，相角是回波信号的相位，设正交解调后超声回波信号 $S(t)$ 的自相关函数为式(8-36)：

$$R(t) = |R(t)| e^{j\Phi(t)} \equiv \int_{-\infty}^{+\infty} S(t+\tau)S^*(\tau)d\tau \qquad (8-36)$$

则回波信号 $S(t)$ 的多普勒平均角频率和方差为

$$\overline{\omega}_d = \frac{\Phi(T)}{T}, \ \sigma_d^2 = \frac{2}{T^2}\left(1 - \frac{|R(T)|}{R(0)}\right)$$

式中 T 为脉冲重复周期,$\Phi(T)$ 是 T 时间内的相位差。

对于平均角频率的表达式现证明如下,根据 Wiener-Khinchine 定理,多普勒信号的自相关函数是其功率谱的 Fourier 逆变换,即式(8-37):

$$R(t) = \int_{-\infty}^{+\infty} P(\omega)e^{j\omega t}d\omega \qquad (8-37)$$

所以多普勒信号自相关函数的导数为式(8-38):

$$R(0) = \int_{-\infty}^{+\infty} P(\omega)d\omega$$

$$R'(0) = \frac{dR(t)}{dt}\Big|_{t=0} = j\int_{-\infty}^{+\infty} \omega P(\omega)e^{j\omega t}d\omega\Big|_{t=0} = j\int_{-\infty}^{+\infty} \omega P(\omega)d\omega \qquad (8-38)$$

又根据平均角频率的定义式(8-34),设 $t=0$ 时,可以得到平均角频率的表达式为式(8-39):

$$\overline{\omega}_d = -j\frac{R'(0)}{R(0)} \qquad (8-39)$$

以上方程可以进一步简化,令 $R(t) = |R(t)|e^{j\Phi(t)}$,由于 $P(\omega)$ 是实数,所以 $|R(t)|$ 应为偶函数,$\Phi(t)$ 为奇函数。令 $|A(t)| \equiv |R(t)|$,得 $R'(t) = A'(t)e^{j\Phi(t)} + j\Phi'(t)A(t)e^{j\Phi(t)}$,$R'(0) = jA(0)\Phi'(0)$ 和 $R(0) = A(0)$。将自相关函数的一次导数在零点的值代入上式,可以得到平均频率为式(8-40):

$$\overline{\omega}_d = -j\frac{R'(0)}{R(0)} = \Phi'(0) \qquad (8-40)$$

同样考虑到多普勒信号自相关函数的相位是奇函数 $\Phi(0) = 0$,式 8-40 可以近似表示为:$\overline{\omega}_d = \Phi'(0) \approx \frac{\Phi(t) - \Phi(0)}{T} = \frac{\Phi(T)}{T}$,$T$ 是超声脉冲重复间隔。这就证明了平均频率的表达式。对频率方差的证明,同样从定义出发进行,可以参考文献,在此省略证明。

3. 自相关法检测彩色血流成像的基本原理与实现

彩色血流成像的关键在于多普勒信号的平均角频率及其方差的估计,其流程如图8-28所示,采用相控阵探头和脉冲多普勒回声处理系统,声束在采样容积的每一个扫查方位角 θ 上停留 N 个脉冲周期,即在每一个扫查方位角上发射 N 次脉冲波($4 \leqslant N \leqslant 16$),然后换一个方位角 $\theta + \Delta\theta$,再发射 N 个脉冲波,直到把一个扇区断面扫描完毕,这样就获得了每一个二维分辨单元回声复幅度的 N 个抽样值,在实际中,如图 8-29 所示,对接收的回波信号进行正交解调得到解析的回声多普勒信号,在该信号中由于存在一些运动器官或者组织的回波信号,并且这些信号的幅度远远大于血流回波信号的幅度,但是这些信号的频移比血流多普勒频移信号的频率低,所以通过一个具有一定高通特性的壁滤波器进行滤波,然后将得到的血流多普勒信号进行自相关平均血流速度和方差估计,最后将得到参数作彩色血流成像的色彩参数使用。这就是基于自相关算法的彩色多普勒血流成像的原理。

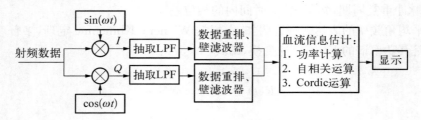

图 8-28　脉冲多普勒信号处理结构

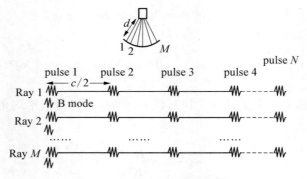

图 8-29　典型超声脉冲发射系统示意图

4. 彩色血流成像自相关算法的具体实现分析

设一个二维分辨单元回声幅度的 N 个抽样值的复数表示为式(8-41):

$$z_k = x_k + \mathrm{j}y_k \quad k = 1, 2, 3, \cdots, N \tag{8-41}$$

式中: z_k 是对连续时间信号 $z(t)$ 的抽样,抽样间隔为 PRT,则对于多普勒信号平均角频率估计的自相关方法问题转化为:利用 $z(t)$ 的 N 个样本 z_k, $k=1, 2, 3, \cdots, N$,估算出 $z(t)$ 自相关函数 $R(\tau)$ 在 $\tau=0$ 和在 $\tau=T$ 处的值。根据自相关函数的定义可以得到式(8-42)和式(8-43):

$$R(0) = E[z(t) \cdot z^*(t)] = e[|z(t)|^2]$$
$$\approx \frac{1}{N} \sum_{k=1}^{N} (x_k^2 + y_k^2) = C \tag{8-42}$$

$$R(T) = E[z(t) \cdot z^*(t-T)] = E^*[z(t) \cdot z^*(t+T)]$$
$$\approx \left[\frac{1}{N-1} \sum_{k=1}^{N-1} z_k \cdot z_{k+1}^* \right] = A + \mathrm{j}B \tag{8-43}$$

式中：

$$A = \frac{1}{N-1}\sum_{k=1}^{N-1} x_k x_{k+1} + y_k y_{k+1}, \ B = \frac{1}{N-1}\sum_{k=1}^{N-1} x_k y_{k+1} - y_k x_{k+1}$$

设两个信号的相位差为 φ，则 $\tan\varphi = B/A$，且 φ 与多普勒平均角频率 $\overline{\omega}_d$ 的关系为 $\overline{\omega}_d = \varphi/T$，所以：$\overline{\omega_d} = \frac{1}{T}\arctan\left[\frac{B}{A}\right]$，从而可以得到血流平均速度为式（8-44）：

$$\overline{V(t)} = \frac{c}{2\omega_0\cos\theta}\overline{\omega}_d = \frac{c}{2\omega_0\cos\theta}\frac{1}{T}\arctan\frac{B}{A} = F\arctan\frac{B}{A} \quad (8-44)$$

式中：$F = \dfrac{c}{2\omega_0\cos\theta T}$。又因为血流速度的方差与多普勒频移方差的关系如式（8-45）：

$$\sigma_d^2 = E\left[(\omega_d - \overline{\omega_d})^2\right] = E\left[\left(\frac{v}{FT} - \frac{\overline{v}}{FT}\right)^2\right] = \frac{1}{F^2 T^2}\sigma_v^2 \quad (8-45)$$

根据 $\sigma_d^2 = \dfrac{2}{T^2}\left(1 - \dfrac{|R(T)|}{R(0)}\right)$，可以推出血流速度的方差的表达式为式（8-46）：

$$\sigma_v^2 = F^2 T^2 \sigma_d^2 = 2F^2\left[1 - \frac{\sqrt{A^2 + B^2}}{C}\right] \quad (8-46)$$

5. 自相关彩色血流多普勒成像系统设计中应该注意的问题

设每个扫描角度重复发射的脉冲次数为 $N(4\leqslant N\leqslant 16)$，两次发射的时间间隔为 T，即脉冲发射频率 $F_s = 1/T$，在脉冲多普勒系统中，多普勒频率分辨率为式（8-47）：

$$\Delta f_D = \frac{1}{N \cdot PRT} \quad (8-47)$$

式中：PRT 是脉冲重复周期。结合实际的多普勒速度对应公式，整理可以得到脉冲多普勒系统的速度分辨率为式（8-48）：

$$\Delta V = \frac{c}{2N \cdot PRT \cdot f_0\cos\theta} \quad (8-48)$$

从上面的式子可以看出，发射脉冲次数 N、脉冲重复间隔 PRT、超声波中心频率 f_0 与速度分辨率成正比，但是，超声波频率越高，超声在媒质中的衰减越快，实际可以探测的深度就受到限制；N 越大，系统处理数据的负担就增加。

此外，因为脉冲多普勒系统采用多脉冲重复间隔的空间采样，脉冲多普勒系统的最高多普勒频移还受到脉冲重复频率的限制，只能是脉冲重复频率的一半，即为式（8-49）：

$$f_{Dmax} = \frac{1}{2}PRF \quad (8-49)$$

这实际上是由于脉冲多普勒系统中多普勒频移信号是通过频率为 PRF 的采样脉冲进行采样得到的，从而必然受到采样定理的限制，结合多普勒频移和血流速度的关系可以得到最大血流速度为式（8-50）：

$$V_{\max} \leqslant \frac{c}{2} \frac{f_{\mathrm{Dmax}}}{f_0 \cos\theta} = \frac{c}{4} \frac{PRF}{f_0 \cos\theta} \qquad (8-50)$$

综上所述,脉冲多普勒超声系统的设计中,要合理地选择发射频率 f_0,脉冲重复频率 PRF,脉冲发射次数 N,最终选取一种各种指标达到折衷的方案。

思考与练习题

1. 连续多普勒技术有什么明显技术缺陷,有哪些技术可以弥补这一缺陷?

2. 推导超声多普勒法测血流的公式,注意其应用条件,即在什么情况下不适用此公式或使用该公式会产生较大误差?

3. 假定频率 f 为 $3.5\,\mathrm{MHz}$ 的超声波,向着以 $0.1\,\mathrm{m/s}$ 速度运动的血流发射,正常声速 $c = 1\,540\,\mathrm{m/s}$,则回声的频移量 $\Delta f = ?$

4. 简述多普勒测血流的基本原理。

5. 证明平均频率方差为 $\sigma_d^2 = \dfrac{2}{T^2}\Big(1 - \dfrac{\mid R(T)\mid}{R(0)}\Big)$。

6. 简述彩色多普勒信号的处理过程,如何从回波信号中提取出血流的速度与方向? 具体的实现思路是什么?

7. 简述彩色多普勒成像系统的架构。

8. 简述自相关信号处理的原理与过程。

9. 为什么运动物体垂直波束方向的分量对回波的幅度有调制作用?

第9章 其他超声成像设备

9.1 三维超声

1. 三维超声成像

与二维超声成像相比,三维超声成像(见图 9-1)具有诸多优势:① 图像显示直观:图像直观显示出脏器的解剖结构,提供多种成像方式,实现多平面多角度观察组织器官。医生可以对图像进行放大、旋转及剖切,从不同角度观察脏器的切面或整体。② 精确测量结构参数:可对一些不规则形状组织器官的结构参数进行精确的测量。如心室容积、心内膜面积等的精确测量,作为心血管疾病的诊断的重要依据。③ 准确定位病变组织:可向医生提供肿瘤(尤其是腹部肝、肾等器官)在体内的空

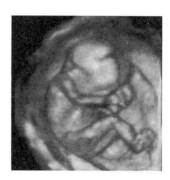

图 9-1 三维超声成像

间位置及其三维形态,从而为进行体外超声治疗和超声导向介入性治疗手术提供依据。这将有利于避免在治疗中损伤正常组织。④ 缩短数据采集时间:成功的三维超声成像系统在很短时间里就可采集到足够的数据,并存入计算机。医生可以通过计算机存储的图像进行诊断,而不必要在患者身上反复用二维探头扫查。

2. 扫描方式与图像数据的采集

三维数据采集是实现三维成像的第一步,也是确保三维成像质量的关键一步。目前,大多数超声三维数据的采集是借助已有的二维超声成像系统完成的。也就是说,在采集二维图像的同时,采集与该图像有关的位置信息,再将图像与位置信息同步存入计算机后,就可以在计算机中重构出三维图像。数据采集方法有机械定位方式、可自由操作(free-hand)系统以及二维面阵探头的应用。

1) 机械定位系统

事先规定好探头的移动轨迹,扫描过程中在记录二维图像的同时记录每幅图像的几何位置,将两者信息存入超声诊断仪或外部计算机系统,然后由相应的软件重构三维图像。根据探头移动轨迹的不同,机械定位系统有如图 9-2 所示 3 种扫描方式:平移式、倾斜式和旋转式。

平移式采集的数据是一组等间隔的相互平行的二维图像。基于这样的数据,重构三维图像是比较容易的。此外,在多普勒血流成像中,由于平面相互平行,也容易识别声束与血流之间的夹角。因此,此类系统已被成功应用于血管成像、颈动脉血流测量等场合。

倾斜式扫描是将探头固定放在患者的皮肤表面,然后让探头绕一条与探头平行的轴摆动。结果可得到一系列等角度(类似扇形的)分布的二维图像。这类系统的优势是容易手持操作,扫描的视野比较大。而且,因为探头摆动的有关参数是事先设计好的,因此三维图像

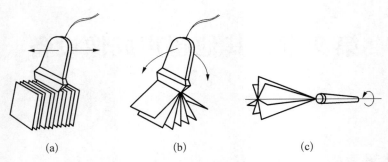

图 9-2　机械定位系统

(a) 平移式　(b) 倾斜式　(c) 旋转式

重构的速度也比较快。缺点是随着探查深度的变化,空间分辨率变差。而且,三维数据在各个方向上分辨率的不一致性也给图像重构带来麻烦。

旋转式的扫描装置是让探头围绕与探头垂直的轴旋转(一般要大于180°),最后得到类似圆锥形的三维数据。这类系统同样存在空间分辨率不均匀的问题。此外,为了实现准确的三维重构,在数据采集过程中必须保持旋转轴是不动的,否则会直接影响三维重建的精度。

2) Free-hand 系统

虽然机械定位系统具有较高的定位精度和重建速度,但是机械装置复杂。为了克服这一不足,研究人员设计了多种非机械式的位置跟踪系统。这样的系统可以让医生根据需要自由地选择扫描的方向,并能在移动探头的过程中自动适应体表形状的变化。Free-hand 系统有声传感器系统、多关节机械臂和电磁式的定位系统,如图 9-3 所示。其中,电磁式位置传感器由发射器、接收器及相应的电子装置构成。发射器产生空间变化的电磁场,接收器内有 3 个正交的线圈用于感受所在位置的电磁场的强度。只要将接收器固定在超声探头上,就可以实现对探头位置和方向的跟踪。电磁式定位系统的缺点是对噪声和误差比较敏感,电磁干扰(如 CRT 监视器等)、使用环境中的铁磁材料都可以使测量的磁场发生畸变而引起定位误差。

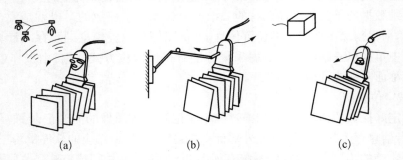

图 9-3　Free-hand 系统定位方式

(a) 声学定位　(b) 多关节机械定位　(c) 电磁定位

Free-hand 系统虽然操作比较方便,但是操作人员在采集数据时要特别小心,不要在两个相邻的平面间留下太大的缝隙,否则将不能保证重构图像的质量。

3) 二维面阵探头

前面介绍的机械定位系统或 Free-hand 系统都是在先获得二维图像的基础上实现三维图像的重构。更理想的方法应该是保持超声探头完全不动,直接获得三维体积的数据。

二维面阵探头用电子学的方法控制超声束在三维空间的指向,就可以实现上述功能(见图 9-4)。在工程实现时,由于二维面阵的阵元数量很大,每个阵元都要配置相应的通道,因此无论从技术的复杂性,还是系统的实现代价来说,都还有许多问题需要研究解决。

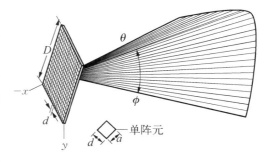

图 9-4 二维面阵探头

3. 三维图像的显示

在三维超声图像的显示中有两个基本的概念,即数据的分类(classification)与分割(segmentation)。前者是指在表面拟合时选择恰当的阈值或在容积重建中选择合适的亮度或透明度。后者是指如何将具有不同回声特征的数据区分开来,准确而自动的数据分割算法是三维研究所追求的目标。现今三维超声一般有三种显示方法,重建的图像如图 9-5 所示。

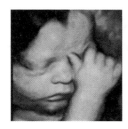 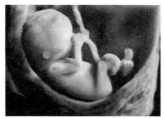 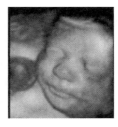 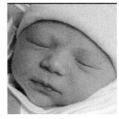

图 9-5 三维超声图像以及与照片(右)的对比

1) 平面投射

该方法无需进行三维重建,通过平行移动、旋转等方法对感兴趣区进行逐层、多角度的观察,能得到容积数据库中任意角度的平面图像。运用该技术可以得到二维超声中由于患者体位限制或解剖部位限制而不能得到的断面图像,如与探头表面相平行的平面(C 平面或冠状面)。该技术的互动性使得操作者即使在患者离开诊断间后仍能自如操作,可缩短检查时间,便于相关资料的分析、复习与存储。

2) 表面拟合

表面拟合即常说的表面成像(surface mode),其基本特征是:对于图像数据中具有不同特征的数据如灰阶值等进行分割,并对每一被分割的部分构造轮廓,然后采取用类似表面拟合的方式进行图像重组。系统仅显示每一声束方向距离探头最近的界面的回声信号,这些回声信号在空间上形成一个大体轮廓,即感兴趣结构的表面轮廓,因此主要用于描述感兴趣结构的表面特征。因为其提取的数据点相对较少,通常只需穿过整个容积数据库一次以提取表面信息,因此该方法速度较快。

3) 容积重建

容积重建方法是将三维空间内的多个体元直接投射到荧光屏上,而不需要几何原物的模拟,它要求整个容积数据库一次全部取样完毕,而不能有遗漏或缺失。容积重建方法可对扫查结构的所有组织灰阶信息和血流多普勒信息进行重建,能显示解剖结构细微特征。容积重建技术能淡化周围组织结构的灰阶信息,使之呈透明状态,而着重显示感兴趣区域的结构,同时部分保留周围组织的灰阶信息,使重建结构具有透明感和立体感,从而显示实质性脏器内部感兴趣区域的空间位置关系。

4. 三维超声成像的问题与展望

从工程实现的角度上看,大幅度提高三维图像数据采集、重建与显示的速度是必须要解决的问题。显然,新型超声探头的设计以及大规模集成电路的应用对未来的发展来说是十分必要的。三维超声成像最终的研究目标应该是动态三维成像。例如,动态三维超声心动图像能够让医生观察到心脏跳动过程中的心脏空间位置、解剖结构、血液循环情况等,这将使医生能够更方便地诊断先天性室间隔缺损、房室瓣关闭不全等疾病,同时也使医生有条件对左心室容积、射血分数等重要的心功能参数进行精确测量。

9.2 超声 CT[6]

在 20 世纪 70 年代初,用于头部和全身的 X 线扫描断层成像(X-ray computed tomography, X-CT)机相继问世后,给医学诊断开创了具有划时代意义的新篇章。其实,用于 CT 成像的传递媒介并不限于 X 线,自从 X-CT 在医学诊断上取得巨大突破后,科学家们就对其他传递媒介的 CT 技术进行了广泛而卓有成效的探索。如微波 CT(microwave-CT)、核磁共振 CT(MRI-CT)和超声 CT(US-CT)等。

超声波在人体内传播时,体内不同组织结构的不同声学特性会引起声速的变化和声强的衰减差异。设法获得这些声速的变化或者声衰减的数据并以此为参量,用计算机技术重建超声透射影像,这种成像技术即为超声计算机断层成像(US-CT)。早期超声 CT 的原理几乎完全模仿了 X-CT,但超声在非均匀人体组织中的传播的复杂性是 X-CT 远不能及的。在一定意义上超声 CT 是 X-CT 的一种推广。

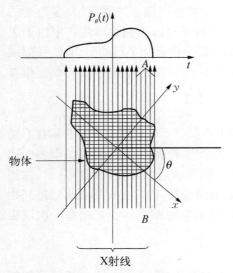

图 9-6 CT 原理示意图

1. CT 技术的基本原理

如图 9-6 所示,平行的 X 射线束以倾角 θ 从物体的一侧照射并穿越此物体。在穿越此物体的过程中部分射线被物体所吸收,因此射线在穿出物体时的强度比进入时弱。X 射线在物体内是以直线传播的,考虑射线细束 AB,它的中心线相对原点的距离为 t,这一细束在穿越物体时遭受的衰减决定于其通过路径上物体对 X 射线的吸收。物体对于 X 射线的吸收用线衰减系数 μ 表示。一般的,物体由于结构的非均匀性,对 X 射线的吸收也是不均匀的。因此,物体断面内线衰减系数是位置的函数 $\mu(x, y)$。如果对射线束 AB 测量一定时间内入射光子数目 N_{in} 和穿出时光子数目 N_o,则由线性衰减系数的定义可以得到式(9-1):

$$\int_{AB} \mu(x, y)\mathrm{d}l = \ln \frac{N_{in}}{N_o} \tag{9-1}$$

这个等式的左边是线性衰减系数 μ 沿直线路径 AB 的积分,也就是 μ 沿此路近的叠加值;右边是通过测量得到的一个已知数。所以式(9-1)可以改写为式(9-2):

$$\int_{AB} \mu(x,y)\mathrm{d}l = P_\theta(t) \tag{9-2}$$

$P_\theta(t)$ 是图 9-6 中所示的投射函数。投射函数显然携带着物体线性衰减函数 $\mu(x,y)$ 的信息。若能够从投射函数重建出线性衰减函数,则可以由线性衰减函数构建出物体断层的图像。将物体划分为多个体积元(体素),认为每个体素对 X 射线的衰减系数为常数,则路径 AB 上对 $\mu(x,y)$ 的积分转化为路径 AB 上不同体素衰减系数的累加。由 $P_\theta(t)$ 经计算而获得每个体素对 X 射线的衰减系数,根据体素在平面上的位置排列成矩阵,再把矩阵中的每个数字转为由黑到白不等灰度的像素,即构成 X-CT 图像,如图 9-7 和图 9-8 所示。

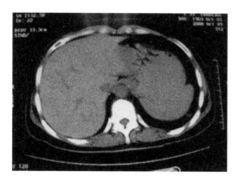

图 9-7 X-CT 图像

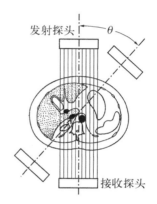

图 9-8 X-CT 扫描示意图

如图 9-9 所示,设有 3×3 单元组成的断层,每个单元的衰减系数分别由 μ_1 至 μ_9 表示,这些值未知待求。显然,只要能建立这些变量相互独立的 9 个方程,就可以求出这 9 个未知变量。为此,用 9 条射线按照路径互不完全重叠的路径穿过断层,检测它们的衰减系数的积分,这个值,可以通过探测器获得,只要求解方程组,就可以获得衰减系数的值,从而获取二维的断层信息。

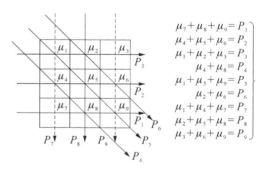

图 9-9 CT 算法原理示意图

2. 超声 CT

使用脉冲透过法,并用计算机处理数据得到断层图像的方法,称为超声计算机断层图(ultrasound computed tomography)。

早期的超声 CT 原理上几乎完全是模仿 X-CT 的,设想图 9-6 中的 X 射线被替代为超声波,同时假定超声波和 X 射线一样以直线传播。那么通过测量超声射束穿越物体的渡越时间或者衰减,便可获得物体断面上声速或声吸收分布图像。基于这种假设提出了渡越时间超声 CT 与衰减系数超声 CT。但实际情况是,超声波并不像 X 射线一样以直线传播,在非均匀媒介内传播时发生衍射。根据超声衍射模型提出另外一种超声 CT 模型称为超声衍射 CT。

1) 渡越时间超声 CT

图 9-10 是通过测量渡越时间以获得物体断面上声速分布图像的示意图。物体浸没在水中;在物体一侧的超声发生器发出一个脉冲,设置在另一侧的接收器在一个时延后收到这一脉冲,这一时延就是物体存在时的渡越时间。令 c_w 为水中的声速,$c(x, y)$ 为物体断面上的声速分布,相当于 X-CT 中的衰减系数,而超声波在人体传播的时间差可以通过测量获得。因此可以通过类似 X-CT 的原理,测出组织声速的分布,从而重建组织的二维图像。

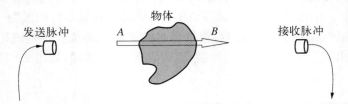

图 9-10　超声 CT 示意图

2) 衰减系数超声 CT

如果用发送器发射超声波束,并且在其对面用接收器检测透射束的强度,就可以像 X-CT 那样,将波束路径中的由于吸收散射等造成的衰减大小的分布重建出来。

在图 9-10 中,设波束路径为 AB,到达接收器的超声波束的声压为 $p(\theta, s)$,各点的衰减系数为 $\alpha(x, y)$,则

$$p(\theta, s) = p_0 \exp\left(-\int_{AB} \alpha(x, y) \mathrm{d}l\right) \tag{9-3}$$

式(9-3)中 p_0 是发射电路与换能器产生的初始声压。式(9-3)也可写为式(9-4):

$$p_u(\theta, s) = -\lg\left[\frac{p(\theta, s)}{p_0}\right] = \int_{AB} \alpha(x, y) \mathrm{d}l \tag{9-4}$$

尽管式(9-4)与式(9-2)的物理意义不同,但只要获得各个方向的投影数据 $p(\theta, s)$,就可以和 X-CT 一样进行物体中衰减系数 $\alpha(x, y)$ 分布图的重建。

3) 超声衍射 CT

上述两类超声 CT 大约是在 20 世纪 70 年代发展起来的。这两类超声 CT 原理简单,都采用了一个基本假设,即超声波与 X 射线一样在穿越物体时是以直线传播的。这一假设在一般条件下不符合实际。超声波在非均匀媒介内传播时产生衍射。考虑到衍射,投射积分式就不成立了。就生物医学图像来说,一般认为只有造影对象为纯软组织时,这两类 CT 结果才是基本可信的。当造影对象内有较强的散射体,如骨骼和组织交界面时,结果是不可信的。放弃声射线沿直线传播的假设,而采用声波在非均匀媒介内的衍射模型就产生了超声衍射 CT。

超声衍射断层成像就是研究在弱散射的条件下,介质的不均匀性对声场的影响,建立介质的参量与散射声场边界值(即接收数据)之间的关系,来重建介质参量的分布图像。

图 9-11 是超声衍射 CT 的示意图。造影对象浸在水中,它受由 θ 方向传播来的超声

波的照射。在最简单的情况下，照射是单色平面波。这时物体作为一个散射体存在，它激发起散射声场。对于层析造影，我们假定沿物体截面声参数的分布为 $f(x, y)$，而且分布在垂直于 xy 平面的方向上没有变化，即物体是二维的。因此由照射波通过散射体激发的场是二维的。

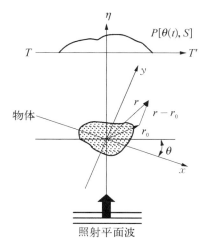

图 9 - 11　超声衍射示意图

波在非均匀媒质内传播时，它的场分布服从非齐次的赫姆霍茨方程。对于图 9 - 11 所示情况，如果对于一个给定的 $f(x, y)$，xy 平面上任一点处的声场 $p(x, y)$ 可以通过解一个相应的非齐次赫姆霍茨方程得到。那么 $f(x, y)$ 可以通过这个解的某种反演而得到。就是说，可由适当采集的散射声场数据计算出 $f(x, y)$，这就是衍射 CT 的基本思想。

根据赫姆霍茨方程，可以把 xy 平面上任一点处的声场 $p(x, y)$ 看成是入射波产生的声场 $p_i(x, y)$ 和由物体产生的散射声场 $p_s(x, y)$ 叠加而成的，即式(9 - 5)：

$$p(x, y) = p_i(x, y) + p_s(x, y) \tag{9-5}$$

物体截面内的每一个点 (x_0, y_0) 都可视为散射场的一个点源，其强度等于该点处的总场强 $p(x_0, y_0)$ 乘以物体函数在该点处之值 $f(x_0, y_0)$。在忽略物体声吸收时，其表达式为 (9 - 6)：

$$f(x_0, y_0) = k^2 \left[n^2(x_0, y_0) - 1 \right] \tag{9-6}$$

式中：n 是折射指数；k 是水中的波数；如果照射在水中的波长为 λ，则 $k = \dfrac{2\pi}{\lambda}$。

一个线元产生一个柱面波。如果位于 $(x=0, y=0)$ 处的一个单元强度的线源在 $(x, y)=r$ 处产生的场用函数 $H(r)$ 来描述，那么由物体断面内 $(x_0, y_0)=r_0$ 处的不均匀点产生的散射场为式(9 - 7)：

$$f(r_0) p(r_0) H(r - r_0) \tag{9-7}$$

由物体产生的散射场是所有这些线源产生的散射场的叠加，即式(9 - 8)：

$$p_s(r) = \int_s f(r_0) p(r_0) H(r - r_0) \mathrm{d}r_0 \tag{9-8}$$

如果 $f(x, y)$ 很小，那么可以认为散射场远小于入射场，即 $p_s \ll p_i$，这就是所谓的弱散射情况。在这种情况下，式(9 - 8)中用 p_i 代替 p 得式(9 - 9)：

$$p_s(r) = \int_s f(r_0) p_i(r_0) H(r - r_0) \mathrm{d}r_0 \tag{9-9}$$

这种近似称之为 Born 近似。Born 近似使积分方程(9 - 8)退化为式(9 - 9)，即散射场由物体函数和入射场通过式(9 - 9)确定。根据这种关系，可以从散射场重建出物体函数。

目前提出的超声 CT 理论都是以射线理论或波动方程为依据,建立起介质的声学参量与声场接收数据之间的关系,然后利用各种重建算法来重建介质图像。

3. 超声 CT 的特点和存在的问题

超声波在非均匀人体组织中传播的复杂性使得超声 CT 远比 X‐CT 要复杂。这些理论的推导过程都存在一定的假设条件和不同程度的近似:比如透射型成像中要求的无散射条件,衍射断层成像中需要的弱散射假设,以及 Born 近似在许多方法中的应用使得这项技术的应用受到了很大的限制,许多理论只是处于研究阶段。超声计算机断层图的特点:与 X 射线 CT 及超声波反射法得到的诊断信息不同,能获得软组织信息,没有放射线伤害,根据超声波衰减和速度变化,可做出定量诊断结果。

9.3　高频超声

高频超声指的是中心频率为 10 MHz 以上的超声,在医学上用于对生物组织进行高分辨力无损探查。超声频率越高分辨率越好,但同时穿透性变差,所以高频超声主要用于探查浅表区的器官组织。早在 20 世纪 70 年代科研人员就开始探讨高频超声在皮肤科应用的可能性。由于皮肤病变使皮肤各层厚度发生变化,利用 15 MHz 或更高频率超声测量各层厚度可以对皮肤病变进行诊断,但由于当时工艺水平的限制,在换能器的制造方面遇到困难。直到 80 年代中期,才出现了配备 40~100 MHz 的系列换能器的高频超声扫描设备。之后,50 MHz 频率超声应用于眼科临床,40~100 MHz 的设备开始应用于皮肤科的临床实验。高频超声的发展主要经历了以下几个阶段:1986 年,出现专门用于皮肤的 20 MHz 高频 B 超仪。1992 年,第一台眼科专用超声生物显微镜(UBM)出现。1996 年,出现 50 MHz、75 MHz、100 MHz 的皮肤专用超声诊断仪。2002 年,用于小动物的 Vevo660 型机,分辨力达到 30 μm,用于小动物及其胚胎检查,还可以得到血流信息。近几年高频彩色多普勒超声在临床上运用越来越广泛。它能显示软组织肿物的形态、内部回声、边界及血流分布特点。高频超声的临床应用主要有以下几项。

1. 浅表血管

颈动脉因浅且易被超声检测,而成为超声检测大动脉粥样硬化(atheroma sclerosis,AS)最常采用的部位。通过对患者颈动脉高频超声检查,观察颈动脉内膜中层厚度(intima-media thickness,IMT)和斑块形成。血管壁内膜中层增厚是动脉粥样硬化的早期标志。动脉粥样硬化时,动脉管壁正常的三层结构消失,内膜不规则增厚,出现形态不一、大小不等的粥样斑块,导致管腔不同程度狭窄,这里简要介绍两种:① 动脉内膜少量类脂质沉淀,形成条带,呈线状回声,贴附在内膜上形成内膜中层厚度(IMT)增厚。病变处动脉血管内膜回声增强,连续性差,有中断现象,如图 9‐12(a)显示颈总动脉后壁血管内膜不连续,箭头所示近颈动脉分叉处局部呈线状回声,黏附在内膜上形成 IMT 增厚;② 粥样硬化斑块形成,形态多不规则。斑块纤细化,钙化,内部回声增强,管壁呈不均匀性增厚,增厚的局部有粥样硬化斑块,可表现为硬斑,团状增强回声附着于血管壁上,后方伴有声影,如图 9‐12(b)显示动脉硬化硬斑形成,箭头所示颈总动脉后壁强回声斑块,其后方伴有明显的声影。

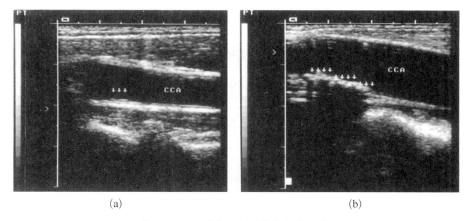

(a)   (b)

图 9 - 12　颈动脉血管高频超声图像

2. 肌肉骨骼系统

肌腱：通常肌腱的位置表浅，与皮肤平行，呈直线走向。探头的频率选择依被检肌腱的深度而定。高频探头(7.5 MHz 或 10 MHz)可产生理想的空间和对比分辨率，但因其观察深度浅而受到限制，一般不超过 3～4 cm，且视野狭窄，因此，在换高频探头前应先用 5 MHz 探头观察肌腱的全貌。

跟腱：正常跟腱厚 4～6 cm，长 6 cm。完全撕裂形成腱组织断裂和血肿的超声图像，表现为高回声及低回声混杂，无连续性。可鉴别纵向撕裂和横向撕裂，如图 9 - 13 所示。

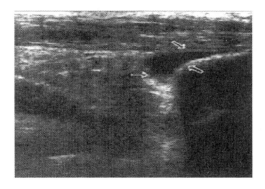
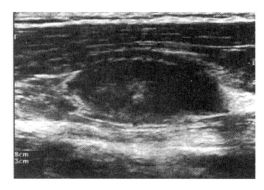

图 9 - 13　跟腱部分断裂声像图，箭头所指为断裂处　　图 9 - 14　股四头肌内横纹肌肉瘤声像图

软组织和肌肉：表浅软组织的感染性病变主要是蜂窝组织炎和脓肿。蜂窝组织炎超声表现为皮肤及皮下组织的弥漫性增厚，回声杂乱，偶被网状的无回声带分隔。有壁的脓肿内可呈均质无回声，或呈混合性无回声及气体高回声，或呈均质低回声，均质高回声，如图 9 - 14 所示。

3. 乳腺

乳腺癌是起源于乳腺导管上皮和腺泡上皮的恶性肿瘤。高频超声具有较高的二维分辨力和组织对比分辨力，为乳腺癌的临床诊断提供了重要的手段。微小钙化灶又称沙粒状钙化，20 M 超高频超声表现为病灶内出现多发性的细小点状强回声，分布在病灶中心部位，后方伴有声影，常见于甲状腺、乳腺等恶性肿瘤。乳腺导管扩张呈条状无回声带，其内部往往见明显实性团状回声,后方未见声影,如图 9 - 15 所示。

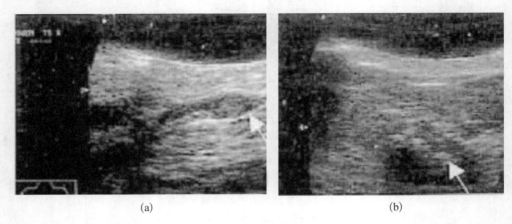

(a)　　　　　　　　　　　　　　　　(b)

图 9 - 15　20 M 超声乳腺成像

(a)箭头处乳腺导管内乳头状瘤伴乳腺导管扩张　(b)箭头处乳腺硬癌结节内沙粒状钙化灶

4. 眼科

20 MHz 高频超声在眼科的临床应用包括检查青光眼、眼前节肿瘤、角巩膜疾病、观察眼外伤、研究人工晶体植入术后的复发性前房出血等,如图 9 - 16 所示,给出眼睛的高频声像图以及与解剖图对比。

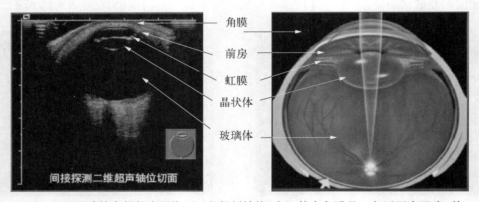

图 9 - 16　眼睛的高频超声图像(左)和解剖结构(右),其中角膜呈一条弧形高回声,前房为无回声,虹膜呈短条状高回声,晶状体前后囊膜呈弧形高回声,晶状体内部呈无回声,玻璃体内完全无回声(声波从上向下入射)

9.4　超声显微镜

超声显微成像的设想最早由苏联学者索科洛夫于 1936 年提出。随着声成像技术的进步,超声显微镜同电子显微镜一样有了长足发展,其中凯斯勒等人提出的激光扫描超声显微镜(scanning laser acoustic microscope,SLAM)和夸特等人提出的扫描超声显微镜(scanning acoustic microscope,SAM)是目前超声显微镜两个较主要的分支。这是继光学显微镜(LM)和电子显微镜(EM)之后的又一类生物医学细微结构分析研究的有力工具。

超声显微镜（ultrasonic microscope）利用物体声学特性的差异来显示物体。物体的声学特性是指声阻抗率和声衰减等，它们与物体的结构、成分、弹性和黏弹性有关。而与物体的透光性、颜色无关，所以超声显微镜最引人注目的特点是：被测物体不需透光；对于生物组织切片或样品无需染色，无需损坏样品即可进行内部观察，可以测量焦点处样品的力学参数。这些优点源于声波在样品表面或内部进行聚焦，利用焦点处的反射回波进行成像，得到的图像反映了样品不同区域的声学性质的差异。它与光学显微镜和电子显微镜相互补充，成为现代显微技术发展进程中的一个重要里程碑。超声显微镜一般用到的超声的频率都在 $100 \sim 3\,000$ MHz 的高频声波。

对于一些透光性较差的样品，直接用光学显微镜观察时，细微结构不容易被清晰地观察到，而超声显微镜不像光镜那样，必须要给样品染色；也不像电镜那样，必须置样品于高度真空之中，它完全可以在自然条件下进行观察分析。因此，超声显微镜不仅仅是光镜和电镜的重要补充，而且由于它具备了自身特有的优点，以至于可能在生物医学中开拓出新的应用领域。我们知道，由于波的衍射作用，显微镜的分辨力大小主要决定于探测波的波长，波长越短，分辨力越高。当声波的频率相当高时，声波波长可以小到与光波波长相比拟，甚至可以比可见光的波长短得多。因此，超声显微镜的分辨力不仅可以与光学显微镜的分辨力相媲美，而且还有可能大大超过它。超声显微镜是以水作为显微镜的声耦合媒质的，当声波的频率被提高到 3×10^9 Hz 时，由于水中的声速不变，仍为 $1\,500$ m/s，所以此刻其中对应的声波波长 $\lambda = c/f = 0.5\ \mu m$。这比绿色的可见光波长 $0.55\ \mu m$ 还要短一些。按照分辨率 $d \approx 1/2\lambda = 0.25\ \mu m$，则超声显微镜在 $f = 3$ GHz（3×10^9 Hz）时，它的分辨力已能与光镜相匹敌。实际上在通过采取提高声波频率、降低工作温度及增大声波功率等措施的基础上，还可以进一步地提高超声显微镜的分辨本领。据报道，在以液氦作为声耦合介质的 0.1 K 的超低温之下，其分辨力已有达到 $0.09\ \mu m$ 的记录。

1. 机械扫描式超声显微镜（SAM）

机械扫描式超声显微镜（SAM）根据工作方式不同又可分为有透射式和反射式。由换能器产生的声波在经过声波透镜的汇聚后穿过液体耦合剂（在常温下用水进行工作）到达样品处，从而得到样品的反射信号。图 9-17 为透射式 SAM 的工作原理示意图。

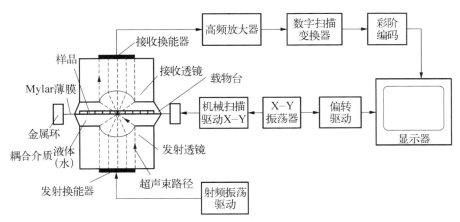

图 9-17　透射式扫描超声显微镜（SAM）原理图

　　透射式扫描超声显微镜原理图9-17所示。高频电信号激发压电换能器发射高频超声波,经声透镜聚焦成一细小声束,穿过放在平面上的被测样品,载物片是极薄的均匀透明薄膜,声耦合介质是水,当声波到达对面共焦的声透镜,含有样品信息的声波经压电换能器接收又变成电信号,经接收电路送到示波器。声透镜通常是用蓝宝石晶体制成,对称两组透镜的外表面为平面,而相对的内部为抛光的半球形凹面声聚焦透镜。凹面表层还涂有一层玻璃,用以在蓝宝石与水之间的声阻抗变化上起到匹配作用,以减少声波在界面上产生反射。两相对的凹面中间充以水作为传声媒质,超声压电换能器被分别贴装在蓝宝石声透镜的两侧外表面。在机械装置的推动下,载物台连同样品在垂直于声透镜轴线的平面上沿着 X - Y 轴做有规律的扫描运动,就能使样品中的每一点依次被直射声波所透射扫描。同时,显示器的光栅亦做同步扫描运动,则可以在荧光屏上显示出样品结构的全部影像。通常这一扫描运动在几秒内便可完成一幅影像的重现过程。

　　SAM 的原理是利用超声波在硬度、构造和黏性等不同的样品中传播时,声波状态产生微细差异这一特性,从中选取工作参量,比如以声速和声衰减作为测定目标,便可派生出 2 种计量方法:① 相位计测法:由于是把在组织中传播的声速变化显示成影像,故而以声速越快的组织越接近于红色、声速越慢越接近于蓝色的颜色而显示出来;② 振幅计测法:由于是把在组织中的声波衰减量作为振幅的变化而加以显示,故而以衰减(振幅的变化)越大的组织越接近于红色、衰减越小则越接近蓝色的颜色显示出来。进一步还能够将影像上任意地点的横方向的组织中声速变化或衰减量的变化作为波状图形而同时显示出来。当然生物组织中是没有明显的颜色差异的,这里所显示的颜色也是通过我们以前叙述的彩阶处理技术,依靠计算机彩色编码来实现色彩显示的。图9-18为 SAM 所成像的 2 幅诊断图(原图为彩色),图9-18(a)为发生了梗死心肌的相位影像,波状图形表示画面中的声速分布,右侧为梗死后的纤维组织,表现为声速较高(原图以红色标记);图9-18(b)为肺癌的组织利用振幅方式来观察时的影像,右侧的癌变组织与正常组织相比较,超声的衰减量为大(原图以黄红色标定)。其视场面积为 1.92 mm^2,超声频率的选择分别为 130 MHz 和 110 MHz。在这里,超声频率 f 的选择依据样品的厚薄和放大倍率的要求来综合选定。

　　2. 反射式扫描声镜

　　反射扫描声学显微镜的基本思想是利用高频扫描声波射线在样品上逐行扫描,然后把回波信号在显示器上显示出来。反射式 SAM 是贝尔电话实验室的 Quate 和 Lemans 最早

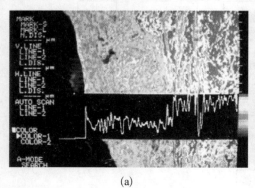
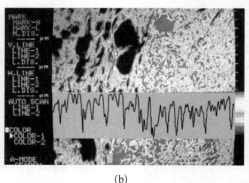

(a)　　　　　　　　　　　　　　　(b)

图9-18　超声显微镜影像

(a)心肌梗死的相位(声速)影像　(b)肺癌组织的振幅(声衰减)影像

研制成功的。声学显微镜的核心通常为一块由蓝宝石(Al_2O_3)制成的平凹透镜,上置氧化锌压电换能器,透镜的凹面通过耦合液把超声波聚焦于内部一点,此点在样品内逐步扫描,回声信号转变为电信号后依次显示在荧光屏上。反射式扫描声镜及其聚焦换能器的结构如图 9-19、图 9-20 所示。

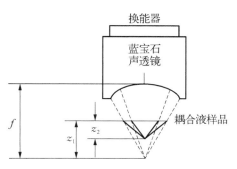

图 9-19　声波在样品内部聚焦示意图

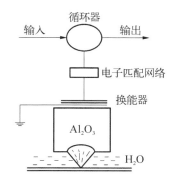

图 9-20　扫描声学显微镜透视图

3. 扫描激光声学显微镜

机械扫描声学显微镜扫描速度较慢,每幅画面需要几秒钟。而扫描激光声学显微镜(scanning laser acoustic microscope,SLAM)成像速度可达 30 帧每秒。SLAM 是由美国 Zenith 无线电公司的 Kessler 和他的同事们最早研制成功的。它和 SAM 最重要的区别是非聚焦声波以及扫描方式不同。它有一个平面压电换能器,它产生的声波均匀地投射到标本上。SLAM 系统如图 9-21 所示。待测样品放置在显微镜载物台上,并由平面超声波投射,平面超声波被样品散射和吸收。一个光反射面放置在声场中,激光照射并扫描光反射面。光反射面上的位移失真与透过样品的超声波压力分布呈正比,反映了样品声学特性。光反射面位移精确地反映了声波幅度和相位的分布,每一时刻,镜面上都存在一个声场的光学再现图像,并用激光来进行探测,之后显示在 CRT 上,获得样品的扫描激光声学显微图像。如果样品是固体,表面上进行光学抛光后,可用激光直接扫描样品。在获得 SLAM 图像时,可同时获得样品的光学显微图像以便于比较和互相补充。

激光扫描超声显微镜(SLAM)的情况类似液面声全息。它采用平面波,但不需要参考声波干涉。当声波透过样品在液面形成代表样品结构信息的波纹时,由激光扫描读出

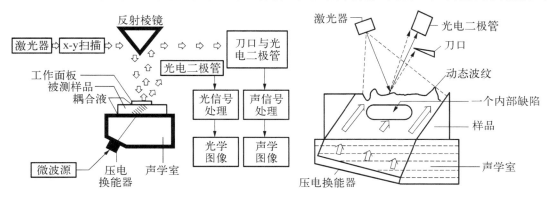

图 9-21　SLAM 系统

这些信息,经电脑处理后显示。从原理上来说它要比 SAM 优越,但其结构较为复杂。由于它只需一薄层水放置样品并形成液面,因此衰减比 SAM 小许多,有利于提高工作频率或样品的厚度。此外,它的样品不移动,保持静止,由激光束进行扫描,影像稳定。目前在基础医学研究和临床诊断中已有较多的应用。提高 SLAM 分辨率的关键除了提高超声波的频率 f 之外,还需进一步缩短激光的波长,以期继续改善 SLAM 的性能参数。超声显微镜的工作频率目前在 100 MHz～3 GHz 之间,分辨率已达到微米级之下,其工作频率如此之高,因此介质的吸收衰减也非常之大,穿透深度很有限,所以它只适合做标本切片观察。

在用超声显微镜观察样品时,可以显示物体弹性性质的局部改变,一些影响传播的物理性质,如压缩系数、密度、黏性和弹性等改变均可反映到声像图中。另外,它不用染色就能把生物材料的精细结构加以鉴别。还由于样品是处于水中进行声耦合,而且这种低功率的声波对生命物质的活性没有什么影响,所以对于细胞等生命物质的活动及性质的研究特别有利。样品放在工作台上,由压电换能器产生的高频连续平面波以一小角度入射,通过工作台和样品间的耦合液(常用蒸馏水或者惰性液体),辐射在样品上,声波受到样品内部结构的调制;最终,折射波透过样品(在样品内部,由于超声波传播需要介质,所以,遇到诸如气孔、缝隙、分层等缺陷时,部分被反射、散射、吸收),并在与入射声源相反的样品最上层表面产生带有样品内部微观信息的微小动态波纹。用一束聚焦的激光扫描工作面板表面的光栅图案,经过声光互作用,反射光束中含有了样品内微观结构信息。由于声波振幅度很小,所以仅仅考虑 0 级和±1 级衍射光束。如果光电二极管全部接收所有的反射光,它的输出电流全是直流,到达光电二极管的光强不会随角的变化而变化,所以就必须在光电二极管前放置一个诸如刀口的光阑,那么输出电流就含有直流部分和反映声波信息(样品信息)的交流部分,这样,CRT 检测器就可以以 30 帧/秒的速度"读出"声振幅图像。据此判断样品内缺陷情况。

4. 超声显微镜的应用

主要有以下三个方面:① 在生物学和医学上,可以进行活体观察;② 在微电子学上,利用超短脉冲声波的反射式声镜(100 MHz～2 GHz,脉冲时宽 30～40 个周期),其探测区域仅限于试样表面及紧挨表面以下的一小部分,分辨率与光学显微镜相似,可对大规模集成电路不同层次(包括层间细节)进行非破坏性观察;③ 中心频率在 10～100 MHz 之间的脉冲声波探测,深度可达到 10 mm,主要用于对样品内部的瑕疵检查。样品表面不必抛光、腐蚀。

以 UBM(ultrasound biological mirror)对活体眼的检查为例介绍超声显微镜在医学中的应用。超声生物显微镜(UBM)是可实时地对活体人眼的相关解剖结构进行观察和研究的一种 B 型高频超声诊断仪,其分辨力可以达到普通光学显微镜的水平。它提供一种无创性的对眼部房角、睫状体的解剖结构显示高分辨图像,使医生们清晰地观察到过去无法用肉眼及相关设备检查到的眼前节。UBM 对青光眼患者眼前节的检查可以直观地揭示虹膜表面和房角表面的形态,而且可显示与房角形态相关的组织结构(如虹膜断面、虹膜根部附着位置、睫状体形态、后房形态),从而完成房角的整体观察。UBM 进行房角检查不依赖照明光,可以在任何设定的照明条件下进行,消除了光线对房角检查结果的影响,为房角实时观察提供了条件。它是安全、无创伤性质的检查项目,能够为医生提供非常有价值的临床资料。指导医生对疾病进行正确的诊断,并为治疗方案的选择提供准确的一手资料,如图 9-22 所示。

除了在医学中的应用以为,在微电子学方面,利用反射式声镜,可对大规模集成电路不同层次(包括层间细节)进行非破坏性观察;在材料科学方面,样品表面不必抛光、腐蚀,声像能显示出明显的晶粒间界、合金内不同组分的区域。

5. 展望和发展

超声显微镜经过几十年的演变和发展,目前 SLAM 型的工作频率高至 500 MHz,分辨本领较

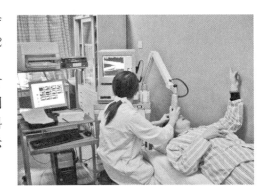

图 9-22　UBM 检查

高且能实时显示。SAM 型正在向纵深发展。在提高分辨率方面,最近美国斯坦福大学将超声显微镜放在 0.2 K 液氦环境下工作,由于声速小,获得了 50 nm 的分辨率;英国 C. R. 佩茨采用高压气体作声耦合媒质,在压力为 30 atm 的氩气中,频率为 45 MHz,就获得 7 μm 的分辨率。在声聚焦方面,一方面用传递函数进行声透镜理论分析,另一方面,日本的中钵宪贤发展了无透镜技术,直接采用微型球面聚焦换能器。在应用方面,超声显微镜在计量方面得到新应用,如测量极薄层状结构的层厚,对鸡胚胎纤维细胞的观察,有助于细胞生理学的研究。

9.5　超声波全息术

超声波全息术(ultrasonic holography)工作原理是利用波动的相干性,位于被检体一侧的超声振子发射超声脉冲,射入被检体并通过它。透过的超声波被物体内部结构所调制,经超声波透镜反射后,到达以液体为介质的(在透过路径末端)的声光干涉面。由基准超声波振子发射的超声波到达声光干涉面就和透过被检体的超声波形成干涉条纹。在这个声光干涉面上形成带有被检体内部信息的波。这就是影像型液体表面全息图,其功能示意图如图 9-23、图 9-24 所示。

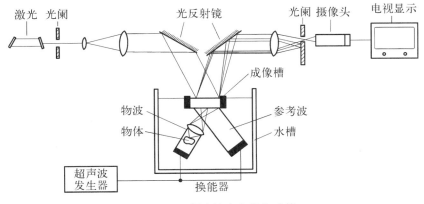

图 9-23　超声波全息设备功能

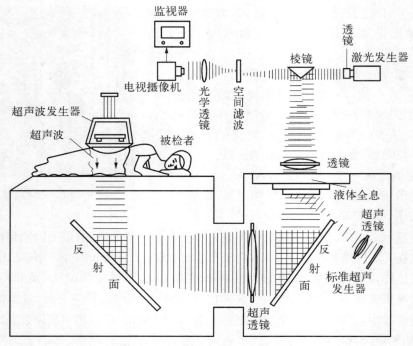

图 9-24　超声波全息设备工作示意图

练习与思考题

1. 与 X - CT 相比,简述超声 CT 的特点以及实现超声 CT 时,需要注意的关键技术问题。

2. 三维超声成像的扫描方式有哪些?

3. 渡越时间超声 CT 与衰减系数超声 CT 的假设前提是什么? 是否符合实际情况?

4. 超声衍射 CT 原理的前提条件是什么? 为什么说衍射超声 CT 要比衰减系数超声 CT 更符合实际情况?

5. 简述高频超声的优缺点。

6. 超声显微与光学显微和电子显微系统相比有哪些优势?

7. 试比较 SLAM 与 SAM 的技术特点。

8. 保证三维超声成像质量的关键技术有哪些?

第 10 章 超声治疗及高强度聚焦超声

10.1 超声治疗学概述

超声治疗学是医学超声的重要组成部分。超声治疗是将超声波能量作用于人体病变部位,达到治疗疾患和促进机体康复的目的。

1. 超声治疗的发展简述

早在第一次世界大战末,法国物理学家在研究超声水下探测时,就发现强超声波会对鱼类等小水生动物产生致死效应。接着 Langevin(见图 10 - 1)等人发现,超声辐照可使动物体内温度升高,以致造成细胞结构损伤。1922 年,德国出现了首例超声治疗机的发明专利,1939 年发表了有关超声治疗取得临床效果的文献报道。但直到 1949 年召开的第一次国际医学超声学术会议上,才有了超声治疗方面的论文交流,为超声治疗学的发展奠定了基础。国内在超声治疗领域的研究起步稍晚,20 世纪 50 年代初只有少数医院开展超声治疗工作。但是经过 50 多年的发展,已累积了相当数量的资料和丰富的临床经验。

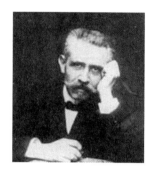

图 10 - 1 法国物理学家 Langevin

目前超声治疗已有很大进展,除一般超声治疗法之外,还包括诸如超声药物透入疗法、超声雾化吸入法、超声穴位疗法(也称声针疗法)以及与其他理疗技术协同应用的超声电疗法等。特别引人瞩目的是超声外科、体外机械波碎石术和高强度聚焦超声(HIFU)无创外科手术等,它们的出现与发展已使超声治疗在当代医疗技术中占据重要位置。2005 年, Nature 杂志公布了超声治疗可应用的领域,为行业发展展现出更广阔的空间(见图 10 - 2)。

2. 超声治疗的生物学效应及作用机理

如 2.6.3 节超声的生物效应所述,低能量超声波可以使局部组织细胞受到轻微按摩,使局部组织分层处温度升高,细胞功能受到刺激,增进血循环,组织软化,化学反应加速,新陈代谢增加,蛋白分子和各种酶的功能受到影响,pH 值变化,生物活性物质含量改变等,并通过神经、体液途径而产生治疗作用。而高强度聚焦超声以及高能量超声冲击波,则可以直接杀死病灶组织以及粉碎体内结石。

目前,关于超声波的生物效应机理仍有多种不同解释。但多数学者认为,具有物理学特性的超声机械振动,以及在此基础上产生的特殊分布的"内生热"与生物理化改变有必然联系。孤立地强调哪一方面的作用都可能是片面的,超声生物效应是在上述多方面基本作用因素的基础上,通过复杂的神经-体液调节途径治疗疾病的。神经系统的反应和调节在超声波的治疗机理中起着主导作用,而超声作用过程中发生的体液方面的改变,又是作用的物质基础,两者有机结合构成统一的反应过程。

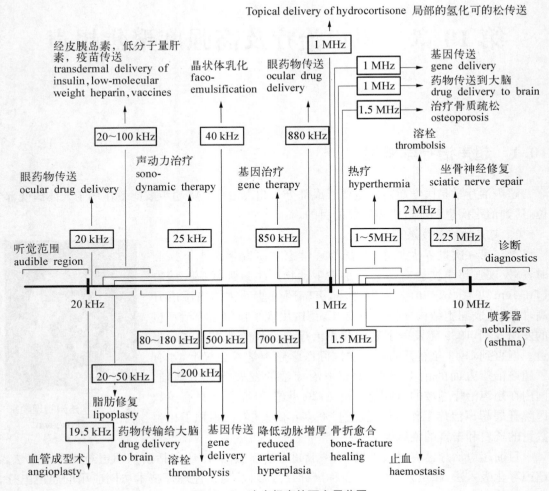

图 10-2　治疗超声的可应用范围

3. 超声治疗对机体的具体作用

(1) 对神经系统的影响：小剂量超声波能使神经兴奋性降低，传导速度减慢，因而对周围神经疾病，如神经炎、神经痛，具有明显的镇痛作用。大剂量超声波作用于末梢神经可引起血管麻痹、组织细胞缺氧、继而坏死。中枢神经对超声波显示较高的敏感性，有人指出，即使是用 0.1 W/cm² 的强度直接作用脑组织，也可造成不可逆的损伤，因此，国外有些人指出"超声波禁用于脑部"。但近年来国内不少单位通过实验研究和临床实践证明，使用强度为 1.5 W/cm² 以下(常用 0.6～1.2 W/cm²)的脉冲式超声波移动法作用于头部，对脑实质无损害(由于大部分超声波能量被头皮及颅骨吸收和反射，只有 2.5%～20% 透入颅内)，并用于治疗脑血管意外偏瘫，对其他某些神经系统疾病也有一定疗效。

(2) 对循环系统的影响：房室束对超声波的作用很敏感。超声波主要影响心脏活动能力及其节律。大剂量超声波可使心律减慢，诱发心绞痛，严重时发生心律失常，最后导致心跳停止；小剂量超声波使心脏毛细血管充血，对冠心病患者有扩张动脉管腔及解除血管痉挛的作用，故用 1 W/cm² 以下脉冲式超声波作用心脏，对冠状动脉供血不足患者有一定疗效。不同超声治疗剂量对血管作用不同，通常可见血管扩张，血循环加速。低强度超声作用下，血管扩张；在较大剂量作用下，可引起血管收缩。更大剂量的超声可使血管运动神经麻痹，从而造成血液流动停止。用大剂量超声时可直接引起血管内皮肿胀，血循环障碍。

（3）对眼睛的影响：由于眼的解剖结构特点是球体形态，层次多，液体成分和血循环特点等因素容易热积聚致损伤。大剂量超声可引起结膜充血、角膜水肿甚至眼底改变，对晶状体可致热性白内障。还可以引起交感性眼炎。但用小剂量（脉冲式 0.4～0.6 W/cm²，3～6 分钟以下），可以促进吸收，改善循环，对玻璃体浑浊、眼内出血、视网膜炎、外伤性白内障等有较好疗效。

（4）对生殖系统的影响：生殖器官对超声波较敏感，治疗剂量超声波虽不足以引起生殖器官形态学改变，但动物实验可致流产，故怀孕早期对孕妇下腹部禁用超声。睾丸组织对超声波很敏感，高强度作用可有实质性损害和不育症。实验证明适量超声波可以减少人和动物的精子产生，因此提出，用超声波作为一种男性可逆性避孕的方法。

（5）对骨骼的影响：小剂量超声波（连续式 0.1～0.4 W/cm²、脉冲式 0.4～1 W/cm²）多次投射可以促进骨骼生长，骨痂形成；中等剂量（3 W/cm² 以下 5 分钟）超声波作用时可见骨髓充血，温度上升 7℃，但未见到骨质的破坏，故可用于骨关节创伤；大剂量超声波作用于未骨化的骨骼，可致骨发育不全，因此对幼儿骨骺处禁用超声。超过 3.25 W/cm² 剂量被认为是危险的剂量。

（6）对结缔组织的作用：结缔组织对超声波的敏感性较差，对有组织损伤的伤口，有刺激结缔组织增长的作用；当结缔组织过度增长时，超声波又有软化消散的作用，特别对于浓缩的纤维组织作用更显著。因此超声波对瘢痕化结缔组织有"分离纤维"作用，有使"凝胶变为溶胶"的作用。在临床上亦可见超声波对瘢痕有较明显的软化消散作用。

10.2　高强度聚集超声

高强度聚焦超声（high intensity focused ultrasound，HIFU），是将低 MHz 的超声波汇聚于靶组织，利用超声波良好的方向性、穿透性和聚焦性能，使其所穿过的非治疗部位的能量不足以对组织造成损伤，而焦点的声强高达几千至几万 W/cm²，短时间（0.5～5 s）内引起靶区温升至 50～100℃（高温效应），致其靶区病变组织急性热凝固性坏死（necrosis）又不伤及周围的正常组织，凝固性坏死组织可逐渐被吸收或瘢痕化，HIFU 主要适用于治疗组织器官的恶性与良性实体肿瘤。与此同时，强烈、高频的机械振动（机械效应）可破坏肿瘤细胞膜及细胞内结构，使其出现坏死。此外还有，高能量的超声引起的空化效应使组织间液、细胞间液和细胞内气体分子在超声波正、负压相作用下形成气泡，并随之收缩和膨胀以致最终爆破，所产生的能量导致细胞损伤、坏死。聚焦超声焦域的形态、大小以及组织对超声的效应和反作用等因素对超声治疗的深浅度、组织损伤范围和损伤程度起着决定性的作用。因此，通过对超声换能器参数的设置可以达到靶向破坏病变的目的，而对治疗靶点周围组织却没有损伤，从而实现无创治疗的目标。此外，美国聚焦外科公司和印第安纳大学医学院给 HIFU 也下了相似的定义："能够将超声波束聚焦从而使靶组织生热致其消融，而不损伤周围健康结构的一种治疗技术。"

早在 1942 年，Lynn 就提出了高强度聚焦超声的概念；1958 年 Fry 将 HIFU 技术用于开颅治疗 Parkinson 病的实验研究,耗时 14 h,发现超声波束可以在机体选定的深度产生一个较好的焦域破坏靶组织又不损伤邻近组织。20 世纪 90 年代末国内将 HIFU 用于抗早孕,并率先将该技术用于临床治疗肝癌、乳腺癌等疾病。高强度聚焦超声与超声热疗(温热疗法)的治疗机理有明显区别,高强度聚焦超声聚焦区域瞬间温度可升高到 60℃以上,直接凝固细胞蛋白。超声温热疗法则完全不同,温热疗法超声作用区的温度一般为 40～45℃,不能直接造成细胞组织凝固性坏死,其机理是超声加热致使肿瘤升温后造成其内部血流不畅,肿瘤组织散热困难,因积热导致肿瘤细胞死亡。目前 HIFU 技术的应用范围已不仅局限于治疗肿瘤,更扩展到了很多非肿瘤疾病,如妇科疾病、过敏性鼻炎等。

1. HIFU 的基本原理

　　HIFU 技术的基本原理类似于通过光学凸透镜聚焦,如图 10-3 所示:通过一定聚焦方式将超声能量会聚到病变组织中的一个较小区域,使该区域内病变组织在高强度超声的作用下发生不可逆转的凝固性坏死,而该区域外的组织由于作用强度低、时间短而基本无损。组织内超声聚焦形成的声强相对较高的区域称为"焦区"(focal zone),焦区内组织在超声照射下形成的坏死区称为"焦斑"(lesion)。

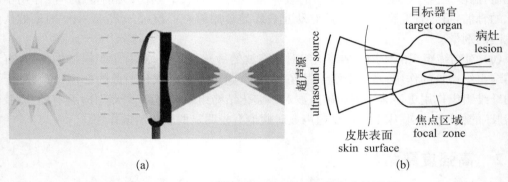

(a)　　　　　　　　　　　　　　　　(b)

图 10-3　(a) 光学聚焦原理　(b) 聚焦超声的原理

　　目前临床上 HIFU 常用于肝部、乳腺、前列腺部位肿瘤,以及子宫肌瘤治疗,治疗方案如图 10-4 所示。

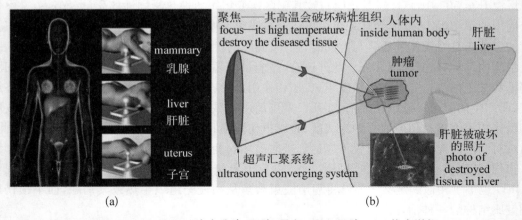

(a)　　　　　　　　　　　　　　　(b)

图 10-4　(a) HIFU 治疗乳腺、肝脏、子宫　(b) 肝脏 HIFU 热疗详解

前列腺肿瘤的治疗示意图如图 10 - 5 所示。

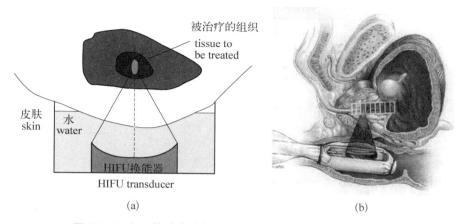

图 10 - 5　(a) 前列腺肿瘤的 HIFU 治疗原理　(b) 临床示意图

图 10 - 6 是肝部肿瘤治疗的过程与现场实景图。

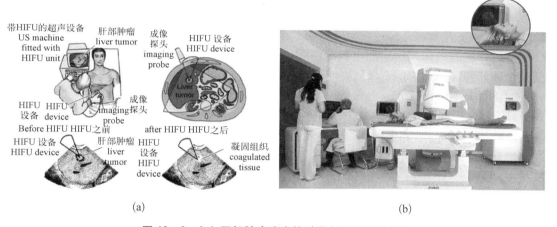

图 10 - 6　(a) 肝部肿瘤治疗的过程与(b) 现场实景

2. HIFU 设备简介

高强度聚焦超声治疗系统主要包括：操控台、治疗床、电源柜、水处理柜、监控引导用 B 超等，如图 10 - 7 所示。① 治疗床包括超声发射器及支架系统、B 超定位系统、床面位移系统及相关驱动电路。② 操控台包括监视器、计算机控制键盘、打印机、控制机箱以及桌面。操控台用于控制各种相关操作；输入治疗相关资料、数据，编制治疗程序，通过对各种位移和功率超声波发射的控制完成治疗过程；并可打印输出相关资料。控制机箱装有计算机主机，信号控制系统及电源等。③ B 超诊断机用于术前诊断及定位控制，以及术中的监控。④ 电源柜主要完成整机电源供给及发射器功率输出。电源柜包括主电源开关、超声驱动电路及电源隔离装置。面板上安装有急停按钮，电源启动和关断按钮等。⑤ 水处理装置完成治疗用水的脱气、加热处理及发射器给水排水等功能。主要包括贮水罐(内部装有涡流泵、加热器)、真空泵、滤水器、阀门、水泵、控制面板及相关控制电路。

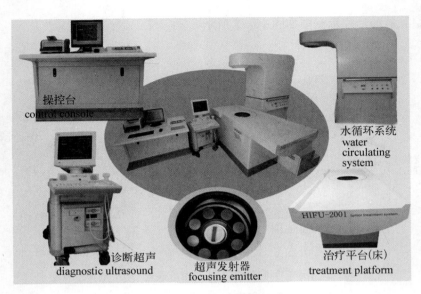

图 10-7　HIFU 设备的组成

高强度聚焦超声肿瘤治疗系统的关键技术参数(以由重庆海扶技术有限公司生产 JC 型为例)。治疗参数:频率 0.8 MHz,焦距 135 mm,焦域 1.1 mm×9.8 mm×9.8 mm,声强 5 000~20 000 W/cm²。治疗在全麻或硬膜外麻醉下进行,利用逐层适形扫描技术,根据治疗层面治疗前后声像图形态和组织回声变化,实时反馈控制治疗方案中预置的超声剂量,保证完全破坏靶区肿瘤组织。

3. HIFU 的聚焦方式

HIFU 治疗过程重要技术之一是超声波的聚焦方式。为了在人体深部病变组织内得到高强度的聚焦超声,主要采用的聚焦方式有曲面自聚焦、声透镜聚焦以及相控阵列聚焦等。其原理如 4.4 章节所述,这里不再展开。曲面自聚焦方式一般是指各阵元产生的超声,声束汇聚于曲面的几何焦点,形成聚焦焦斑。声透镜聚焦方式与光学聚焦的原理相似,超声波穿过凹面声透镜后聚焦。其焦点的大小、位置与声透镜的曲率半径紧密相关。由于声透镜对超声波具有吸收作用,所以这种聚焦方式效率比较低,而且声透镜吸收产生的高温会使声透镜变形,影响精度。临床上,HIFU 设备通常采用组合探头(见图 10-8),将 B 超探头与聚焦探头组合在一起使用。B 超探头起到引导监控等作用。

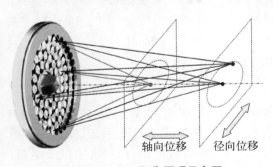

图 10-8　HIFU 聚焦原理示意图

(图中标注:轴向位移　径向位移)

相控阵列聚焦方式通过对换能器阵列各阵元的激励电压信号的相位控制来调节阵元表面振速的相位,从而使阵元辐射超声的相干波阵面发生球面会聚或偏转,实现电子控制的超声聚焦和扫描。

由于相控阵列聚焦采用电子聚焦方式,与曲面自聚焦和声透镜聚焦相比具有许多优点: ① 可以形成不同的焦点强度和声场分布模式,不仅能形成单焦点模式而且可形成多焦点模式；② 实现了电子聚焦和扫描，且焦距、焦域可变。相较于机械聚焦和扫描，提高了治疗定位的准确性和灵活性以及焦点位置的转换速度，并大幅缩短了治疗时间；③ 可以使声束绕过骨骼等屏障，避免超声波损伤正常组织，使得超声体外治疗的应用范围更加广阔，如图 10-9 所示；④ 电子控制方式可以校正由组织的不均匀性、换能器性能的差异以及治疗目标的移动引起的各种聚焦和定位误差。

　　4. HIFU 功率放大器

　　图 10-10 为相控型 HIFU 系统的换能器阵列及对应的功放模块的工作原理图。相控信号一般为可调相、调幅的 500 KHz～1 MHz 的方波信号，用以作为各个功放模块的输入信号，功放模块将这个信号经功率放大为固定相差的同频率正弦信号，并在电功率的驱动下压电陶瓷换能器阵元产生大功率超声波。

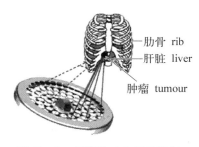

图 10-9　相控阵对声场的控制

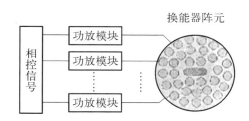

图 10-10　功放模块的工作原理

　　在实际应用中，超声换能探头的阵元数目较多，而且驱动信号移相精度要求也比较高，所以要实现每一路信号相位的连续调控仍具有相当难度。就上海交通大学生物医学工程学院生物医学仪器研究所研制的相控 HIFU 所采用的 96 个换能器阵元，应用 FPGA，结合谐振式功率放大器实现了相移精度为 5.625° 的 96 路通道相控阵列驱动系统。

　　目前我国生产 HIFU 设备的厂家主要有重庆海扶（HIFU）技术有限公司、上海爱申科技发展股份有限公司、深圳市普罗惠仁医学科技有限公司，北京源德生物医学工程有限公司，而国际器械三大巨头通用（GE）、西门子、飞利浦也加入了 HIFU 设备研究的队伍。上海交大生物医学工程专业的老师合作参与了 HIFU 的产业化，提供的核心技术，做出重要贡献。

10.3　HIFU 治疗中的测温技术

10.3.1　概述

　　肿瘤热疗中的测温技术可分为有创和无创温度测量，以前临床上多采用有创测温技术。有创测温法也称为侵入式测量，即把热电偶、热敏电阻之类的温度传感器插入待测部位进行直接测量。这种测量存在如下问题：① 受电磁干扰，影响测量精度；② 只能获得离散点上的温度信息，难以获得温度场的空间分布；③ 有引起癌细胞转移的潜在风险等。因此，寻求高精度（0.5℃）的无损测温方法已成为人们所面临的紧迫课题。近年来已有不少癌热疗中无创测温方面的报道。主要有电阻抗测温法、核磁共振测温、超声测温等，后两种方法将在本章节重点介绍。

10.3.2　超声无损测温技术

超声测温是利用超声波的某些声特性参数与温度的相关性来获取组织温度信息。超声无损测温可以同时实现组织成像定位以及温度监控这两个功能。且诊断超声与超声聚焦同为超声,故可非常方便地结合为一体。常见的做法是,在聚焦超声换能器中间挖一个孔,把诊断超声探头安置进去。在超声测温技术中,已有多种检测方法被采用,每种超声测温方法各有其优缺点,目前都还处于实验研究阶段,距临床应用都还有一定的距离。

1. 基于超声回波时移的测温方法

散射回波时移模型下的温度变化评估是基于超声回波与热的关系,由温度变化引起的声速局部变化和传播介质的热膨胀产生回波时移,由于这两个效应通常很小,因而可使用线性方程。

长度为 $l(T)$ 的生物组织,当声波以速度 $c(T)$ 传播时,所需要的时间为式(10-1):

$$\tau(T) = l(T)/c(T) \qquad (10-1)$$

当温度发生变化时,由于声速和组织大小随温度的变化而引起声波传播时间的变化为式(10-2):

$$\frac{d\tau(T)}{dT} = \frac{l(T)}{c(T)}\left[\frac{1}{l(T)}\frac{dl(T)}{dT} - \frac{1}{c(T)}\frac{dc(T)}{dT}\right] \qquad (10-2)$$

超声在生物组织内传播的总时间为式(10-3):

$$\tau(T) = 2\int_0^l \frac{d\zeta}{c(T,\zeta)} \qquad (10-3)$$

实际中,如为平面波加热,声速 $c(T,\zeta)$ 的空间分布可以认为近似均匀;如聚焦加热,声速的空间分布近似呈高斯分布。

采用这种方法原理十分简单,也有很好的适应性,对于均匀介质也可得到满意的测量精度,但对于实际生物组织,其散射特性复杂而且难以估计,测量结果受散射影响大,甚至淹没加热引起的温度变化信息,技术上实现难度大。

2. 基于超声回波频移的温度测量技术

基于频移的无损测温技术是比较经典的测温方法之一。1995 年,Seip R 等人研究了生物组织超声回波信号 $x(n)$ 的自回归(AR)功率谱密度(PSD),提出可从 AR 谱峰值的频移中提取温度信息,以实现无损测温。该方法的基础是生物体离散散射体模型理论,该模型认为生物组织为半规则的散射体分布。

在超声脉冲波扫描下,生物组织(如肝脏,脾脏,肾脏等)具有如图 10-11 所示的离散随机介质

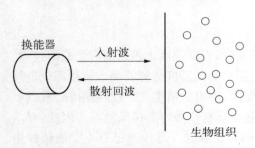

图 10-11　超声脉冲波作用下生物组织的离散随机介质模型

的散射模型。

在这个模型中有以下几个事实基础：

(1) 生物组织和介质，被认为是一种半规则分布的散射体，这些散射体之间具有一定的间距 d，称之为平均散射元间距。

(2) 组织的平均散射间距 d 随组织温度的变化而变化，可以认为 d 是组织内温度和组织的热膨胀系数 α 的函数。

(3) 声速 c 是温度的函数，在水和大多数生物组织中，c 随温度的升高而变大；在脂肪组织中，c 随温度的升高而变小。

(4) 定义基频 $f_1 = c/2d$，它是由介质中声速 c 除以两个散射体间行程 $(2d)$ 来计算。

该理论研究实现超声无损测温的本质是利用回波信号的频谱分析得出超声体模中离散散射体的平均间隔 d，然后根据 d 与温度的相关性得到人体组织内的温度信息。因此我们可以模拟一个散射体的数学模型，假设散射体是平均分布的，如图 10 - 12 所示。

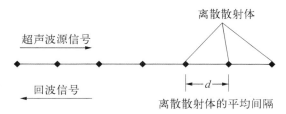

图 10 - 12　离散介质数学模型

要从超声回波信号中获得体模温度变化，必须首先计算它的频谱，能获得高分辨率 PSD，常用的也是最简单的方法是自回归(AR)模型。通常，$S_x^{AR}(f)$ 中直接测量 f_1 比较困难，可以通过测量 k 次谐波 f_k 的变化来获取，且 $\Delta f_k = k\Delta f_1$。引起 f_k 变化的原因是介质的平均散射间距和介质中的声速发生了变化，因此它和介质中的温度变化有关，它们之间的关系在方程(10 - 4)中给出，f_k 是 d、c、T 的函数，如式(10 - 4)：

$$\Delta f_k(T) \approx \frac{k}{2d_0}\left[\frac{\partial c(T)}{\partial T}\Big|_{T=T_0} - \alpha c_0\right]\Delta T \tag{10 - 4}$$

式中：α 是介质线性相关的热膨胀系数；d_0 是在温度为 T_0 下介质的平均散射间距；c_0 是温度在 T_0 下介质中的声速。

作为绝对温度估算方法，f_k 的估算偏差将导致 ΔT 的估算偏差，但作为相对的温度估计方法仍然可用。实验证实用这种方法所达到的温度分辨率为 $0.4{}^\circ\!C$，温度场的空间分辨率能达到毫米级别。但由于生物组织与实验样品有很大差异，生物组织散射粒子的规则性较差，规则散射较弱，AR 谱中的共振峰不太明显且受数据长度 N 和 AR 阶次 P 的影响较大，因此这种方法还需要在今后的工作中加以改进。

3. 基于超声能量测温法

基于能量的超声无损测温方法，考虑到衰减系数，声速随温度变化对散射超声功率的影响，用以提取生物组织内部的温度，以实现测温。

在超声脉冲波辐射离散随机介质散射的模型中，超声散射回波在 $\Delta t = t_2 - t_1$ 时间内的平均散射功率有式(10 - 5)的表达式：

$$P(T) = \frac{H^2 \mathrm{e}^{-4\alpha_0 R}\eta(T)SA_r}{16TR^4\alpha^2(T)c(T)\rho_0 c_0}\left[\mathrm{e}^{-2\alpha(T)c(T)t_1} - \mathrm{e}^{-2\alpha(T)c(T)t_2}\right]\left[\mathrm{e}^{\alpha(T)c(T)\delta} - \mathrm{e}^{-\alpha(T)c(T)\delta}\right]$$

$$\tag{10 - 5}$$

式中：H 和 δ 是入射突发脉冲声压的幅值和持续时间；R 是换能器到散射组织体积之间的距离；$\alpha(T)$ 是组织体积内的衰减系数，且是温度的函数；S 是超声波束截面积；T 是温度；$c(T)$ 是随温度变化的声速；$\eta(T)$ 是组织的散射系数且也是温度的函数；A_r 是有效接收面积；ρ_0，c_0，α_0 分别是水的密度、声速、衰减系数。从中可以看出组织温度通过衰减系数、散射系数和声速对散射功率产生影响。研究表明：对于类似水的生物组织(如猪肝)，当温度升高时，衰减系数的变化使超声散射功率增加，但其贡献大小与时间窗 Δt 有关；声速通过散射系数的影响则使散射功率减小。

4. 基于声衰减测温法

软组织中声衰减系数的温度系数比声速温度系数大 10 多倍，因此利用声衰减系数的温度相关性测温可获得更高的温度分辨率。在用生物组织超声衰减系数的测定中，可采用透射波或反射波。利用透射波进行测定的方法受生物体体积大小的制约，在体测定困难，故一般采用反射法。但由于反射波受组织的散射和折射的影响，使用反射波测得的组织衰减系数精度甚差，难以在 0 5℃ 温度分辨率下获得温度分布。Ueno S 等采用双脉冲超声法测量组织的声衰减系数，这种测量方法可有效克服组织散射和折射的影响。Gertner MR 等根据组织的声衰减特性，对被加热中的离体猪肝进行声成像显示，图像的明亮度随温度的变化而发生变化。

5. 弹性成像测温技术

弹性应力成像(echo strain imaging)是指超声背向散射信号由于加热引起的声速变化和热膨胀而相对形变。R. Souchon 和 N. R. Miller 等获取回波应力图来描述组织热损伤的程度，高脂肪组织呈现出最有力的支持。随着组织凝固膨胀，加热引起的损伤在回声应力图中清晰可见，呈现出相对拉伸压缩了周围其他组织的现象。通过改变成像波束和治疗波束之间的角度可减小噪声影响，温度估计的误差小于 2℃。然而应用此法重构温升需要事先预测损伤位置并获知温度变化引起的声速变化。

10.3.3　基于 B 超图像的测温研究

鉴于上述超声测温技术的不足，研究人员期望能应用组织的 B 超图像以进行临床温度监测。即对加热过程中组织的 B 超图像进行处理，提取超声特征参数并确定其温度相关性，以期发展实用的组织定征实时测温新技术。

B 超图像灰度与组织温度具有相关性。超声反射系数与温度有相关性，即超声波反射强弱随介质温度的不同而发生变化。超声波在经过不同介质界面传播时会发生反射，其反射系数如式(10-6)：

$$r = \left[\frac{Z_{a2} - Z_{a1}}{Z_{a2} + Z_{a1}} \right] \tag{10-6}$$

式中：r 为反射系数；Z_{a1} 和 Z_{a2} 为超声在介质 1 和介质 2 中传播的声阻抗。因为声阻抗由 $Z_a = \rho \cdot c$ 决定。由于声速 c 与温度有关，可见声阻抗也与温度有关，超声波反射系数会随介质温度的变化而发生变化。因此作为固定频率的 B 超诊断仪，当被扫描组织类型一定时，而组织温度发生变化时，具有温度相关性的超声特征参数(如声速 c、反射系数 r)必将发生变化，这直接影响超声回波信号的强弱，根据回波信号重建的 B 超图像灰度必然发生变化。由此可见生物组织 B 超图像灰度与组织温度具有相关性。当组织温度升高时,超声回波幅度提高,B 超的视频输出灰度值随之增加。因此理论上只要通过检测 B 超视频输出的灰度变化量,就可测出温度的变化量,从而最终测出生物组织的温度。

B 超图像的平均灰度计算如式(10-7):

$$\overline{f}(x,\,y) = \frac{\sum\limits_{0 \leqslant r \leqslant M} \sum\limits_{0 \leqslant y \leqslant N} f(x,\,y)}{MN} \tag{10-7}$$

式中:M,N 分别为超声图像感兴趣区域的宽度和高度。

理论分析和实验结果表明:生物组织(如猪肝)B 型超声图像灰度与其温度有很大的相关性。因此在热疗中,利用组织 B 超图像灰度的相关性对组织温度进行监控有很大的可能性,这种方法可无创测量整个组织被治疗区域内温度的分布,比目前临床上广泛应用的有创侵入温度测量技术更精确,更安全。只要建立生物组织 B 超图像灰度与温度的相关函数,就可通过测量组织 B 超图像的灰度变化来监测组织内的温度变化。

本节介绍恒温水浴和高强度聚焦超声两种加热方式下的测温方法。获取温热疗法和 HIFU 治疗过程中生物离体组织的超声回波信号及 B 超图像,然后利用信号及图像处理方法提取不同温度下的组织超声特征参数,并分析其与温度的相关性。

1. 恒温水浴加热实验系统以及测试结果

为了研究肿瘤温热疗法中温度与超声的相关性,需建立 PC 微机、B 超仪和电热恒温水箱的实验系统,系统结构如图 10-13 所示。

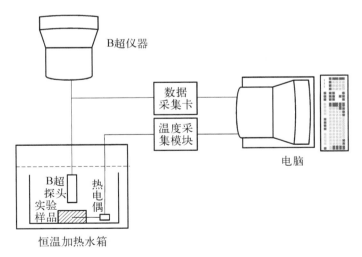

图 10-13　恒温水浴加热系统结构

系统包括恒温加热水箱、温度采集模块、计算机控制 B 超图像采集模块,模块之间相互紧密联系组成一整套装置。恒温加热水箱能平缓地用水浴加热生物组织样品,其温度均匀性在 0.5℃ 以内;计算机控制 B 超图像采集模块通过计算机来确定图像采集卡对 B

超图像的采集,在计算机中设置采集图像的频率、次数,将采集的图像信息实时地传输回计算机中;温度采集模块能实时采集插入生物组织样品中热电偶的温度值。如图 10 - 14 所示。

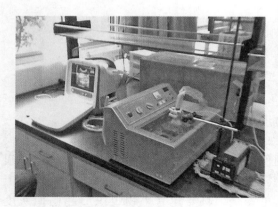

图 10 - 14　水浴加热实验

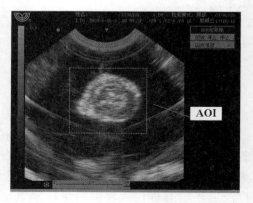

图 10 - 15　鸡心 B 超图像

　　B超采用的是无锡祥生公司生产 CHISON8300 型全数字化 B 超诊断仪,热电偶采集仪采用的是北京中泰研创科技有限公司生产 RM410 型 14 路热电偶数字采集仪,精度能达到 0.1℃。水浴加热实验中选取猪肉、鸡心组织在水浴箱中平缓地加热,由 25℃升温至 54℃,得到如图 10 - 15 所示 B 超图像,并从中截取所感兴趣的部位(AOI),通过对不同温度下的 B 超图像进行处理后,以获得温度与 B 超图像的相关性。在实验中每升温 1℃即存储一幅 B 超图像,所取得的一组 B 超图像如图 10 - 15、图 10 - 16 所示。

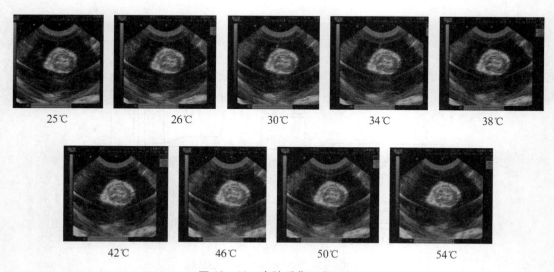

图 10 - 16　实验采集 B 超图组

　　对上述 B 超图像通过计算各个温度下 AOI 范围内像素的灰度平均值,得到温度与灰度的关系如表 10 - 1 所示。

表 10-1　鸡心 B 超图像温度与灰度关系表

温度 $T/℃$	25	28	30	32	34
平均灰度(AGS)	79.706	79.449	79.729	80.166	80.580
温度 $T/℃$	36	38	40	42	44
平均灰度(AGS)	80.517	80.441	80.637	80.803	80.983
温度 $T/℃$	46	48	50	52	54
平均灰度(AGS)	81.609	81.824	82.493	82.703	83.197

拟合温度与灰度曲线如图 10-17 所示。

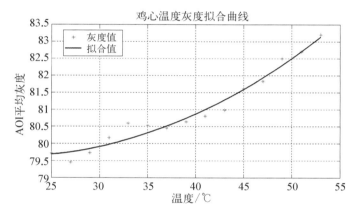

图 10-17　鸡心温度灰度拟合曲线

组织温度与 B 超图像的灰度的变化关系接近线性,大致函数关系为式(10-8):

$$y = 0.003\ 5x^2 - 0.147\ 1x + 81.203\ 9 \tag{10-8}$$

式中:x 为温度的变化量;y 为灰度的变化量。

2. HIFU 加热实验系统以及测试结果

为了研究 HIFU 治疗中生物组织温度与 B 超的相关性,这里建立了基于 B 超图像的 HIFU 无损测温装置,使其采用超声图像来检测加热组织温度变化,不仅所用装置较小,操作也简单,成本低。系统结构如图 10-18 所示。

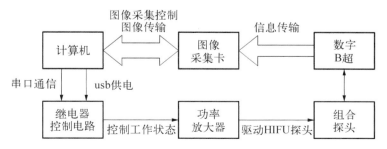

图 10-18　HIFU 无损测温装置结构

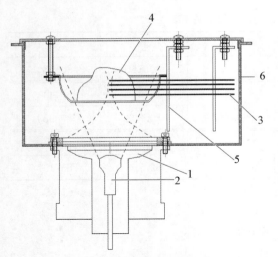

图 10 - 19　HIFU 加热实验装置

1—聚焦超声换能器探头；2—B 超探头；
3—热电偶探针；4—待加热生物体样品；
5—热电偶测温定位板；6—水槽箱

图中所述计算机控制继电器开关及功放模块，通过串口通信来设定并调整组合探头模块中聚焦换能器探头的输出功率、脉冲波的占空比，以及发射时间来控制发射剂量；计算机通过图像采集卡获取 B 超图像；组合探头模块，在机械上使 B 超探头与聚焦换能器探头较好地组合在一起，所采集的 B 超图像能较好地反映焦域部分信息(见图 10 - 19)，图中的热电偶探针，用来采集记录组织中的实际温度。

在利用 HIFU 进行肿瘤治疗的过程中，为了在治疗中达到杀死肿瘤细胞而不损伤周围正常细胞的目的，对组织的蛋白质凝固的边界进行准确判定成为当前必须解决的问题。坏死的肿瘤组织的特性与原组织有很大差异，呈碳化钙化组织的特性，内部结构致密，与邻近的软组织或液体有明显的声阻抗差，引起强反射，形成块状强回声区(白影)。可以看出，从 B 超图像出发判断肿瘤组织的温度场边界是可行的。实验选取新鲜猪肉作为组织材料，在 HIFU 下击打 0.4 s×15 次，截取焦域位置50×80 像素区域，所采集的 B 超图像如图 10 - 20 所示。

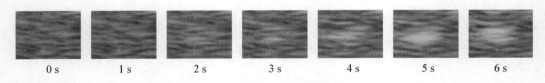

| 0 s | 1 s | 2 s | 3 s | 4 s | 5 s | 6 s |

图 10 - 20　猪肉 HIFU 加热 B 超图

通过对 B 超图像进行维纳滤波及灰度阈值法处理，可以对变性组织区域即升温区域进行勾勒，所得范围如图 10 - 21 上排所示。图 10 - 21 下排所示，给出勾勒区域的图像信息。

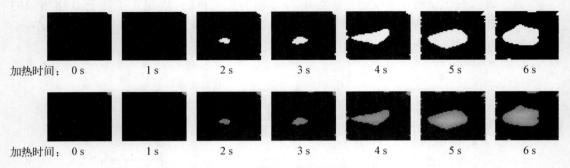

| 加热时间： 0 s | 1 s | 2 s | 3 s | 4 s | 5 s | 6 s |

| 加热时间： 0 s | 1 s | 2 s | 3 s | 4 s | 5 s | 6 s |

图 10 - 21　猪肉 HIFU 加热温升区域

由图 10 - 22 分析可得，进行 HIFU 治疗的温度信息可由 B 超图像检测出来。因此在 HIFU 热疗中，利用组织 B 超图像进行相关处理对变性组织面积进行监控是有很大的可能性,这种方法可无创实时监控 HIFU 焦点区域中组织的温升区域变化。

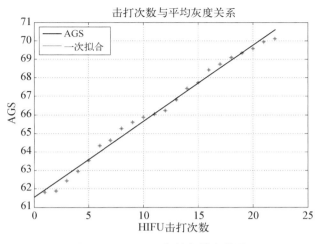

图 10-22 HIFU 加热灰阶变化图

通过对 HIFU 击打后 B 超灰阶变化可以得到击打剂量与灰阶近似呈线性,其线性关系比水浴加热时更好。

线性拟合结果为式(10-9):

$$y = 0.411\,5x + 61.531\,4 \tag{10-9}$$

10.3.4　MRI 无创测温在 HIFU 中的应用

1. 概述

磁共振成像技术,是一种无创无电离辐射的方法,可以生成不同方向的解剖图像。人体组织内与温度相关的一些参数都会影响 MRI 图像,而且在某种程度上几乎所有的 MRI 参数都与温度相关,因此我们就有可能研究利用 MRI 图像与温度的相关性来进行无创温度监测。当然 MRI 无创测温也存在一定的局限性:它的空间分辨率不高,带有心脏起搏器的患者或有某些金属异物的部位不能作 MRI 检查,而且设备价格比较昂贵,成本较高。

2. MRI 无创测温方法及比较

目前,MRI 无创测温的方法一般有三种:

1) 利用温度与扩散系数(diffusion coefficient,DC)之间的依赖关系

扩散是指分子受热能激发而产生一种微观、随机的运动,也称布朗运动。分子扩散和温度是直接相关的。扩散加权成像能测量水分子的这种布朗运动,但需要较长的获取时间,对于运动也非常敏感,而且由于加热而引起的组织变化会改变扩散系数的大小,目前已很少有人采用基于扩散系数的原理进行 MRI 无创测温,而多利用另外两种原理。

2) 利用温度与质子共振频率(proton resonance frequency,PRF)的化学位移(chemical shift,CS)之间的依赖关系

水质子的化学位移与温度的依赖关系最早是由 Hindman 发现并研究的。化学位移是用来描述由分子环境产生的对核子所处的局部磁感应强度的影响。基于质子共振频率的化学位移的 MRI 无创测温方法,其优点是有很好的时间和空间分辨力,且可直接进行图像的

后处理,不需复杂的数据计算。但是这种测温方法对于 PRF 技术本身而言,是建立在假设组织不移动的基础之上;因此,在 HIFU 治疗前后,采集的两层面之间有一点移动都会影响温度测量的准确性,特别在受到呼吸作用影响的区域内(如肝脏等),而且这项技术要求 MRI 的磁场强度非常均匀且稳定。

3)利用温度与纵向弛豫时间 T_1 的依赖关系

温度和 T_1 的依赖关系最早是由 Bloembergen 等发现的,这种依赖关系是受弛豫过程中相邻自旋核之间相互作用及不同晶格之间能量交换所影响的。在已研究的很大温度范围内,将 T_1 弛豫时间和温度之间假定为线性关系,都取得了很好的近似效果。由于不需要准确的图像像素对应,而且 T_1 与温度的变化在感兴趣区假定为线性关系,所以 T_1 温度受运动的影响较 PRF 小,温度敏感性较好,而且该方法几乎不受超声波与组织相互作用的干扰,但是这种方法只适宜当组织类型和相应温度曲线已知时进行的活体内绝对温度的计算。Bohris 等曾选用绵羊的乳房为研究对象,进行了活体组织的 HIFU 测温研究,实验证明 MRI 探测出的焦点坐标能与实际坐标精确吻合,但仍然有呼吸运动伪影,并且预期组织的温升最大值比 MRI 监测到的温升最大值略高,这些还需要深入研究。

3. MRI 无创测温在 HIFU 中的应用

目前,已开发出了与 MRI 机相配套的实时测温软件,可通过彩色编码图像技术实现对温度的定量和显示。在实时测温的基础上,MRI 系统根据温度-时间函数关系计算得到本次辐照在组织内积聚的热剂量。将其与造成组织损伤的阈值剂量比较,判断出坏死组织的范围,实现对靶区内能量的反馈性控制。目前,MRI 监控的 HIFU 临床应用有乳腺纤维腺瘤、乳腺癌、子宫肌瘤等。国外也有一些生产相应仪器的厂商。代表性的设备为 ExAblate® 2000,它是 InSightec 公司与 GE 合作研制的一套无创 MRI 引导聚焦超声治疗仪。该系列主要用于治疗子宫纤维瘤。据介绍,ExAblate 2000 是当时第一款同时也是唯一经 FDA 认可的用于子宫纤维瘤超声治疗的仪器。图 10-23 所示为该型号仪器。

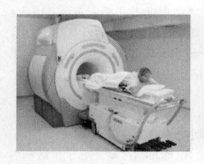

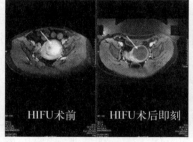

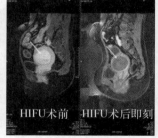

图 10-23 ExAblate® 2000 示意图　　　图 10-24 术前与术后即刻 MRI 增强扫描对比

此外国内也有几家公司正在研制 HIFU 与 MRI 结合的肿瘤治疗仪,以实现 MRI 导向的 HIFU 治疗。该系统适用于:子宫肌瘤和子宫腺肌症。图 10-24 为一子宫肌瘤患者采用该系统治疗前后的 MRI 成像。

思考与练习题

1. 简述 HIFU 的基本原理以及 HIFU 系统的架构。

2. 超声治疗的生物效应有哪些?

3. HIFU 如何实现无创或者微创治疗?

4. HIFU 治疗中的循环水有什么作用? 为什么要给治疗用循环水脱气?

5. HIFU 系统有哪些关键技术参数?

6. 热疗中超声测温与 MRI 测温各有什么优缺点?

第 11 章　HIFU 的临床应用

11.1　HIFU 的生物效应

HIFU 技术的生物效应主要包括：热效应，空化效应，机械效应，对化疗的增强作用，诱导肿瘤细胞凋亡，提高机体免疫机能等。

1. 热效应

HIFU 主要利用超声波的可聚焦性及其在人体组织内传播时，由于组织的内摩擦黏滞消耗、热传导损耗及一些分子弛豫过程等，不断把一部分有序的声波振动能量转化为无序的分子热运动，产生热能起到治疗作用。将超声能量在体内聚焦，焦点处的高强度超声能量（几千、甚至上万 W/cm² ）区，使该区短时间内（0.5～5 秒）即可使靶组织升温达 65～100℃，即瞬态高温效应。将焦点定位到体内靶组织上，如肿瘤等，使组织蛋白热固化，从而使靶组织（肿瘤细胞）坏死。基本不损伤周围的正常组织，而且治疗区边界清晰，达到微创"切除"肿瘤的目的。一般认为热效应机制在超声肿瘤治疗特别是 HIFU 治疗中起主要作用。虽然组织内温度上升受多种因素影响，但组织吸收能量是主要因素，当组织温度升至 50～60℃时，生物组织蛋白质变性明显，主要表现为凝固性坏死。在 HIFU 治疗时，焦域内温度几秒内可达 65℃ 以上，而当温度在 43℃ 以上足可致肿瘤细胞产生不可逆损伤。

2. 空化效应

研究表明，当超声辐照强度超过一定值时，焦斑中通常含有小"孔"或"内爆"，这些"孔"可能是由组织间液体（主要是水）的"暴沸"所引起，这种效应被称为空化效应。空化效应可使生物组织产生自由基而损坏生物组织。组织中的空化效应应该尽量避免，因为它可能使焦斑扩散且扩散点位置难以预测，因此在强度选择和加热时间之间需平衡考虑，加热时间短，则焦斑体积小，可以减少血流影响，但是要求声强度高，有可能超过空化效应的阈值，引起空化效应。

3. 机械效应

超声波是物质机械振动状态（或能量）的传播形式，其频率为 $2 \times 10^4 \sim 2 \times 10^9$ Hz。高强度聚焦超声可使受到超声作用的组织细胞高速来回振动，强烈变化的力学作用可以破坏靶区的细胞及其支持结构，改变细胞的功能，使 DNA 大分子降解及酶变性等。

4. 对化疗的增强作用

目前化疗仍是恶性肿瘤治疗的重要手段，提高化疗效果和降低其不良反应是许多研究试图解决的问题。Yang 等的负 C1300 神经母细胞瘤小鼠实验证实，HIFU 治疗肿瘤与药物具有协同作用。Yang 采用 HIFU 频率为 4 MHz、声强为 550 W/cm² 的超声对小鼠进行辐照、对比。实验结果表明：仅接受阿霉素治疗的小鼠在 35 天内全部死亡，接受 HIFU 治疗或 HIFU 治疗与阿霉素联合治疗的小鼠 200 天无瘤率分别达到 53% 和 80%。这种增强作用的机制可能是高能冲击波既能使肿瘤组织局部药物浓度增加，又影响肿瘤组织血流而加速肿瘤凋亡。

5. HIFU 对免疫机制的增强作用

Burov 曾报道用 HIFU 治疗兔体表 Brown‐Pierce 瘤,随原发灶愈合转移灶也自行消退,提示超声治癌中可能有抗瘤免疫参与作用。超声与抗瘤免疫的关系也正是超声治疗学中亟待阐明的现象。Rosberger 报道采用超声高热疗法治疗脉络膜黑色素瘤后 CD3、CD4/CD8 的变化。5 例治疗前 T 细胞总数均正常,2 例 CD4/CD8 在治疗前小于 1,治疗后转化为正常(大于 1),另一例虽未见此值逆转,但 CD4 细胞相比于 CD8 细胞明显增多,原来 CD4/CD8 值正常者未见明显变化,此结果提示超声治疗可以诱发宿主细胞免疫功能加强。小鼠的肿瘤激惹实验表明超声治疗可起主动免疫作用。Yang 的“免疫—切除—激惹”实验发现,采用频率为 4 MHz、声强为 550 W/cm^2 的超声治疗神经母细胞瘤 C1300 小鼠,治愈者再次接种同种肿瘤,肿瘤增殖显著低于虽受 HIFU 治疗却未治愈者,这在说明 HIFU 与机体免疫有关的同时,也说明用 HIFU 治疗肿瘤初次治疗彻底的重要性。

HIFU 治疗对宿主抗瘤免疫的确切影响和机制尚不明确。有学者认为,由于 HIFU 治疗时焦域内高温造成组织凝固性坏死,起了高温固化留置瘤苗的作用:一方面,超声破坏癌肿,使瘤/宿主优势得以改善;另一方面,高温使瘤组织变性,肿瘤组织抗原性改变,更易于刺激机体免疫。局部热疗与免疫关系的研究发现,高热可促进肿瘤组织合成热休克蛋白(HSP)。HSP 可刺激机体免疫系统,提高机体免疫功能。同时,超声辐照可使细胞间黏附能力降低、使细胞更易脱落,这种作用在低频超声中更加明显。

6. 诱导肿瘤细胞凋亡

此外,也有 HIFU 诱导肿瘤细胞凋亡的报道。Ashush 等研究认为,治疗性超声波不依赖 P$_{53}$ 介导,通过对细胞膜和 DNA 的损伤作用而诱导细胞凋亡,但 Huber 等用免疫组化染色研究发现经高强度聚焦超声治疗后的乳腺癌组织 P$_{53}$ 表达上调。王修杰等研究发现 HIFU 处理可引起乳腺癌细胞凋亡,但与凋亡调控相关基因 P$_{53}$、BCL‐2、FAS 的表达却无明显改变,结果表明 HIFU 所致癌细胞凋亡可能不受 P$_{53}$、BCL‐2、FAS 的介导和调控。

11.2　HIFU 的医学应用

高强度聚焦超声技术已应用到许多医学领域,如神经外科领域的帕金森病疾病,眼科的青光眼疾病,泌尿科的前列腺增生,特别是肿瘤学等。

1. 神经外科

Lynn 等研究通过头盖骨在猫脑中形成焦斑,结果发现如下现象:脑溢血、一个含有非细胞状的锥形坏死区、液泡和神经结构的分割破坏。实验研究发现:在脑细胞中,神经细胞是最容易受超声破坏的,而神经胶质细胞和血管是最不易被破坏的。Wall 等用聚焦超声照射鼠脊髓和猫脑,得到不连续的焦斑,大的神经元被破坏,而小的神经元、轴突、神经细胞和血管没有受损伤。其他报道显示:只有当焦斑中所有的神经元和神经胶质细胞都遭到杀伤后,血管才有可能遭到破坏。但是 Bakey 等研究认为:尽管超声照射后脑组织中的血管表面看来未受损伤,但实际上它们的正常功能已经受损。Fry 等认为猫脑中的白质比灰质更易受到超声辐射的杀伤,后来的报道也肯定了该结论:产生同样的焦斑损伤,灰质(声吸收系数较低)所需声强比白质要高出 30%。

Fry 等用 HIFU 技术治疗 50 名帕金森综合征,利用颅骨切开术和局部麻醉,使聚焦超声穿过暴露的脑膜辐射到豆状核,整个过程约 14 h,跟踪结果显示:大部分症状得到基本消除。虽然这些结果令人鼓舞,但是该治疗手段似乎没有再进一步发展,可能是由于设备的复杂性和颅骨切开术要求过高,也可能是由于 20 世纪 60 年代左旋多巴药物疗法对帕金森综合征疗效的有效发展抑制了该技术的发展。

2. 眼科

Lavine 等用 HIFU 照射眼晶状体,结果观察到眼发生白内障,他建议采用 HIFU 技术有选择地杀死眼睛内某些特殊组织。Purnell 等用 HIFU 照射兔子的脉络视网膜病区,观察到脉络膜灭活、脉络视网膜粘连、睫状体局部坏死等现象。Rosenberg 和 Purnell 发现高强度聚焦超声适量照射可以降低眼压。Coleman 等报道了聚焦超声在玻璃体、晶状体、视网膜、脉络膜上产生焦斑的情况。高强度聚焦超声在眼科应用较为成功的例子是用来治疗青光眼。兔子实验表明:当声强度超过 2 000 W/cm² 时,眼压可以降低 86%,组织解剖发现:巩膜中心变细,结膜不受影响,睫状体中心分裂等。1982 年,HIFU 技术第一次对人眼进行治疗,取得了令人鼓舞的结果,在 880 个参加实验患者(治疗 1 117 次)中,79.3% 的患者一年后眼压明显降低,没有并发症状出现。HIFU 技术在其他方面的应用性实验研究包括:泪腺缺损缝合、眼内肿瘤治疗、视网膜分离、玻璃体充血实验等。然而,尽管 HIFU 技术在眼科上的应用进行了许多实验研究,且取得了一些令人鼓舞的结果,但是 HIFU 技术在眼科上的应用没能得到进一步研究发展,这大概是由于激光治疗技术在眼科上应用飞速发展的缘故。

3. 泌尿科

聚焦超声比较适合于泌尿科治疗。Vaughan 和 Watkin 等的研究表明:将换能器通过一定方式穿过直肠甚至整个膀胱,可以对膀胱壁细胞进行有选择的杀伤,而不损伤皮肤和其他组织(见图 11-1)。HIFU 技术在泌尿科治疗上的一个成功应用是对良性前列腺增生的

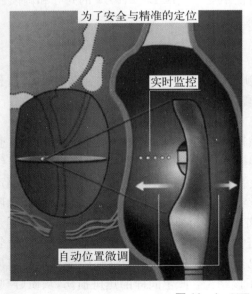
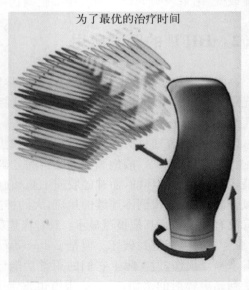

图 11-1   HIFU 治疗前列腺癌

治疗。前列腺疾病发病率高,相关的并发症也较多,所以 HIFU 技术作为一种非侵入性治疗手段使得前列腺病变组织切除变成容易。Foster 等用频率为 4 MHz 的换能器在垂直于尿道的平面上辐照形成焦斑,组织解剖发现凝固坏死区被严格限制在照射区内,而直肠黏膜、固有肌层、膀胱等都没有受到影响。Madersbacher 用 HIFU 治疗 36 个前列腺增生病例,总的治疗时间是 37±14 min。结果为:6 个月后,尿流率平均增加了 60%,前列腺体积下降 55%。HIFU 治疗后明显的不良反应是尿潴留,但对直肠没有损害。上面结果说明:HIFU 技术可成功地对前列腺进行热杀伤和消肿,但治疗后应进行长期跟踪检查。

4. 妇产科

HIFU 目前已应用于妇产科疾病治疗中,由于其具有无创和保留器官功能等优势,越来越受到临床医师的重视。除了妇科的各类肿瘤(子宫肌瘤、卵巢癌、乳腺癌等)的治疗之外,HIFU 还可用于下列妇科疾病的治疗:

(1) 计划生育:终止妊娠(国外仍在实验阶段):有学者采用聚焦超声终止小鼠、香猪妊娠的实验,结果表明:① 处于同一超声场内,早孕期胚胎和胎盘组织比母体组织对超声波更敏感;② 胚胎一旦受超声波作用往往表现为整体的退变或死亡,而同样的作用对于母体子宫仅仅表现为局部水肿且通过机体自身调节就可恢复;③ 用致胚胎残废的超声剂量辐照早孕子宫,对其再孕能力无影响。王智彪老师等采用聚焦超声对中、晚孕恒河猴进行了定点损伤及再孕的实验,研究也表明,在终止早孕的同时,不会影响母体的生殖功能。2004 年王新梅等首次报道采用 HIFU 治疗输卵管妊娠 3 例。HIFU 作为无创技术治疗宫外孕,患者无需住院,术中痛苦少,治疗后不影响患者工作、生活,且临床症状、体征及血中早孕标志物在 20 d 内转阴,无不良反应。

(2) 子宫内膜异位症:2002 年,重庆医科大学附属第二医院对在人体的子宫腺肌瘤进行 HIFU 治疗,结果 HIFU 不仅能造成子宫平滑肌瘤细胞的不可逆性坏死,同样对腺上皮细胞和宫内膜细胞有破坏作用。2004 年,云南省第二人民医院对子宫腺肌瘤患者进行 HIFU 治疗,治疗后患者临床症状明显改善,痛经减轻。

(3) 慢性宫颈炎:2003 年,重庆医科大学附属第二医院利用妇科 HIFU 治疗仪对 80 例慢性宫颈炎患者进行聚焦超声临床治疗,结果表明,治疗后患者一般情况好,无不适及疼痛等,患者白带增多及接触性出血等症状可基本缓解甚至消失,宫颈恢复正常形态,无瘢痕形成。治疗后宫颈局部出现一过性炎症反应,术后仅有少量阴道排液且无异味,通常持续 1~2 周左右,1 个月后可基本恢复正常。2004 年,汪炼等报道,采用低强度(2~5 W/cm)聚焦超声对 375 例患者治疗,显效率 93.60%,且无继发感染、无瘢痕形成,为宫颈糜烂的治疗开辟了新途径。

(4) 外阴白色病变:1999—2002 年,重庆医科大学附属第二医院及山东淄博市妇幼保健院采用聚焦超声对患者行外阴白色病变临床治疗研究,结果表明,一次治疗有效率可达 95%,患者外阴瘙痒症状可基本缓解甚至消失,外阴皮肤的弹性和色泽可基本恢复正常。

5. 鼻炎

慢性鼻炎是鼻腔黏膜和黏膜下层的慢性炎症。HIFU 治疗过敏性鼻炎利用超声靶向性聚焦,作用于鼻黏膜下组织,减轻黏膜下神经、血管和腺体的反应性,从而明显改善过敏性鼻炎的鼻塞、鼻痒、喷嚏、流清水样涕等症状。HIFU 治疗过敏性鼻炎的优势是:靶向治疗,无创、高效、并发症低,治疗痛苦小,有效率高达 80% 以上。可在门诊治疗,局部麻醉下即可完成手术,操作时间短。

6. 止血

超声的热效应和空化效应有助于止血。聚焦超声和手术刀都能用于止血,不同之处在于:超声手术刀是直接作用在组织出血部位,而聚焦超声则是让换能器与出血部位有一定的距离即出血部位在焦点处,再有,超声手术刀工作频率较低,为几万赫兹,而聚焦超声则工作在高频(1~7 MHz),声强也能高,达 4 000~8 800 W/cm²。高强度聚焦超声的止血作用可以闭塞血管,应用于在对肝脏、脾脏和动静脉出血的止血中。在聚焦超声的肿瘤治疗中,闭塞血管可用于切断支路血管而切断肿瘤血供。聚焦超声止血的一个特殊应用是阻断双胞胎孕期综合征的某一异常胎儿的供血通路,此外它还应用于战场上外伤出血的紧急处理。HIFU 的空化使组织乳化,这种乳化作用可达到血管的闭塞作用,空化还能加强血小板的凝血作用,一般添加超声造影剂使空化增强从而使凝血加速。

11.3　HIFU 应用于肿瘤的治疗

HIFU 治疗肿瘤总的原则是,治疗机上的超声探头可以观察到全貌的实体性肿瘤,均可进行 HIFU 治疗。目前较公认的具有确切疗效的适应证:前列腺癌、肝癌、肾癌、肾上腺癌、乳腺癌、膀胱癌、胰腺癌、骨肿瘤、腹膜后恶性肿瘤和腹腔淋巴结转移癌等。HIFU 也可试用治疗下列肿瘤如胃癌、贲门癌、子宫内膜癌、卵巢癌、门静脉癌栓等。

1. 泌尿系统肿瘤

使用 HIFU 技术治疗恶性前列腺肿瘤,可以通过高强度聚焦超声对组织的凝固性坏死作用杀死肿瘤细胞并不损害周围其他的组织结构,且不会有癌细胞转移的风险。HIFU 可作为主要治疗,也可辅助放疗治疗。日本、美国等有多篇文章报道了 HIFU 治疗前列腺肥大以及前列腺癌的情况,较有代表性的是 1999 年美国的 Sanghvi NT 报道的在由美国、加拿大、日本组成的 3 个临床中心对 62 例前列腺肥大患者进行了经肛门 HIFU 治疗并连续观察 1~2 年的研究结果,学者们都肯定了 HIFU 治疗前列腺肥大和前列腺癌的可行性和有效性。Andreas Blana 等对 HIFU 用于前列腺癌的长期疗效进行了研究,对 140 个患者进行了平均 6.4 年的追踪调查,86.4％的患者前列腺癌活检为阴性,5 年和 7 年存活率分别为 77％和 69％。研究表明了 HIFU 治疗的长期有效性。随着 CT、MRI、超声波等显像技术的提高,肾脏肿瘤已能早期诊断,并进行初步治疗。目前研究热点在 HIFU 如何联合其他传统的治疗手段提高临床治疗的有效性和安全性,其二是如何通过更好的成像显影技术,提高治疗过程中的实时跟踪监控,做到真正意义上的"精确切除"。

2. 肝脏肿瘤

HIFU 用于肝癌的研究较多,研究结果表明,HIFU 在肝癌的治疗中具有一定的可行性,是一种较好的治疗方法。1991 年 Yang 用 Morris 大鼠肝癌细胞 3924A 植入大鼠肝脏,获得肝癌的动物模型后,用 4 MHz 的换能器、550 W/cm² 声强照射大鼠的肝脏,结果发现 HIFU 可明显抑制肝癌细胞的生长。1997 年王智彪老师报道了 HIFU 对猪的正常肝组织的定位损伤情况。他用工作频率 0.8 MHz,声强 1 200 W/cm² 的 HIFU 超声能量,辐照新鲜猪肝脏,结果发现 HIFU 不仅可造成肝脏的组织细胞凝固性坏死,而且超声波所通过的各层组织及靶点外的组织均无损伤。这一研究结果为 HIFU 肿瘤治疗系统用于临床奠定了理论基础。1999 年,伍烽等首次报道了 HIFU 治疗原发性肝癌的临床研究结果。最近几年

Liling 等对 27 例可评价肝癌或肾癌患者进行 HIFU 治疗,经放射学和组织学证实 25 例患者(93%)肿瘤组织出现分散的消融,HIFU 治疗肝癌或肾癌是安全可行的。HIFU 也用于晚期肝癌的姑息性治疗,Li 等利用 HIFU 对 100 例肝癌(62 例为原发性肝癌,38 例为转移性)患者进行治疗后,86.6%(71/82)临床症状缓解,6 例患者的腹腔积液消失,血清甲胎蛋白(AFP)水平在 65.3%(32/49)的原发性肝癌患者降低了 50%。如图 11-2 和图 11-3 所示。

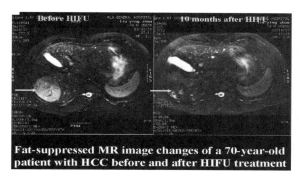

图 11-2　肝癌 HIFU 治疗前后 MRI 影像对比

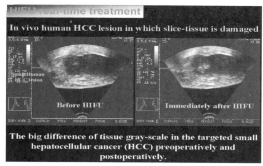

图 11-3　HIFU 治疗肝癌前后超声影像对比

3. 恶性骨肿瘤

由于骨组织与周围组织声阻抗差异大,形成强烈的反射,引起骨旁组织高温,使得这些组织易损伤,且进一步影响声波的穿透性;骨组织使超声波急剧衰减,因而超声很难穿透骨骼。既往认为,HIFU 不适宜骨组织的肿瘤治疗。但当骨骼在病理情况下,如骨肉瘤,骨骼被破坏,声衰减会变小,声束便易于穿过。这就使得 HIFU 治疗骨肿瘤成为可能。

2001 年,陈文直等报道了 HIFU 对骨肿瘤的动物实验研究结果。结果显示靶区骨肿瘤细胞凝固性坏死。同年该作者又报道了 HIFU 用于恶性骨肿瘤的初步治疗情况:对 5 例骨肿瘤患者于截肢手术前,用 HIFU 照射,观察了 HIFU 对骨肿瘤的有效性和安全性,结果发现当 HIFU 治疗频率为 0.8 MHz,治疗时间为 5 250~7 569 s 时,治疗后,患者的症状如疼痛、邻近关节的活动度等都有不同程度的缓解或改善;光镜下肿瘤细胞核固缩、细胞间隙增宽等。作者认为,HIFU 治疗骨肿瘤具有有效性和可行性。如图 11-4 所示。

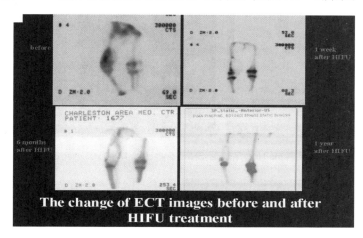

图 11-4　骨肉瘤 HIFU 治疗前后 ECT 影像对比(见附页彩图)

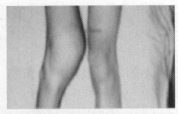

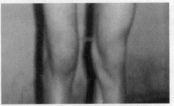

图 11-5 骨瘤 HIFU 治疗前后对比

邹建中等报道了用彩色多普勒引导 HIFU 治疗骨肿瘤以及随访肿瘤的声像图变化情况。作者观察到 HIFU 照射后,骨肿瘤瘤体内结构破坏,回声弥漫性增强,病变的声透性增加,血供消失;在随访中发现,治疗后一个月左右,瘤体开始缩小,内部回声增强,随后的回声又逐渐减低至消失。作者认为彩色多普勒引导 HIFU 定位、实时监控以及随访都是准确、可靠和有效的,如图 11-5 所示。

4. 乳腺肿瘤

1998 年刘长安等报道有关 HIFU 照射离体人乳腺肿瘤块的情况:用工作频率为 1.6 MHz,声强为 5 800 W/cm² 的超声能量对 16 例标本进行了 10 s 的"点打",结果靶区内可见明确的凝固性坏死。2000 年再次报道了 HIFU 对活体兔 VX2 乳腺肿瘤急性损伤的实验结果,探讨了 HIFU 破坏乳腺肿瘤的有效性。2001 年曹友德等较系统的研究了高强度聚焦超声肿瘤治疗系统对人乳腺癌的治疗情况。首先对 23 例因乳腺癌需做乳癌根治术的患者于手术前 1 周行 HIFU 照射,观察了 HIFU 照射后乳癌组织的病理变化:光镜下见靶区组织凝固性坏死,靶区边缘组织以细胞核碎裂、溶解为主;靶区血管内皮细胞坏死、溶解,管腔内不同程度的血栓形成等。靶区外未见乳腺癌组织残留;靶区周围发现淋巴滤泡样结构形成,同侧腋窝淋巴结内滤泡增多,窦内组织细胞明显增多,作者认为 HIFU 不仅对乳腺癌组织有直接的杀伤作用,且有增强机体局部和全身抗肿瘤免疫功能的作用。2002 年曹友德再次报道了 HIFU 照射乳腺癌后,乳腺癌组织的 PCNA、CD44V6、MMP-9 等蛋白表达情况,深层次地探讨了 HIFU 对癌细胞的生物学行为的影响。实验结果发现 HIFU 照射后的乳腺癌组织细胞,失去了增殖、黏附及分泌金属蛋白酶的能力,且靶区内细胞的端粒酶活性降低,接近阴性水平,说明这些细胞失去了永生化特点,失去了恶性行为的能力,如图 11-6 所示。

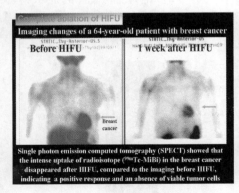
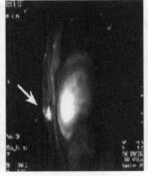
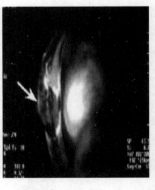

图 11-6 乳腺癌 HIFU 治疗前后 SPECT 对比及 MR 影像对比(见附页彩图)

Wu 等对 24 例乳腺癌患者进行 HIFU 治疗,其中 16 例患者为伴有严重的全身性疾病不能采用手术治疗,另外 8 例则是拒绝手术治疗患者,肿瘤平均大小约 15.5 mm,经过两次治疗后其中 79%(19 例)没有残留肿瘤细胞。Lu 等对乳腺癌患者进行 HIFU 治疗后发现细胞毒性 T 细胞(CTL)和自然杀伤(NK)细胞显著升高,这两种细胞的升高可能刺激患者潜在的细胞免疫应答,增强患者免疫力,目前这方面还在进一步研究中。

5. 子宫肌瘤

国内从 20 世纪末已有多家医院利用多个公司的 HIFU 设备开展子宫肌瘤 HIFU 治疗,并已取得明显临床疗效。2004 年,美国 FDA 批准以色列 INSIGHTEC 公司生产的 EXABLATE2000 HIFU 用于子宫肌瘤的治疗。我国大量临床实践表明,HIFU 可以明显改善子宫肌瘤患者的临床症状,并且大部分子宫肌瘤可以实现消融治疗,无明显副作用。王志舟选择研究了自 2007 年 5 月—2009 年 5 月 58 例子宫肌瘤患者,通过 HIFU 治疗后分期随访病灶的大小、内部回声、血液分布,及问卷调查临床症状改善情况。结果:HIFU 治疗后临床症状改善率为 82.76%,治疗总有效率为 94.83%,显效 18 例,有效 31 例,部分有效 6 例,无效 3 例。结论:HIFU 治疗子宫肌瘤近期疗效高、安全、不良反应小。HIFU 治疗子宫肌瘤优点:具有无创、保留子宫、痛苦小、不住院、不影响日常工作和生活等,如图 11 - 7 所示。

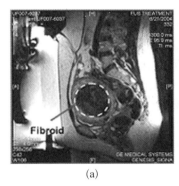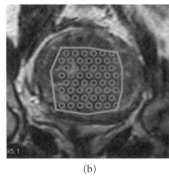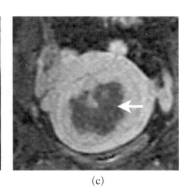

(a)　　　　　　　　　　(b)　　　　　　　　　　(c)

图 11 - 7　MRI 引导的聚焦超声治疗子宫纤维瘤示意图(采用 ExAblate 2000 机器)(见附页彩图)

(a) 治疗前的 MRI 图像　(b) HIFU 可以辐照到的区域　(c) HIFU 治疗之后的 MRI 图像,箭头所指是 HIFU 焦斑区域

6. 卵巢癌

于廷和等采用低频超声对体外培养的人卵巢癌细胞辐照,结果线粒体肿胀,膜破裂;同样低频超声可增强阿霉素对卵巢癌细胞的细胞毒作用,提示超声在卵巢癌治疗中的潜在应用前景。

7. 胰腺肿瘤

胰腺癌是常见的消化系统恶性肿瘤,外科手术是目前唯一有效的治疗手段。但适合根治性切除的病例极少,胰腺癌 5 年生存率仅为 5%。HIFU 技术的兴起为胰腺癌提供了一种新的治疗选择。广州医学院附属广州市第一人民医院在 2001.9—2006.8 应用 HIFU 治疗晚期胰腺癌患者 11 例,临床效果较好。本研究 11 例患者经 HIFU 治疗后无 1 例术后出现血尿、淀粉酶升高或其他胰腺炎临床表现。

11.4　HIFU 临床治疗效果的评价

1. HIFU 治疗的禁忌证

(1) 超声入射通道有骨骼或含气组织的阻挡时,如肺、纵隔区、食管等肿瘤不能用

HIFU 治疗;

(2) 治疗靶区距皮小于 1 cm 或入射通道处的皮肤有破溃或有感染及较重的放射性皮炎者;

(3) 下腔静脉、肾静脉癌栓在放置滤网前或手术取栓前;

(4) 血小板小于 $30\times10^9/L$ 和凝血系统严重紊乱者;

(5) 肝、肾、心、肺、脑功能严重不全者;

(6) 晚期肿瘤患者 Kamofsky 评分<60 分者;

(7) 大量腹腔积液和严重黄疸(黄疸解除后除外);

(8) 热过敏者;

(9) 4 岁以下的儿童和精神病患者。

2. HIFU 治疗的常见并发症和不良反应

由于 HIFU 治疗是无创治疗,其并发症和不良反应相对较轻。① 治疗时可有轻度的疼痛和烧灼感(非麻醉情况下),治疗前适当应用镇痛药物可以缓解;② 治疗后少部分患者出现轻度发热,在 38℃左右,一般不需要处理;③ 皮肤烧伤,一般是浅Ⅱ度;④ 加重黄疸,在治疗胰腺癌或肝门部或胆总管肿瘤时,黄疸可能较治疗前加重,这是肿瘤在凝固性坏死过程中周围出现水肿和纤维化,使胆汁排泄障碍而加重了黄疸,这类患者可以在治疗前做减黄术等;⑤ 胰瘘、出血、胰腺炎、胃肠道穿孔等理论上讲可能出现,但是临床上未见报道;⑥ 应用经直肠 HIFU 治疗前列腺癌,较常见的并发症是拔除导尿管后发生急性尿潴留。

3. HIFU 治疗肿瘤的优势

HIFU 突出的优势:微创或者无创,被称为"不流血的手术"和"隔着肚皮切肿瘤"。具体表述如下。

(1) 温度高升温快。超声刀治疗是细胞水平的治疗,有研究表明,细胞在 40℃以下温度时的灭活时间需要近 15 h,在 50℃温度时灭活时间为 3 min,在 60℃温度时灭活时间为 3 s,70℃时细胞灭活时间为 0.25 s,而在 100℃温度下细胞灭活时间仅为 0.1 s,超声刀利用声波转热能可在短时间内使肿瘤治疗部位的温度达到 70～100℃,肿瘤细胞瞬间变性坏死,在治疗温度上明显优于传统的射频、微波等热疗技术。

(2) 精确度高。一般来说 HIFU 技术聚焦区域小,高温范围集中,焦区外组织温度基本安全。实验研究表明:在焦区与未损伤组织有着明显的分界线,一般不超过 10 个细胞的宽度。

(3) 无创性。超声刀治疗肿瘤痛苦小,皮肤灼伤率小,无并发症或并发症轻,同时由于超声波是一种机械波,对机体没有类似 X 射线、γ 射线所致的电离辐射损伤,是真正意义上的无创治疗。

(4) 适应证广泛,治疗肿瘤体积大。超声刀由于无创伤等优点,适应证广泛如肝癌、肠癌、肾癌、腹腔淋巴瘤、腹腔和腹膜后淋巴结转移、卵巢癌、子宫内膜癌、膀胱癌等 20 多种肿瘤,几乎包括了腹腔、盆腔内各种脏器的实体瘤。

(5) 高强度聚焦超声治疗与放化疗有协同作用。超声刀治疗肿瘤由于无痛苦、无毒副作用,所以不仅不排斥其他的治疗,而且与传统的放化疗有协同作用,并对化疗也有增敏和减少药量、降低不良反应的作用。

(6) 降低肿瘤的复发和转移,刺激人体免疫系统,促进人体的免疫反应。

超声刀对肿瘤细胞是细胞水平的杀死,对周围组织结构的完整性无影响,治疗后又无毒副作用,故可以相对扩大治疗范围,杀灭肿瘤周围的浸润细胞,减少复发。

4. HIFU 治疗的局限性

(1) 难以完全杀死靶区癌细胞。这实际上是 HIFU 治疗肿瘤能否成功的关键所在。由于 HIFU 的聚焦区太小(直径仅为数毫米),而肿瘤体积大,不得不采用多次照射。但因为靶距过小,这个靶点常影响到下一个靶点的定位,即靶点-靶点相互作用(lesion-lesion interaction)现象。加上靶区内能量分布不均匀,常遗留未杀伤区。Chen 等和程树群等发现在经 HIFU 治疗后的组织中有残留癌细胞小岛,Gelet 等则在 50 例 HIFU 治疗的前列腺癌患者中发现,有 19 例经活检证实残留有活的肿瘤细胞。残留的肿瘤细胞有两种结局:可能因为缺乏血供而死亡,但更为可能的是肿瘤细胞利用组织液而生存,在新生血管长入后继续生长。解决这一问题的关键在于增加聚焦点面积、减小靶距和反复多次治疗。

(2) 脏器的运动和影像学的限制影响 HIFU 的精确定位。肝脏随着呼吸而上下移动,任何一个小的移动都有可能大于焦点直径;有些肿瘤在影像学上仅有密度的改变,而无明显的边界。这些都可能影响 HIFU 的定位,从而影响疗效。

(3) 无前瞻性试验验证 HIFU 治疗的有效性。目前,不论动物试验还是临床试验都没有与传统治疗肿瘤最有效的手术方法作前瞻性的比较,而这恰好是临床医生最为关心的问题。Yang 等用 HIFU 单次及反复多次治疗小鼠纤维母细胞瘤(肿瘤直径为 4~5 mm),治愈率分别为 47% 和 67%,较未治疗组显著提高。Prat 等也得出类似结果。但实际上对于如此小的肿瘤,外科手术切除治愈率应该达到 100%,遗憾的是所有的作者均未进行比较。

(4) 含气腔道及骨性组织的影响。HIFU 在某些部位的应用难以达到完全无创,超声波在空气中几乎被完全反射,通过骨性组织时则被大量吸收,出现正常组织的灼伤,并且使能量不能很好到达靶区。程树群等通过肋间隙用 HIFU 破坏兔肝组织,结果发现皮肤、肺、胃、肋间隙和膈肌均出现灼伤。因此,HIFU 在治疗肝癌时不得不从肋缘下进入,限制了在肝脏某些部位的应用;或者切除部分肋骨,则为有创。而在颅脑外科,则不得不切除部分颅骨。这些均使得 HIFU 难以达到完全无创。

(5) 能实际运用的无创实时测温系统仍待发展成熟。靶区温度的实时监测对于疗效的判断、治疗剂量的确定和治疗的规范化无疑有重要意义。目前使用的温度测量方法均为有创,如用热偶电极插入靶区内等,这显然不适合于临床应用。而利用 MRI 及 B 超无创测温还处于探索阶段。

(6) 缺乏公认的治疗规范和疗效判断标准。

5. HIFU 治疗的前景与展望

综上所述,我们可以看出,通过几十年,特别是近二十几年的发展,HIFU 技术的研究已由以声源设计、消融机理、治疗可行性等为重点的研究,深入到了利用现代高精度的成像、定位技术,并结合其他手段,如与药物治疗协同作用等,进行临床应用的研究,并取得了一定的成果。HIFU 技术是一项无创治疗肿瘤的新方法,是肿瘤局部治疗较为有效的手段之一。但 HIFU 在超声剂量学、复杂的生物学效应、无创测温、治疗模式、适应证选择(如非恶性肿瘤的适应证)、借鉴其他技术其他治疗联合、各种标准制定等方面存在诸多问题,是今后要重点攻破的课题。近年来对 HIFU 技术的研究有以下新动向。

(1) 聚焦超声对人体神经结构影响的研究。实验发现短脉冲超声可以激发表面和深度的人体组织使人体产生不同的躯体感觉：痛觉、听觉、视觉、味觉等作为一种新的可以产生神经刺激的手段。聚焦超声比其他刺激手段的优越之处在于：非侵入性可以精确控制激发参数和精确定位。

(2) 非侵入性治疗脑部疾病的可行性研究。传统声场理论认为超声进行脑部深度治疗必须将部分头盖骨移去才能进行，这是由于头盖骨使声场发生畸变和强烈吸收而达不到预期治疗目的。实验研究发现：当超声频率为 1 MHz 或小于 1 MHz 时尽管头盖骨仍然对声场有畸变和吸收，仍能在脑内形成精确的焦点。通过阵列换能器进行焦点扭曲补偿后可以较为准确预测焦点的大小和位置为脑部实现完全无损伤治疗提供了可能性。

(3) 聚焦超声声波导管研究。由于气体和骨骼对声束的吸收反射等影响，聚焦超声往往受限制于含有上述两类介质的部位。通过采用灌满水的波导管将声束绕过这些组织送入目标。可以解决一大部分不能直接采用聚焦超声的部位的治疗问题。已有实验结果表明：波导管可以将 HIFU 源发出的超声送入目标加热组织温度达到 80℃ 以上可以对组织进行有效破坏。

就研究现状看，HIFU 为肿瘤的无创治疗开辟了一个全新的方向，有较好的发展前景。我国在 HIFU 治疗系统上取得了突破性的进展，如在大功率超声换能器、大功率超声功率放大器、整机系统控制和无损测温等方面，有的已经走在了世界前列。但现有的研究亦发现，HIFU 还有许多研究工作需要完成，特别是 HIFU 剂量学研究目前尚在起步阶段，还没有一个较为明确的剂量指导临床医生工作；HIFU 治疗过程中的准确定位、实时监控以及随访都是影像学研究中还有待提高和完善的方面，为使我国在 HIFU 设备制造，临床应用方面走在世界前列，尚需理、工、医相结合，共同努力。

思考与练习题

1. HIFU 治疗肿瘤时可能有哪些不良反应及并发症？

2. HIFU 治疗有哪些局限性？有哪些优势？这些因素将如何共同影响 HIFU 的发展？

3. HIFU 治疗与哪些技术结合，可以更好地监控并评价 HIFU 治疗的效果？

第12章　超声碎石以及其他超声治疗技术

12.1　超声碎石

12.1.1　超声碎石概述

　　常见的人体结石有肾脏结石、输尿管结石、膀胱结石、尿道结石、胆囊结石。按结石化学成分可分为含钙结石、感染结石、尿酸结石、胱氨酸结石四类。其中胆囊结石与喜静少动，不吃早餐等生活习惯有关，主要由于胆囊肌的收缩力下降，胆汁排空延迟，造成胆汁淤积，胆固醇结晶析出形成，如图 12-1，图 12-2所示。泌尿系统的结石也与生活饮食习惯有关，多喝水有助于预防和缓解该类结石形成。

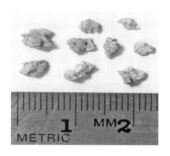

图 12-1　超声碎石后排出体外的草酸钙结石，直径 1 厘米

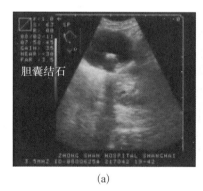

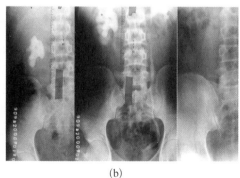

(a)　　　　　　　　　　　(b)

图 12-2　(a) 胆囊结石的超声图像　(b) 右肾鹿角形结石的 X 射线像

12.1.2　超声碎石发展史

　　1950 年，Lamport 和 Newman 首次发表了用连续超声波非接触式粉碎人体结石的报道。20 世纪 50 年代，苏联科学家 Jutkin 发现，水中电极放电产生的冲击波可以击碎陶瓷；其后，美国泌尿专家 Goldberg 用这一原理，经膀胱镜用冲击波击碎一名患者的膀胱结石。70 年代，德国 Dornier 公司发现，冲击波进入动物体内可以击碎较硬的材料，而对软组织没有明显损伤。最早提出体外冲击波碎石术（ESWL）思想的人是 Anmin、Bebrends 等人。1974 年，Schmieds 等人研究了水中火花放电并采用椭球反射面聚焦技术。1978 年，由德国泌尿专家 Chaussy 主持，设计出一台水槽式由两套正交 X 线定位系统的体外冲击波碎石装置。1980 年，Dornier 公司推出第一台商用化机器——HM-1 体外冲击波碎石机。1983 年，Dornier 公司公布：检查

1 000名肾结石患者,有 993 人可以并采用 ESWL 治疗,其中 90.6％结石全部排空。这一巨大成功引起国际医学界轰动,并使 ESWL 在世界范围迅速发展和推广。美、法、日等国也相继研制成功 ESWL 机。1985 年,德国 Sauerbruch 等人将 ESWL 推广到胆结石症治疗。1985 年,我国第一台 ESWL 样机由中科院电工所与北医大附属医院研制成功,同年 8 月应用于临床。与此同时,上海交通大学也研制成功 ESWL 机,并于年底投入临床应用。

12.1.3　超声碎石原理

利用冲击波,使体内坚硬的结石破碎而不影响周围的正常软组织。冲击波(见图 12-3)振幅和持续时间是不对称的。随着输出挡位的提高,冲击波的 P^+、P^-、t^+ 和声能相应增加,而 t_r 和 t^- 则降低。冲击波幅度很大,称有限振幅声波,不再满足线性声学中的近似条件。

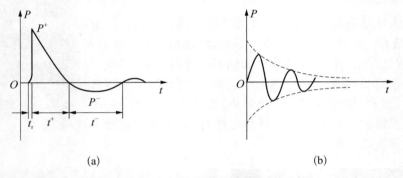

图 12-3　冲击波(a)和脉冲波(b)的比较

冲击波碎石的作用压力峰值极高,作用时间极短,声压极高,正声压峰值达 20～140 MPa,而声压负峰值达 −8～−15 MPa。作用时间仅几个微秒,作用频率 1～2 Hz,作用 2 000 个脉冲。关于冲击波体外碎石原理有很多解释,归纳起来主要包括如下两点。首先,冲击波在结石前后界面上产生应力。结石是一种脆性物质,其抗压强度在 100 个大气压强左右,即约 10^7 Pa,而抗张强度只有抗压强度的 1/10,即约 10 个大气压强(10^6 Pa)。一般来说,结石的声阻抗不同于其周围组织的声阻抗,当冲击波传播到结石前后界面时都要发生反射。冲击波在结石前界面上作用以压力,在结石后界面的反射却表现为张力(因为一般结石的声阻抗都大于周围组织的声阻抗)。当冲击波在结石前后表面上作用的压力和张力大于结石本身的耐受强度极限时,冲击波的反复作用就会使结石从前后表面上被逐层压碎和裂解。对于人体软组织,由于其具有更高的耐受极限,所以不至于被冲击波压力所损伤。其次,空化机制的作用;结石内部结构通常是较为稀疏并含有许多孔隙的。结石的孔隙中一般都充满液体,若液体中含有空化核,则进入结石的冲击波及其界面反射波就可能会激活空化核,从而产生空化现象。在空化过程的反复作用下,将会产生从内部破坏结石的机制,并进而导致整个结石的疏松和碎裂。冲击波碎石的原理,很可能是上述两种因素的综合作用结果,如图 12-4 所示。

12.1.4　超声碎石机分类

用冲击波击碎人体内结石,在实施方案上分为体内接触式和体外非接触式两种。体内接触式是介入式超声疗法,主要应用于治疗泌尿系统的结石,其通过将鞘管和声头导入扩张的尿管,并采用泌尿系内窥镜技术确定结石位置,利用声头端部顶住结石于对侧

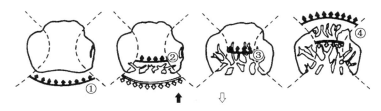

图 12－4　冲击波碎石的原理

膀胱壁上,接触并击碎结石。体外冲击波碎石是非接触式碎石技术,它是在人体外产生冲击波能量,通过人体组织传入体内,并予以会聚,使之在结石处提高能量密度,足以将结石击碎。体内碎石机目前有四种,分别是超声碎石机、液电碎石机、激光碎石机、气压弹道碎石机。

体外冲击波碎石机按其波源的不同又可以分为液电式、电磁式、压电式。鉴于篇幅所限,这里重点介绍超声碎石技术与原理。

1. 体内超声波碎石装置

采用顶端装有超声换能器的探杆通过内窥镜接触结石,利用超声发生器产生的电振荡使超声换能器产生高频机械振动。超声波传递进结石,在结石的表面产生反射波,结石表面会受压而破裂,当超声波完全穿过结石时,在后界面被再次反射,这一反射产生张力波,当张力波的强度大于结石的扩张强度时,结石破裂。

超声波碎石装置部件有振子、振动棒、超声发生器、灌流液吸引泵、脚踏开关等。其结构如图 12－5 所示。图中各部分的作用：① 分体结构,② 一体结构,③ 顶端可拆卸,④ 中空的振动棒。中空作用是冷却振动棒；排出结石碎片(负压泵)；吸附小结石碎片。

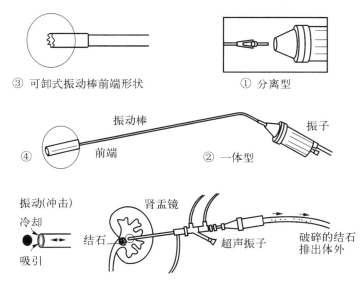

图 12－5　体内超声波碎石装置

体内冲击波碎石的临床治疗：

(1) 治疗操作：① 泌尿系统碎石,与内窥镜技术相结合。例如,膀胱镜；输尿管镜；肾镜。② 器件和用具的消毒,患者身体的局部消毒,麻醉剂的选用及治疗体位的确定等。

③ 扩张尿道,放入鞘管。充盈膀胱,确定结石位置,再用声头端部顶住结石于对侧膀胱壁上。开机击碎结石。碎石颗粒通过灌注或自行排出体外。碎石过程可在 X 线监视下进行。

(2) 适应证:适用于膀胱结石、输尿管结石、肾盂及肾盏结石。治疗的结石以尿酸结石疗效最佳。线径大于 1 cm 为宜。

(3) 并发症:主要并发症有感染、渗出性出血,但较少出现碎石梗阻现象。

(4) 禁忌证:有高热、出血倾向等。

2. 体外冲击波碎石装置

体外冲击波碎石机(extracorporeal shock wave lithotripsy,ESWL)是使用体外冲击波在体内聚焦粉碎人体结石,这类仪器按其波源的不同一般分为三种:液电式、电磁式和压电式。液电式应用较早,于 1980 年 2 月 2 日在德国慕尼黑首次使用于临床。这种碎石机是用水下高压电极通过瞬间尖端放电产生冲击波,毫微秒级的强脉冲放电产生的液电效应,冲击波经半椭圆球反射体聚焦后,通过水的传播进入人体,其能量作用于第二焦点,在 X 线机或B 超仪构成的定位系统的协助下,将结石准确定位在第二焦点上,结石在冲击波的拉应力和压应力的多次联合作用下粉碎。压电式是由许多在约 50 cm 球冠上的陶瓷晶体元件,在电脉冲作用下产生压电效应,使晶体快速变形产生机械振动,振动产生冲击波到达球心聚焦进行碎石。电磁式碎石机是通过高压电容器对一个线圈放电,放电产生的脉冲电流形成一很强的脉冲磁场,引起机械振动并在介质中形成冲击波,经声透镜聚焦得到增强而粉碎结石。从原理上讲,ESWL 主要有四个技术要点:① 冲击波的产生技术;② 冲击波的聚焦技术;③ 波源与人体的耦合技术;④ 冲击波焦点的定位技术。

1) 冲击波的产生技术

压电式冲击波源产生冲击波的产生方式如图 12-6 所示,波源由几百到上千个压电陶瓷振子构成。具体原理为:各振子发射超声脉冲波→聚焦→冲击波。

2) 冲击波的聚焦技术

(1) 半椭球反射面聚焦:点状发生的球面冲击波源,半椭球反射体,如图 12-7 所示。如图中冲击波源在焦点 F_1 处。反射会聚点(焦点)在焦点 F_2 处。会聚点的压力比自然场压力高 200 倍。有效截面约为 $1.5\sim2.0$ cm^2。应用的波源有液电、微爆破冲击波源。

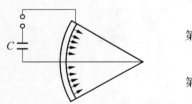
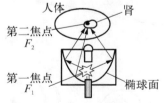
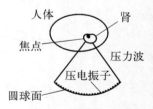

图 12-6 压电式超声脉冲波源   图 12-7 半椭球反射面聚焦   图 12-8 球面发射聚焦

(2) 球面发射聚焦:分散、面状冲击波源,半个球面发射,焦点位于球面的球心,如图12-8 所示。应用波源有压电式冲击波源。

(3) 抛物面反射聚焦:圆柱面冲击波源,抛物面反射体,焦点为抛物面焦点,如图 12-9所示。应用波源有压电式、电磁式冲击波源。

(4) 声透镜聚焦:平面冲击波源,金属凹面声透镜,焦点与凹面曲率相关,如图 12-10所示。应用波源有压电式、电磁式冲击波源。

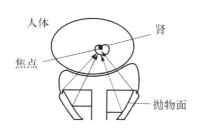

图 12－9　抛物面反射聚焦

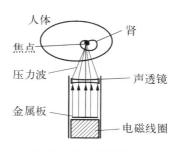

图 12－10　声透镜聚焦

3）波源与人体的耦合技术

（1）浴缸式耦合：患者、冲击波源在水槽中。需要大量的水，装置很大。

（2）水瓶式耦合：冲击波源在水槽中，患者身体部分接触水，水槽缩小。

（3）水囊式耦合：耦合体是薄膜水囊。如图 12－11 所示。优点是装置小型化；缺点是薄膜会有部分反射。有冲击波源下置式、冲击波源上置式两种方式。

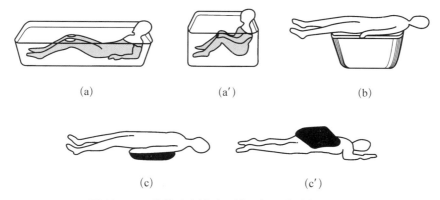

图 12－11　体外冲击波碎石波源与人体的耦合技术
（a）浴缸式耦合　（a′）日式浴缸式耦合　（b）水瓶式耦合
（c）水囊式耦合（波源下置）　（c′）水囊式耦合（波源上置）

聚焦时，聚焦体的尺寸和焦距的不同都会对治疗产生不同影响。聚焦体的口径如果过小，那么冲击波强度就会过大，使患者产生痛感；但如果口径过大，那么骨骼又会对冲击波形成阻碍。而关于焦距：如果要减小衰减，焦距应尽量短；但为了避免伤害，焦距是越长越好。根据不同的患者，结石处于体内的深度不同，焦距调节应灵活方便。

4）冲击波焦点的定位技术

定位的目的是使焦点的位置对准结石。

（1）定位影像系统。

① X 线影像定位系统，其优点是能够透视泌尿系统的所有含钙结石（占 95%）。图像直观，熟悉，易于掌握。缺点是 X 射线损伤，不能定位阴性尿石、胆石。有双束交叉式，单束旋转式，C 臂旋转式等，其中双束交叉式如图 12－12 所示，结构为两套 X 线机（球管、影像增强器、监视器等），两束 X 射线，以 45°～90°交叉，交叉点也就是冲击波焦点。定位步骤是，调整机械装置→人体位置，使各位置之间的关系满足：体内结石＝X 线轴线交点＝冲击波焦点。其缺点是：同一高度，体积相同的结石，定位时可能混淆目标。

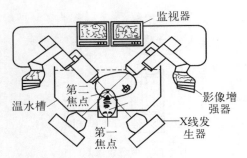

图 12-12   定位系统中的两台 X 线
机交叉定位

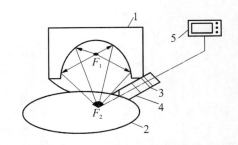

图 12-13   超声定位时定位器与反射体的配置
1—反射体;2—人体;3—定位器;
4—超声探头;5—监视器

② B 超影像定位系统,其结构如图 12-13 所示:扇形 B 超,超声探头固定在反射体上。定位时的具体要求:a. 扇形扫查中轴线、反射体中轴线,两者处于同一平面。b. 中心轴线交叉点=冲击波焦点。c. 超声探头与反射聚焦系统的相对位置不变。

其优点是:a. 可清晰显示:非钙化的结石图像——阴性尿路结石、胆结石。b. 无 X 线损伤。c. 移动治疗头,人体可不动。缺点是:a. 声窗限制,相当部分输尿管结石显示困难。b. 肥胖患者,超声波衰减较大,结石影像不够清晰,有碍判断。其构造形式又有两种:a. 内置式:B 超探头位于发射体内,扫描与冲击波方向一致。优点是定位和跟踪方便,缺点是搜寻目标不快捷,有水囊"伪影"现象。b. 外置式:B 超探头置于发射体外,扫描与冲击波方向不同。优点是使用较为灵活,而且没有伪影现象。缺点是定位效果不如内置式。

(2) 机械调整系统。

其作用是调整反射体与人体的空间相对位置,定位要求。机械调整系统类型有齿轮传动、液压移动。

体外冲击波碎石机的优点是:治疗过程基本是非侵入性的,患者易于接受。而且它的治疗成功率高,对人体组织的损伤较少。其缺点:体外冲击波碎石机在治疗嵌顿的输尿管结石和完全性鹿角形结石等仍比较困难,X 线定位治疗时患者还要受到 X 线辐射。

12.2   其他超声治疗设备

12.2.1   超声雾化器

1. 简介

利用超声波定向压强,使液体表面隆起,在隆起的液面周围发生空化作用,使液体雾化成小分子的气雾,使药物分子通过气雾直接进入毛细血管或肺泡,达到治疗作用。其设计独特、水箱透明、能看见工作过程;使用高品质的超声波换能器、一次性药杯、含嘴;具有医疗、加湿、氧吧和美容的功能;能够加强空气的质量,提高对生活环境的要求。适应于感冒(流感)、过敏性鼻炎、鼻塞、鼻息肉、肺气肿、急慢性咽炎、喉炎、气管炎、支气管哮喘等上呼吸道感染性疾病,还适应老幼患者和行动不便的人治疗。

2. 超声雾化器原理

超声雾化器利用电子高频振荡(振荡频率为 1.7 MHz 或 2.4 MHz,超过人的听觉范围,该电子振荡对人体及动物无伤害），通过陶瓷雾化片的高频谐振，将液态水分子结构打散而产生自然飘逸的水雾，不需加热或添加任何化学试剂。与加热雾化方式比较，能源节省了90％。另外在雾化过程中将释放大量的负离子，其与空气中飘浮的烟雾、粉尘等产生静电式反应，使其沉淀，同时还能有效去除甲醛、一氧化碳、细菌等有害物质，使空气得到净化，减少疾病的发生。

12.2.2　超声美容仪

1. 超声美容原理

超声波是指频率超过 2 万赫兹以上，不能引起正常人听觉的机械振动波，该振动波具有机械作用、温热作用和化学作用。超声波美容仪利用超声波的三大作用，在人体面部进行治疗，以达到美容目的。

机械作用：超声波功率强、能量大，作用于面部可以使皮肤细胞随之振动，产生微细的按摩作用，改变细胞容积，从而改善局部血液和淋巴液的循环，增强细胞的通透性，提高组织的新陈代谢和再生能力，软化组织，刺激神经系统及细胞功能，使皮肤富有光泽和弹性。

温热作用：通过超声波的温热作用，可以提高皮肤表面的温度，使血液循环加速，增加皮肤细胞的养分，使神经兴奋性降低，起到镇痛的作用，使痉挛的肌纤维松弛，起到解痉的作用。超声波的热是内生热，热量的 79％～82％ 被血液自作用运走，18％～21％ 由热传导而分散至邻近组织中，因此，患者无明显的热感觉。

化学作用：超声波可以加强催化能力，加速皮肤细胞的新陈代谢，使组织 pH 值向碱性方向变化，减轻皮肤炎症伴有的酸中毒及疼痛。超声波可以提高细胞膜的通透性，使营养素和药物解聚，利于皮肤吸收营养，利于药物透入菌体，提高杀菌能力。

2. 超声美容功能

具体功能如下：软化血栓，消除"红脸"。用于脸部微细血管变形、血液循环障碍引起的面部红丝、红斑，以及因螨虫感染而引起的面部红斑或酒渣鼻。适应证：① 消除暗疮及愈合瘢痕。② 改善皮肤质地，并帮助药物吸收。消除皮肤色素沉着如。③ 淡化黄褐斑，暗斑，雀斑等。④ 消除皮肤细小皱纹，眼袋和黑眼圈。⑤ 治疗皮肤硬化症及蛇皮病。

练习与思考题

1. 试分析比较超声治疗仪器与诊断仪器，在设计时需要注意哪些问题？
2. 请简述 EWSL 的超声碎石的四个关键技术？
3. 超声脉冲会在结石上产生哪几种作用力？何种作用力对结石的破坏性最大？
4. 超声波碎石机的原理及其与传统手术相比较有哪些优点？
5. 试简述 B 超在结石成像和定位中的优缺点，如何提高结石的识别率？
6. 请调研最新的超声治疗技术与设备。

第 13 章　经颅超声刺激

13.1　经颅超声刺激技术

早在 80 多年前,Harvey E. N. 在实验中对蛙神经和乌龟的肌肉进行超声刺激,发现高频超声能够调节可兴奋细胞的活动。在 1958 年,Fry 以及他的同事研究表明,超声波穿透到开颅实验猫的侧向膝状神经核,可以在视觉皮层引起可逆地抑制光诱发的动作电位。近几年的大量实验进一步证实超声波可以根据其不同频率、强度、调制方式及其不同组合起到增强或者抑制神经活动的效果;包括改变动作电位的幅度,改变动作电位的持续时间或传导速度等参数。2008 年,关于超声调节大脑兴奋性的研究出现突破性进展,Tyler W. J. 与他的研究团队利用全细胞电生理记录技术和光学记录技术,观测采用低强度超声刺激离体培养的脑海马切片。他们的实验结果表明,低强度超声刺激能够直接作用于神经元并引发动作电位,改变电压门控的钠离子与钙离子通道的通透性,并且产生了跨突触神经递质的释放。随后,该实验在活体动物上被重复。Tufail Y. 等人在小鼠上使用经颅超声脉冲(transcranial pulsed ultrasound, TPU)直接刺激小鼠运动皮层,观测到明显的肌肉收缩(表现为四肢、胡须与尾部的运动)。Yoo S. S. 等人采用低强度聚焦超声(low intensity focused ultrasound, LIFU)经颅刺激兔子的运动皮层,并在 fMRI 下检验刺激效果。实验结果表明低强度聚焦超声同样能够引发兔运动皮层兴奋,但所需的强度要高于前述在小鼠实验中所使用的超声强度。Yoo 等人通过尝试不同的刺激参数,证实超声能够可逆性地抑制兔视觉皮层的兴奋性。这一系列的实验结果表明不同强度、不同刺激参数的经颅超声脉冲能够有效地调节大脑神经元的兴奋性,达到功能性脑刺激的效果。

植入电极是常用的大脑刺激手段。深部脑刺激(deep-brain stimulation, DBS)技术的空间分辨率可达到几微米,但是需要通过外科手术植入电极,不可避免地会对神经细胞或组织带来一些创伤;因此无创的刺激手段显得尤为必要。目前常用的非创伤性脑皮层刺激技术有经颅磁刺激(transcranial magnetic stimulation, TMS)和经颅直接电流刺激(transcranial directcurrent stimulation, tDCS),这两种技术分别利用磁场与电流经颅骨对脑皮层进行刺激,无须进行开颅手术及其他预处理手段;但是,该类技术的空间分辨率较差(大于 1 cm),限制了其应用的范围。相对于上述各种脑皮层刺激方案,近年发展起来的经颅超声刺激(transcranial ultrasound stimulation, TUS)的优势在于确保无创刺激的同时仍然具有较高的空间分辨率,其精度高达毫米,可以对特定功能区域的脑组织进行刺激,整个过程无需外科手术;TUS 提供了一种实现无创、高分辨率大脑皮层功能刺激的新途径。

13.2　经颅超声刺激系统

1. 实验装置

图 13-1 是经颅超声刺激刺激系统框图。该系统包括函数信号发生器(function generator)作为信号源生成刺激脉冲序列信号,该信号经过射频功率放大器(RF amplifier)放大,驱动超声换能器(transducer)发射超声波,超声波经过声准直器(acoustic collimator)透过大鼠的头皮无创地刺激深部的大脑组织。

由于颅骨对超声波的衰减较大,选择合适频率的超声波尤为重要。本章节实验采用 0.5 MHz 作为超声信号的基础频率。信号源由函数信号发生器(AFG3022B,Tektronix)编程产生。函数信号发生器产生的刺激信号通过射频功率放大器放大至实验所需的电压值;并将功率放大器的输出信号送至换能器驱动产生最终的超声刺激信号。本章实验选用谐振频率为 0.5 MHz 的 V301-SU 水浸式超声换能器,其带宽范围为 0.34～0.65 MHz(衰减 -6 dB),直径 25.4 mm。该探头能够将持续时间短暂的电压高达 600 V 的电脉冲群转换为超声波。

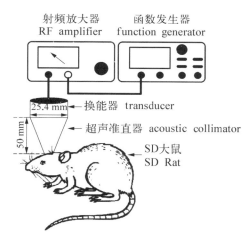

图 13-1　经颅超声刺激系统

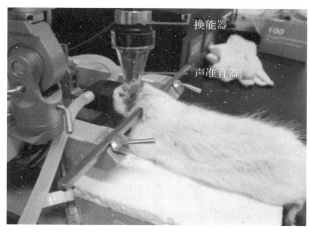

图 13-2　超声探头与声准直器

为了能够提升经颅超声刺激的空间分辨率从而实现精确且有针对性地刺激大鼠的特定脑区,本实验通过引导装置——声准直器将超声波输出限制在一定的区域进行超声刺激。图 13-2 为在超声探头上加有声准直器时的实验场景图。该准直器呈"V"形的圆锥形状,上面的大口径部分与换能器套结,作为超声波的输入;下口径根据实验要求可以定制多种规格:如 2.5 mm,3 mm,5 mm,7 mm,以满足不同的空间分辨率,准直器内部充满超声耦合剂,特别注意超声耦合剂中不能有气泡,且与换能器以及准直器之间无空气缝隙,以减少对超声传播方向和超声能量的影响。

2. 经颅超声刺激参数

经颅超声刺激采用脉冲式的超声波,对于脉冲式的超声波可以通过组合以下的一些参数来改变刺激序列,图 13-3 为刺激序列的各个参数及相互之间的关系。

(1)电压 V：功率放大器的输出电压决定了超声换能器振动的声压幅度。电压越高,输出声功率也越大。

（2）基波频率 F：每个声脉冲群由若干个周期的正弦波组成，基波频率即组成脉冲的正弦波的频率。在本实验中基波频率选为 $0.5\,\mathrm{MHz}$。这是由实验设计与超声换能器的特性所共同决定的。

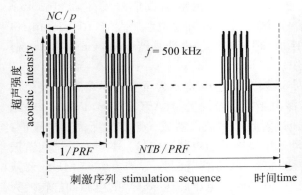

图 13－3　刺激序列参数及之间的关系

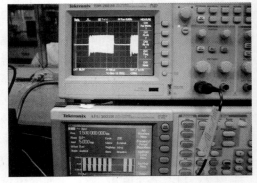

图 13－4　经颅超声刺激实验中的刺激信号波形

（3）基波周期个数 NC/p(number of cycles per pulse)：即每个声脉冲群所包含的正弦波周期个数。增大基波周期个数，则每个脉冲群持续的时间更长，反之则缩短。改变基波周期个数能够获得不同的刺激效果，但同时该参数也受到超声换能器最大热耗散功率的限制。

（4）声脉冲群重复频率 PRF(pulse repetition frequency)：单个声脉冲群并不足以调制神经元的兴奋性。因此，需要重复单个声脉冲，使其在时间上产生累计效应。PRF 越高，每两个声脉冲群之间越接近。

（5）声脉冲群重复数 NTB(number of tone bursts)：声脉冲群重复若干次形成完整的刺激序列，NTB 即声脉冲群的重复次数。NTB 和 PRF 共同决定了整个刺激序列即刺激时间的长度。当 PRF 确定时，NTB 越大，则刺激时间越长。

如图 13－4 所示是在利用经颅超声刺激正常 SD 大鼠运动皮层的实验时，示波器显示的超声刺激信号波形。其中 AFG3022B 显示在任意波形模式下，按照实验所需编辑的脉冲超声信号，图中所用刺激参数为：NC：150；PRF：1.5 k；NTB：200；F：0.5 MHz；示波器 TDS2022B 显示的是送至超声换能器的电压信号波形。

3. 超声波的声强

声强是经颅超声刺激的关键技术参数，在实验进行之前，首先测量了经颅超声刺激装置所发出的超声信号的声强。声强可以通过测量声功率换算得到，可以使用 ONDA 公司生产的 RFB－2000 系列声功率测量计进行测量，如图 13－5 所示，其测量的精度为 1 mW，声强又可称为声功率密度，即垂直于声波传播方向的单位面积的瞬时功率。可以由下式换算得到：$I_d =$ 功率/面积。本章实验中使用的声强如下：射频功放的输出脉冲电压调节为 $180\,\mathrm{V_{P-P}}$，在超声换

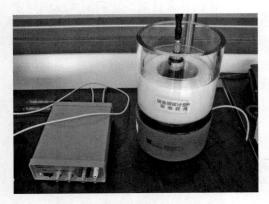

图 13－5　测量声强的场景图

能器未加准直器的情况下,声功率测量计测量到换能器发出的连续波超声信号的声强 I_{SATA} 为 352 mW/cm^2;超声换能器加上 7 mm 直径准直器时,声功率测量计测量到换能器发出的超声信号的声强 I_{SATA} 为 2.155 W/cm^2。上述是测量值,而在实际刺激过程中刺激是不连续的,中间有时间间隔,这样实际的刺激声强的时间平均还会小一些。在未加准直器的情况下超声刺激信号的空间平均时间平均声强 I_{SATA} 为 14.08 mW/cm^2;在加有 7 mm 直径的准直器时,超声信号的空间平均时间平均声强 I_{SATA} 为 86.20 mW/cm^2。

13.3 实验以及结果

1. 经颅超声刺激诱发肌电信号

在加有声准直器的情况下,对 SD 大鼠的左右运动皮层进行刺激,当刺激 SD 大鼠的左侧脑区时,可以观察到 SD 大鼠的右前肢和右侧胡须随着刺激信号的发出会相应地抽动,而左前肢和左侧胡须几乎没有响应,证实了 TUS 可以有效地刺激 SD 大鼠的神经元并唤醒其孤立的肌肉群。

图 13-6、图 13-7 为经颅超声刺激实验场景图,其中:①为函数信号发生器,用于产生刺激信号;②为示波器,用于观察刺激信号波形;③为功率放大器,将函数信号发生器的信号放大至实验所需;④为滤波器,用调整功率放大器的输出信号波形;⑤为单片机系统,为函数信号发生器提供外部触发信号;⑥为多通道生理采集系统,用于采集 SD 大鼠的肌电信号。

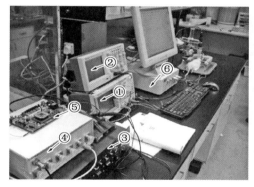
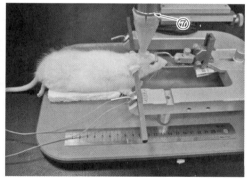

图 13-6 经颅超声刺激实验场景

另外,用多道生理信号采集系统记录大鼠右前肢的肌电信号如图 13-8(a)所示。1 通道采集 SD 大鼠肌电信号,2 通道输入函数信号发生器的 TTL 输出信号,用于表征刺激信号的发出起始时间,箭头所指处为刺激刺激信号发出的时间。如图 13-8(b)所示为针对性刺激 SD 大鼠的右前肢运动区域时采集得到的左、右前肢肌电信号,1 通道采集 SD 大鼠的右前肢肌电信号,2 通道采集 SD 大鼠的左前肢肌电信号;由图可知右前肢可以采集到肌电信号,而 2 通

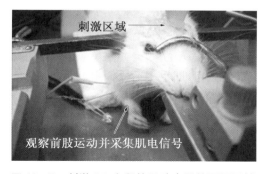

图 13-7 刺激 SD 大鼠的运动皮层的不同区域

道几乎没有采集到肌电信号。在刺激肌电信号的同时利用数码摄像机拍摄了 SD 大鼠的前肢的运动情况,在视频中,观察到 SD 大鼠的右前肢随着刺激信号的发出会做出抽搐的动作,右侧胡须也会在刺激的同时进行抽动;然而左前肢和左侧胡须几乎是没有运动的。这与采集到的肌电信号也相呼应。另外,超声刺激唤起的肌电信号与 SD 大鼠自主运动时采集的肌电信号波形类似,说明了超声刺激能够有效地刺激 SD 大鼠的运动皮层相应的神经元并且产生神经信号而促使相应的动作电位产生。从动物行为学和神经生理信号两方面得到的实验结果都可以证实经颅超声刺激系统可以针对性地刺激大鼠的特定脑区并促进神经电位的产生而诱发其运动行为。

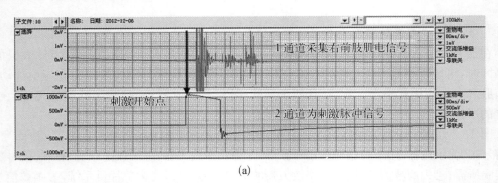

(a)

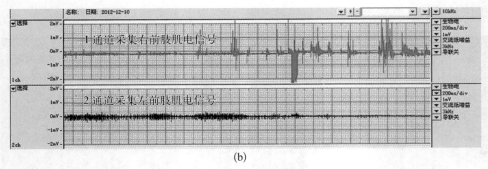

(b)

图 13-8　采集 SD 大鼠的肌电图(见附页彩图)

2. 经颅超声刺激对脑缺血性损伤保护的研究

此外,我们课题组的科研成果表明,经颅超声刺激对 SD 大鼠 dMCAO 模型的脑缺血性损伤有保护作用,实验过程与结果简要介绍如下:

随机选取雄性 Sprague-Dawley 大鼠(270~330 g,上海西普尔-必凯实验动物有限公司)24 只,观测经颅超声刺激在不同的时间窗下对缺血性脑损伤的保护效果。按照不同的时间窗将实验动物分为三个刺激实验组和一个空白对照组,每组 6 只大鼠。A 组为时间窗 0 h 刺激组,即手术后立即刺激保护;B 组为时间窗 0.5 h 刺激组,即手术后过 0.5 h,再刺激保护;C 组为时间窗 1 h 刺激组;D 组为空白对照组,与刺激组相比除了不做超声刺激外其他因素均保持一致。通过比较四组的脑区梗死面积大小来评估超声刺激是否对大鼠 dMCAO 中风模型的缺血性脑损伤具有保护作用,同时分析不同的时间窗的保护效果。在整个实验过程中,为了保证实验的严谨性和数据的可靠性,记录每只大鼠的体重、麻醉起止时间、模型建立时间、刺激起止时间等数据,并且保证每只大鼠的麻醉起止时间一致、手术处理一致,从而排除其他因素对实验结果的干扰。在整个实验的过程中,所有动物的体温通过一个电热垫维持在(37±0.2)℃。

为了分析各个实验组和对照组的大鼠的脑区梗死面积,在模型建立 48 h 之后将所有动物用异氟烷过量麻醉处死,取脑组织自前向后放至脑槽(大鼠 300～600 g 冠状切片,深圳市瑞沃德生命科技有限公司)中分别切成 3、2、2、2、2、2 mm 的 6 层脑片,然后将脑片放入倒有新配制的 2% TTC 溶液的培养皿,避光放置;7 分钟后用小镊子轻轻地将脑片翻面,继续避光放置,使其被充分染色。再过 8 分钟后,染色基本完成,小心将培养皿中的 2% TTC 溶液倒去,倒入 4% 多聚甲醛进行固定,避光保存 24 小时后对切片结果进行拍照。

由图 13-9 切片结果可以发现,在不同的时间窗下经颅超声刺激对缺血性脑损伤的保护作用效果不同。在利用经颅超声刺激对缺血性脑损伤进行刺激保护时,保护效果:0 h 刺激组优于 0.5 h 刺激组,0.5 刺激组优于 1 h 刺激组,1 h 刺激组优于空白对照组。这与我们的预想的结果一致:时间窗越短,即越早对缺血性脑损伤进行超声刺激,其脑保护效果越好。通过本实验,结果可以初步证实了经颅超声刺激对于缺血性脑损伤具有一定的保护作用,并且越早进行刺激保护动物脑区的梗死面积越小。关于时间窗的选择,通过实验分析发现 0 h 时间窗给予刺激的保护效果最好,并且表现出了很好的稳定性。

在上述实验的基础上,我们继续选用相同的 dMCAO 中风模型,选择 0 h 作为刺激时间窗,然后利用与上节相同的实验参数和刺激方法对雄性 SD 大鼠 dMCAO 中风模型的患侧脑区进行超声刺激;刺激结束后放至标准动物房继续正常饲养 48 h,然后制取脑切片并进行 TTC 染色从而评定脑组织梗死体积。观察并比较超声刺激实验组与空白对照组的梗死体积,从组织学上评定经颅超声刺激对于缺血性脑损伤的保护效果。

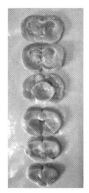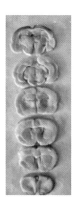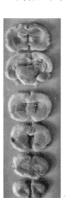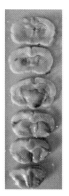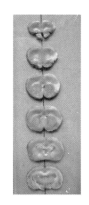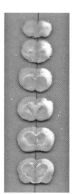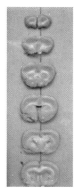

图 13-9　时间窗选择实验的切片结果:从左至右依次　　图 13-10　实验组、对照组及 sham 组的动物
　　　　　为:A 组,B 组,C 组,D 组(见附页彩图)　　　　　　　　脑切片结果组,B 组,C 组,D 组
　　　　　　　　　　　　　　　　　　　　　　　　　　　　　　　(见附页彩图)

按照上节的方法完成刺激实验之后制取脑切片,并且利用扫描仪或者数码相机获取脑切片图片。图 13-10 是实验组、对照组以及 sham 组的切片结果(sham 组只做手术,没做中风模型手术),左侧为刺激保护实验组,中间为空白对照组,右侧为 sham 组。由图中可以明显地看到超声刺激脑组织之后明显降低了脑组织的梗死区域。

为了能够分析每组切片的梗死面积,通过 image J 软件计算每层切片正反两面的梗死面积和整个皮层面积,然后梗死面积比=梗死面积/(0.5×整个皮层面积),梗死面积比就可以用来表示该切片的梗死面积,用％来表示。按照这种方法分析刺激组和对照组的切片结果,算出每个切片正反两面的梗死面积及皮层面积大小,然后得出每层切片的梗死面积比,从而可以分析对照组与实验组的梗死面积差异。通过 image J 软件分析刺激组 16 只动物的脑切片数据得到刺激组的梗死面积比为 13.78％±7.39％($P<0.005$,ANOVA),与对照组的梗死面积比 43.39％±2.33％($P<0.005$,ANOVA)相比可以发现刺激组的梗死面积明显小于对照组的梗死面积。图 13‑11 是刺激组与对照组的梗死面积比对照图。

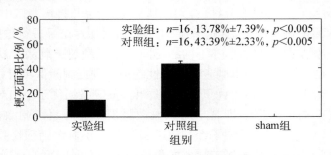

图 13‑11　刺激组与对照组的梗死面积比对照

　　根据刺激组与对照组的切片数据,可以很清楚地发现经颅超声刺激对于缺血性脑损伤具有明显的保护作用。刺激组的梗死面积比明显低于空白对照组的梗死面积比,是空白对照组的梗死面积比的 31.76％左右;通过图 13‑11 可以同样看出经颅超声刺激组的梗死面积比明显低于空白对照组的梗死面积比。

　　本节 TTC 染色脑切片测定脑梗死体积实验已经基本可以确定经颅超声刺激对缺血性脑损伤具有明显的保护作用,这个实验结果对于今后的经颅超声刺激用于脑卒中康复的研究提供了很好的支持,对于利用无创的脑功能刺激技术治疗脑卒中类疾病具有重要的参考意义。后续研究表明,经颅超声刺激对脑缺血性损伤有保护作用的机制可能是与血流灌注增强和炎症反应减弱有关。本实验的研究有望揭示经颅超声刺激在卒中后的早期神经保护的作用机理,并为缺血性脑卒中的神经保护提供新的治疗康复方法。

思考与练习题

　　1. 建立经颅超声刺激过程中的热效应模型,给出超声的热效应的估计方法与结果? 超声辐照引起的组织温度的上升是否会对实验结果产生影响?

　　2. 如何提高经颅超声刺激的空间分辨率?

　　3. 经颅超声刺激还有哪些潜在的临床应用?

第14章 便携式超声成像设备的系统设计

本章给出典型的便携式超声系统设计架构,给出其信号/图像处理功能模块的顶层描述,给出系统架构和主要处理功能的运作基准,并且给出便携式超声系统基于 TI DSP 芯片和 Soc 设备的具体实现。

14.1 医学超声成像系统简介

便携式超声系统是一种重量轻、体积小、能够用电池驱动工作的超声系统。它们开始出现在市场的时候是 20 世纪 90 年代后期,在近几年需求量有明显的增加。增长的主要原因是它们在很多领域比如 ICU 病房、急诊、局部麻醉以及战场上的应用。DSP 和 SOC 芯片是一种专门设计的单芯片数字微处理器,能够处理来自数字传感器的数字信号(如照相机、传输器、麦克风等),它们将为诊断超声成像带来变革。超声诊断成像系统能够产生和传递声波,并且获取反射波,然后将反射信号转换成视觉图像显示。在接收端的信号处理包括插值、离散、滤波以及重建。可编程 DSP 和 SOC 具有实时执行复杂的数学算法的架构,可以有效地解决这类系统的所有的处理需求。

图 14-1 介绍基于德州仪器(TI)的半导体元件、开发工具和软件解决方案的完整的便

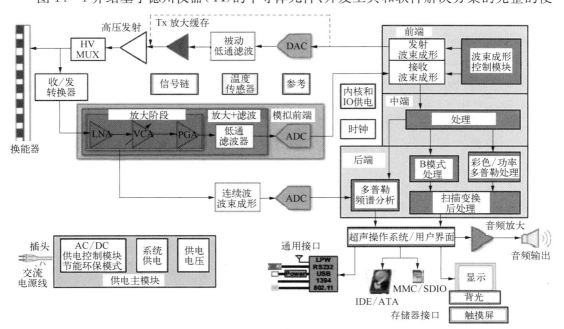

图 14-1 现代超声诊断设备的系统架构

携式超声波系统概念。除此之外,列举了 DSP 和 SOC 芯片在便携式系统中的内在优势,包括:有效的信号处理,低功耗以及低成本和更高质量的超声诊断成像系统也将会介绍。

14.2　便携式超声成像系统

14.2.1　便携式系统的设计需求

便携式超声系统的主要要求与其他便携式设备一致:有大小、重量、电池寿命、成本和性能。便携式超声系统的大小从笔记本电脑到手持设备不等。尺寸大小的要求推动了对 SOC 芯片系统功能整合以及用更少的控制得到更自动化的图像增强功能的需要。对于便携式系统的需求也受到地方基础设施建设的推动,在获得更大更复杂的成像系统有限的情况下,而医生又必须使用系统设备去医治患者,而这也正好使得医疗成本得到降低。

14.2.2　超声成像系统的架构

超声诊断系统模块的基本的功能包括:换能器模块,供电模块,成像与图像处理模块,系统控制模块,显示模块等,如图 14 - 2 所示。

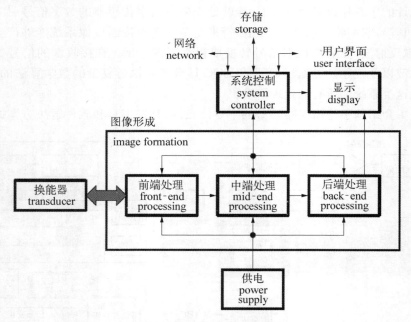

图 14 - 2　超声系统功能模块

从信号通路的前端、中端到后端的处理,因不同的制造商会有所不同。它在某种程度上取决于技术类型,比如:专用集成电路(ASIC),现场可编程门阵列(FPGA),DSP 或者 PC。

14.2.3　前端处理模块

超声图像的起始端,通常称为前端,使用脉冲回波技术。图 14 - 3 表示了这一功能模块的主要组件。

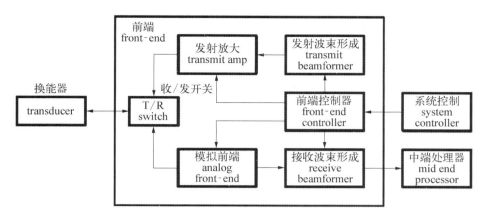

图 14-3　前端处理组件

发射波束形成器负责触发有序脉冲激励换能器元件,换能器能使声波发射到感兴趣的区域。之后,在前端的发射/接收(T/R)开关被选择为接收模式。换能器元件将反射或回声转换成相应的电信号。模拟前端(AFE)组件适当地放大这些信号并把它们转换成用于进一步处理的数字数据流。通过对这些数据流的动态延迟,接收波束形成器将它们组合以形成一条扫描线,代表沿一条固定射线得到的感兴趣区域。重复该过程依次或者同时形成多条扫描线,以覆盖整个感兴趣的区域。前端控制器负责控制发射以及接收波束的时间和顺序。采样率使用前端的模拟-数字(A/D)转换器,采样频率可以从 16~50 MHz 之间,这取决于系统的要求。

14.2.4　中端处理

近年推出大多数的超声成像系统能够支持三种主要模式:B 模式、彩色血流处理和多普勒处理。B 模式得到用于检查组织结构和器官的灰度图像;彩色血流运算结果将血流平均速度的空间分布的颜色编码叠加在灰度图像上;多普勒处理在用户指定的位置上动态显示血流速度的分布。有些系统可以同时显示所有三种模式。

图 14-4 表示了中端处理部分的三个主要模式及其组件。三种模式的初始阶段是一样

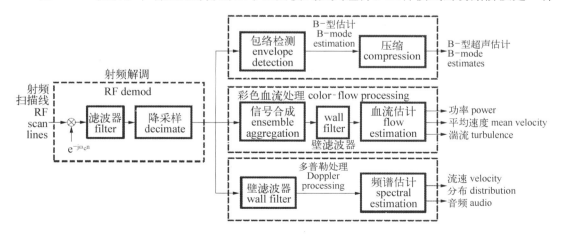

图 14-4　中端处理

的,波束形成的 RF 数据获取之后变换到基带,经过滤波、抽取,进入后续的处理模块。对于B 模式,这些处理是包络检测和对数压缩。彩色血流需要更多的计算,包括用高通滤波整合扫面线,去除血管壁或组织的运动带来的影响。壁滤波器的输出用来估计功率、平均流速和湍流。多普勒处理涉及一个简单的壁滤波器和使用短时傅里叶变换技术估计速度的分布。多普勒处理还产生表示多普勒频谱的立体声音频信号。

14.2.5 后端处理

图 14-5 表示了后端处理的一个例子。

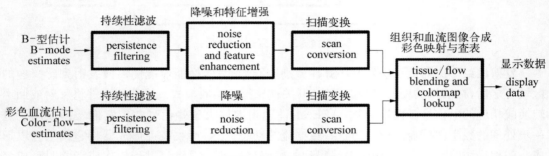

图 14-5   后端处理

B 模式和彩色血流估计都需要进行时间和空间处理,以减少噪声和增强感兴趣的特征。扫描变换是将 B 模式和彩色血流估计转换为显示数据的操作,用像素 1∶1 的纵横比。当支持彩色血流模式时,B 模式和彩色血流像素必须被混合以产生一个单一的图像。该混合操作通常是基于相关的阈值来实现的。

14.2.6 系统控制器

就像大多数嵌入式系统,超声成像系统需要一个系统控制器来协调整机工作,例如实现:① 配置和控制信号通路。② 处理用户输入事件,并采取适当的响应动作。③ 监测声压和强度水平,确保患者安全。④ 对于便携式系统,开展智能电源管理,使一次充电,系统的扫描工作时间最大化。⑤ 存储和调用图像素材。⑥ 运行应用程序,让用户可以获取图像序列临床相关的测量。

14.3 基于 DSP 的便携式超声解决方案

14.3.1 DSP 和 SOCs 在便携式系统中的优势

传统超声系统使用 ASIC、FPGA、DSP 与 PC 机相结合的方案。这些系统是以插入墙上电源为基础的系统,通常不能从一个位置移动到另一个位置。便携式超声成像系统的需求越来越明显,该系统需要一种更简单的用户界面和更低的功耗。该系统还需要坚固耐用,可升级,并有良好的连接性(甚至无线)。DSP 和 SOC 普遍存在手持便携式设备;它们的优势是高性能和高系统集成支持几乎所有标准的外围设备(如 USB 存储设备,液晶显示器,以太网,802.11 等)。这些特点使得它们提供支持更多的智能处理和图像增强分析。大多数 DSP 和 SOC 也很好地支持实时操作系统，抽象出一些硬件的复杂性，并提供更熟悉的软件开发环境。下面的例子给出了基于德州仪器 DSP 和 SOC 器件的便携式超声系统实现方案。

14.3.2　系统方框图示例

图 14 - 6 给出的系统框图采用 TMS320DM648 与 TMS320DM6446 执行中端，后端和系统控制器功能。

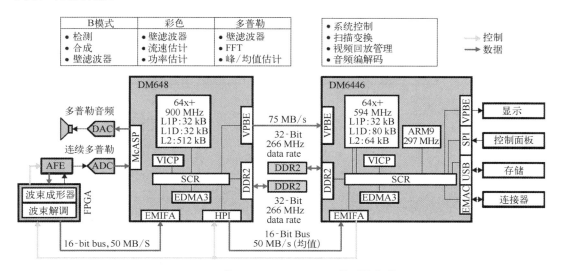

图 14 - 6　基于 DM648 + DM6446 的系统架构

两个 C64x+™ 内核以及视频/影像协处理器（VICP）相结合，提供极具吸引力的计算能力来解决超声波操作的三种模式的需要。ARM9 的主要作用是运行工作在操作系统上的系统控制功能和用户界面交互。

图 14 - 7 给出了一个系统，它有更高的输入/输出（I/O）带宽和比图 14 - 6 所示的系统更高的计算能力。TMS320C6455 DSP 用在这里，具有更宽 EMIFA 总线，它允许较高的输入数据速率。更大的二级内存和更高的运行时钟频率，以提高计算能力。在这个例子中，OMAP3530 起着系统控制器和后端处理器的双重作用。

14.3.3　实时操作系统（RTOS）

为了使应用开发更容易，更方便从一个硬件平台移植到另一个平台，并更快地投入市场，嵌入式系统今天支持越来越多现成的嵌入式操作系统。一方面可利用许多人多年的努力成果，另一方面 RTOS 的开发已经使硬件抽象层更丰富的功能固化，并使应用程序的支持功能更有效。除了像多任务、内存管理、中断和事件处理标准的操作系统功能之外，嵌入式操作系统还具有一些特殊的特征。例如，嵌入式操作系统通常是可配置的，允许根据需要添加或删除功能。它们通常占用内存小，实时任务调度方案，高效的任务切换，系统消耗少，可预测进程间通信机制，支持电源管理等。这些嵌入式系统的优势，是实现便携式设备实时性、成本意识和低功耗等的关键。

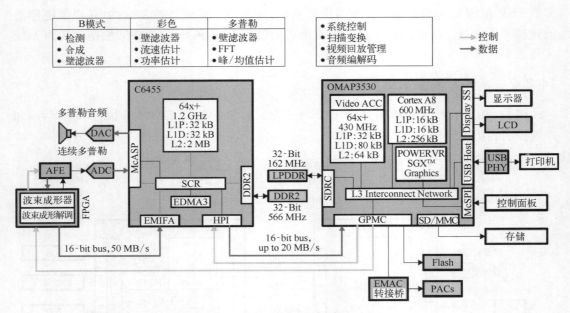

图 14 - 7   C6455 + OMAP3530 系统架构

便携式超声系统的许多功能开始发挥作用,具体而言,超声系统的实时性质,使得它能够捕获超声图像,对其进行实时处理,并使其在画面上实时显示。系统启动(引导时间)(<10 s)和延迟小,从 B 模式切换到彩色血流和多普勒处理时间短,预期为最小(<1 s)。电池寿命长(8 h),省电模式,快速唤醒功能也是一个重要的指标。支持如 USB 存储,打印机,液晶显示器等标准外设等必配外设。有现成的 TI SOC 设备支持上述功能的实现。

14.4   系统特性

表 14-1 给出便携式超声设备中后端模块基于 C64x+ 处理所需的时钟周期数估计。这些估计是基于 TI 的 DSPLIB 和 IMGLIB 独立的基准。对于信号路径实现多种功能的更多详细分析,请参阅超声彩色多普勒算法德州仪器(TI)的 C64x+TM 平台(SPRAB11)高效实现。实际性能数据可以根据系统设计和共享存储器资源的使用而变化。表 14-1 给出了 CPU 使用估计。这些数字是基于在 1 GHz 运行的 C64x+ 内核上运行所得。

表 14-1   关键系统指标

功 能 Function	CPU 使用率 CPU Usage	设 定 参 数 Assumptions
RF Demod 射频解调	≤16%	RF sampling rate=50 MHz Imaging depth~=25 cm (scan line interval=325 μs) Filter Length (L)=16 (# of taps per output sample) Number of output samples=512 (decimation factor (S)=32) Number of cycles per output sample=S+(0.625L+S)=74

续表

功　能 Function	CPU 使用率 CPU Usage	设　定　参　数 Assumptions
Color - Flow Wall Filter 彩色血流 壁滤波器	≤5%	Ensemble length (N)＝10 Number of scan lines per frame＝128 Number of color flow samples per scan line＝256 Frame rate ＝30 Hz Number of cycles per output sample＝N²/2 CPU Usage＝<5%
Color - Flow Parameter Estimation 彩色血流 参数估计	≤6%	Ensemble length (N)＝10 Number of scan lines per frame＝128 Number of color flow samples per scan line＝256 Frame rate＝30 Hz Number of cycles/output for correlation computation＝(N+1)/2 Number of cycles/output for velocity estimation＝37 (approximate) Number of cycles/output for turbulence estimation＝16 (approximate)
Spectral Doppler Wall Filter 频谱多普勒 壁滤波器	≤1%	Pulse Repetition Frequency (P)＝20 kHz Wall Filter Length (L)＝64 Number of cycles per output＝2 * ((L/4+4)+15)(dsplib benchmark)
Spectral Doppler Estimation 频谱多普勒估计	≤1%	Estimation of velocity distribution is typically done using Short Time Fourier Transform techniques FFT Size＝256 Rate of FFT computation＝1 kHz Benchmark for 256 point 16×32 complex FFT＝1827 cycles (intrinsic C version) Number of cycles needed for windowing and power estimation＝512 per spectral column
Scan Conversion 扫描变换	≤10%	Size of output raster used for displaying ultrasound image：512×512 Acquisition Frame Rate：30 Hz

思考与练习题

1. 请简述新一代 B 超的架构?
2. 请给出便携式 B 超设计的设计方案,与台式 B 超相比,设计中需要注意哪些事项?

第 15 章　医学超声的前沿技术

1. 超声内窥镜

超声内窥镜是 B 超技术与内窥镜技术的结合,通俗地讲就是制作一条细长的 B 超探头借助现代内窥镜技术进行内脏超近距离 B 超检查,可以更加细致地观察。超声内镜因在体内的管道或腔内直接接触病灶,缩短从体外进入病灶的声路,减少了声衰减,而可选用高频探头(20~40 MHz),可清晰显示细小病灶。目前,在消化道诊断中成效显著;并可引导某些经内镜的介入治疗。此外,超声腹腔镜,导管式超声食道检查,导管式超声尿道、膀胱、输尿管、肾盂检查,导管式超声阴道、宫颈、宫腔、输卵管检查均已在临床开展并报道,如图 15-1 所示。

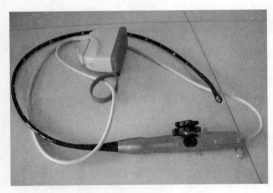

图 15-1　食道心脏超声探头

2. 对比谐波和组织谐波显像

利用人体回声信号的二次谐波成分构建人体器官的图像,称为谐波成像(harmonic imaging, HI)。原理是在基频范围内消除了引起噪声的低频成分,使器官组织的边缘成像更清晰。对比谐波成像(contrast harmonic imaging, CHI)是指用超声造影剂的谐波成像。直径小于 $10~\mu m$ 的气泡增强的散射信号含有丰富的二次谐波,可以有效地抑制不含造影剂的组织(背景声音)的回声。有效观察室壁运动,结合心肌灌注,应用多帧触发技术,检查心肌灌注质量,对缺血和心肌存活性的检测更为敏感。组织谐波成像(tissue harmonic imaging, THI)是利用超宽频探头,接受组织通过非线性产生的高频信号及组织细胞的谐波信号,对多频移信号进行实时平均处理,增强较深部组织的回声信号,改善图像质量,提高信噪比。因而能增强心肌和心内膜显示,增强微病变的显现力,增强肝内血流信号帮助鉴别肝内血管和了解肝内细小血管病变。在对肥胖、肋间隙狭窄、胸廓畸形、肺气肿及老年患者的心脏检查中,THI 技术在显影困难患者的心内膜边界显示更加清晰,心室壁运动的评价更为准确。

3. 宽幅成像

指联合静态 B 超和实时成像的成像过程,目的是在单张静态图像上得到大的目标区域视野。宽幅成像(FOV)通过在兴趣区域滑动换能器获得,并且随着获得图像,自动地组合在一起。结果是单个片层图像覆盖整个兴趣区,如图 Achilles 肌腱全长的图像,图像特征识别软件被用于联合成像,如图 15-2、图 15-3 所示。

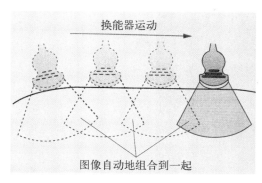

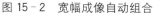

图 15‑2 宽幅成像自动组合

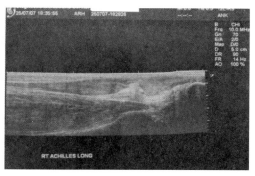

图 15‑3 Achilles 肌腱全长的图像

4. 脉冲反转成像

脉冲反转成像,一次发射两个脉冲,第二个脉冲是第一个脉冲的反转复制脉冲。当换能器探测到来自这两个脉冲的回波时,把它们叠加在一起。正常组织的回波被探测到后互相叠加,彼此抵消;而微泡产生谐波频率,这导致超声图像内微泡产生的对比度明显增强。在小血管的检查中尤为有用,微泡在小血管内运动缓慢,因此它们在连续发射的脉冲之间不会移动太快。

5. 弹性成像

弹性成像是组织弹性特征的测量值,超声可以用于此项检查。该方法利用回波信息产生扫描组织的弹性(硬度)的 2D 显示。组织的弹性通过使用应力而确定,测量任何相关的运动。组织的硬度与它们反向散射特征无必然联系,因此可能导致那些在常规超声成像中不显像的组织之间对比度增强。超声设备中的软件测量组织的压缩度,并计算其弹性。弹性成像主要应用于良性和恶性组织之间的鉴别,恶性组织弹性较差,因此比良性组织更难于压缩。此项技术已经应用于观察乳腺肿瘤,分别在换能器加压肿瘤前后成像获得。弹性成像也被用来检查前列腺肿瘤和动脉壁的弹性;这项技术已经在临床取得应用。

6. 组织运动

为了获得器官内部组织运动的信息,人们开发了组织多普勒成像(TDI)技术。TDI 是彩色多普勒成像的一种演化技术,它可以利用降低壁振动滤波而记录低速血流,并能减少血流运动信号而获得图像中较强的组织信号。这种技术有可能为心脏疾病提供更多有用信息。

7. 便携式彩色超声

随着现代电子技术的发展,使彩超这种复杂的电子仪器小型化了,在保证主要功能的前提下出现了手提式彩超。这种彩超主要应用于术中或急诊急救,另外在军队野外作战也广泛用途。最近 GE 公司推出一款"手机"B 超仪的,重量只有 390 g,医生可以像听诊器一样挂在脖子上随时为患者检查,而且可以马上得出检验报告,不用像传统彩超检查那样等待一段时间。工作人员表示这部仪器目前已经广泛应用于腹部、心脏、泌尿系统、妇产、儿科等临床科室,售价约在 15～18 万左右,如图 15‑4 所示。

此外,还有超声组织定征,三/四维超声成像等新技术。

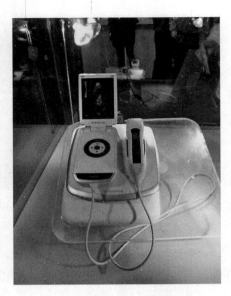

图 15－4　GE 公司的"手机"B 超

思考与练习题

请调研医学超声研究领域的最新发展。

第16章 医学超声实验

16.1 超声实验与操作规范

1. 实验规范
- 学生不能使用超声仪器做任何与教学实验无关的事情；
- 实验设备不准外借或者带外人使用；
- 做实验时,应在老师的指导和预习操作指南的前提下操作仪器,切勿盲目使用,以防造成不必要的人身伤害或者仪器损坏；
- 在实验过程中,不要大声喧哗或追逐打闹,认真完成实验内容后井然有序地离开；
- 每3～5人一组。

2. 操作规范
- 开机之前检查各种连线及探头是否已正确连接,最后再打开电源开关；
- 切忌在开机状态下拔、插连接器插头,以免损坏探头和主机；
- 探头应避免跌落、碰撞,以免损坏探头(探头很贵重,也很脆,属于易碎品)；
- 如果遇到探头的声窗或壳体破损时,必须立即停止使用；
- 发现任何如电器发热,烧焦,火花,进水等异常情况,应立即停止实验,切断电源。

3. 实验B超仪器简介

本实验采用的是便携式全数字彩色多普勒超声诊断仪,具有如下特点：
- 应用数字控制和扫描变换器(DSC),采用数字波束合成(DBF)、实时动态孔径成像(RDA)、实时动态声速变迹(DRA)、实时逐点动态接收聚焦(DRF)、数控动态频率扫描(DFS)、帧相关等技术；
- 具有 B、B/B、B/M、M、4B、D 等多种显示模式；
- 多种选配探头；
- 图像可通过 USB 口存至 U 盘；
- 适用于腹部脏器、心脏、小器官的超声检查。

实验装置如图 16-1 所示,主要包括带超声换能器探头的便携式数字 B 超、实验用水盆,以及实验样品等。

16.2 实验 1 B 超成像的基本操作

1. 实验目的

通过对仪器动手操作,熟悉 B 超的工作流程,加深对 B 超结构与工作原理理解；通过比对超声波在空气中和水中传播的差异,加深对超声波的传播特性的理解；分析验证超声脉冲

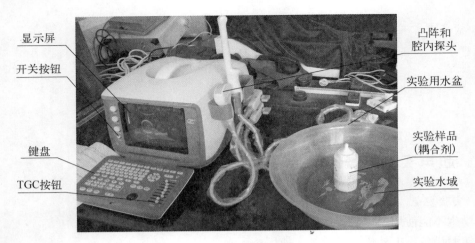

图 16-1　实验装置

频率对提高图像分辨率的作用;熟悉并掌握 B 超仪器的图像存储及测量等功能。如图 16-2所示。

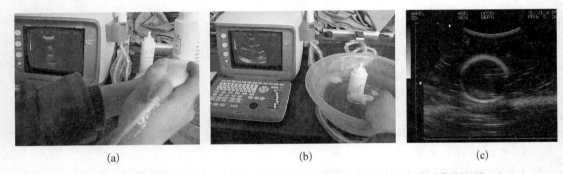

　　　　(a)　　　　　　　　　　　(b)　　　　　　　　　　　(c)

图 16-2　耦合剂瓶在空气(a)、水中(b)采集图像,耦合剂瓶放在水中采集到图像(c)

2. 实验设备

数字医用 B 超,水槽,待测实验样品。

3. 实验要求

正确操作 B 超机成像系统,记录实验数据,采集实验图像,分析实验结果,并按时提交实验报告。

4. 实验内容

(1) 在 B 超模式下,先将耦合剂瓶样品放置在空气中,采集超声探头对样品的成像,观察并记录 B 超仪器显示屏图像至 U 盘;然后将耦合剂瓶放至水池中,再通过 B 超声探头照射成像,观察并记录了 B 超仪器显示屏图像至 U 盘。比较两种情况 B 超机成像的区别并分析其原因,给出解释。

(2) 在水中利用 B 超仪器的测量功能,测量样品(耦合剂瓶)轮廓周长,并与实际值做比较,分析 B 超测量误差的来源等,最后撰写实验报告。

(3) 设置 B 超不同的工作频率,将样品(如金属细丝等)放置在水中,采集不同工作频率下的 B 超图像,验证并分析说明频率越高,图像的分辨率越高?(也可自己设计实验)

思考题

1. 理解 B 超成像原理。
2. 为什么在空气和水中采集到耦合剂瓶的图像会不同？
3. 通过本次实验收获哪些关于超声传播，以及 B 超成像的知识？
4. HIFU 探头可以直接放置在空气中做实验吗？

16.3　实验 2　Gain & TGC 操作及 γ 校正

1. 实验目的

借助 B 超仪器的 TGC 操作，理解时间增益补偿的原理及意义；通过调节 B 超仪器的 TGC、总增益、γ 校正等参数，理解体会并分析不同参数下得到相应的 B 超图像的原因。

2. 实验设备

数字医用 B 超，水槽，待测实验样品。

3. 实验要求

正确操作 B 超机成像系统，记录实验数据，采集实验图像，分析实验结果，并按时提交实验报告。

4. 实验内容

为补偿超声波随距离产生的衰减，数字 B 超实现了时间增益补偿（time gain compensation，TGC）补偿，随距离的补偿曲线如图 16-3 所示。

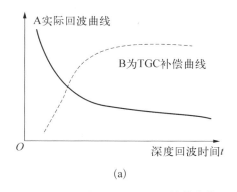
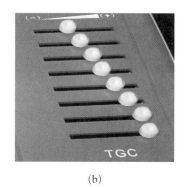

图 16-3　TGC 补偿曲线(a)以及 TGC 调节拨键(b)

通常增益的选择如图 16-3 所示，距离越远，增益越大。在屏幕显示字符"TGC ON"，的提示下，即进入 TGC 调节状态，向左调节滑动电位器减少增益（−），反之增大（＋）。实验者也可以根据需要人为改变不同区段的增益，以达到各自的特殊需求。例如，要想近场较暗，可分别向左移动"1、2 或 3"电位器，使回波信号幅度降低，显示亮度减弱，与整幅图像亮度相协调，达到整幅图像亮度、对比度及回声均匀。如图 16-4 所示。

在各工作模式下，可以通过调节总增益，控制整体图像区域的增强和减弱；顺时针旋转增益加强，逆时针旋转增益减弱，总增益一般不处于最大状态。一般情况下调节至全部增益的五分之四。如果此时图像增益仍然偏弱时，可适度增大增益，以达到预期图像效果。如图 16-5 所示。

time gain compensation (TGC)
adjusts the gain at different levels of the image
时间增益补偿(调整图像在不同深度的增益)

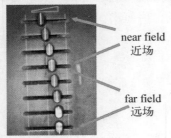

near field
近场

far field
远场

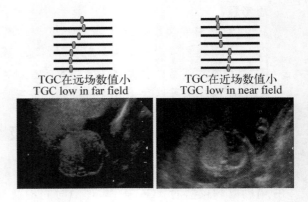

TGC在远场数值小
TGC low in far field

TGC在近场数值小
TGC low in near field

图 16‑4　同一样品在不同 TGC 下的图像

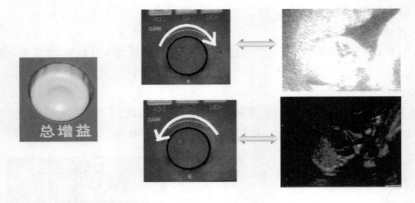

总增益

GAIN

GAIN

图 16‑5　增益调节以及图像显示的影响

大部分的数字 B 超都具有 γ 校正的功能。γ 校正是 B 型图像灰度的一种非线性增强，以根据实际需求，改变 B 超图像的对比度，方便临床诊断。

具体实验内容：

(1) 在 B 超模式下，将实验样品放至水池中，再通过 B 超声探头照射成像，观察并记录 B 超仪器显示图像。然后通过调节 B 超仪器的 TGC 的调节按钮，观察并记录不同 TGC 配置模式下的 B 超图像。分析验证 TGC 的原理，以及对图像质量的影响。

(2) 采集不同增益下的 B 超图像，分析增益调节对图像质量的影响，学习如何通过调节增益，获取更容易识别被测样品细节的图像。

(3) 采集不同 γ 变化系数下的 B 超图像，分析 γ 变化的原理，学习如何通过调节 γ 系数，获取更容易识别被测样品细节的图像。

(4) 聚焦不同的深度，分析聚焦与分辨率的关系。

思考题

1. 时间增益补偿具体如何实现？

2. 为什么要进行 γ 校正？γ 校正的原理是什么？

3. 如何通过调节 TGC、增益、γ 系数等参数，获取被测样品更容易识别细节的图像？

16.4　实验 3　B 超图像伪影与气泡对成像的影响

1. 实验目的

构建产生伪影的模型,理解 B 超成像伪影产生的物理原因,并避免因为伪影产生误诊和漏诊;并且利用超声仪器采集结石模型的 B 超图像,进一步了解 B 超的结构与工作原理。思考如何通过仪器原理设计或者图像处理消除伪影对图像质量的影响。

2. 实验设备

数字医用 B 超,水槽,结石模型,伪影模型。

3. 实验要求

构建产生伪影的模型(如旁瓣伪影,多次反射伪影,侧壁超声失落伪影等),采集伴有伪影的图像,能够理解产生伪影的原因,给出解释,并避免伪影对诊断的影响;能够找到结石模型的结石位置,分析结石图像成像原因,并按时提交实验报告。如图 16-6 所示。

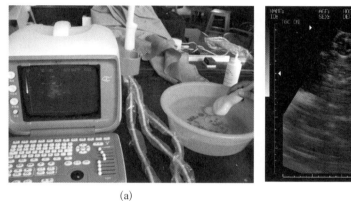
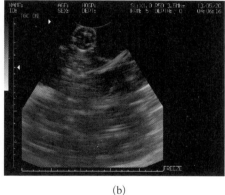

(a)　　　　　　　　　　　　　　　　(b)

图 16-6　对"结石模型"成像场景图(a)和"结石模型"B 超成像(b)

4. 实验内容

(1) 在 B 超模式下,在水池中构建产生伪影的条件(至少三种),观察 B 超仪器显示屏图像,并分析产生图像伪影的原因。

(2) 利用 B 超仪器对乒乓球结石模型进行成像。结石模型可以通过给注满水或者超声耦合剂的乒乓球塞入一个小石子来模拟。

(3) 观察水中气泡对超声图像质量的影响,并分析其原因。

(4) 尝试构建造影剂的模型,分析造影剂增强超声图像的原理。最后,将图像保存至 U盘,并撰写实验报告。

思考题

1. 分析实验过程中产生伪影的原因。

2. 除了本书介绍的伪影场景,你认为还有哪些因素可能会影响图像,产生伪影?

3. 如何通过改进 B 超仪器的硬件设计或者通过图像处理的手段消除图像伪影?

4. 了解结石成像的原因,为什么结石成像与正常组织成像不同?

16.5　实验 4　B/M/D 模式综合实验

1. 实验目的

加深对 B/M/D 模式下的成像原理与功能的理解。

2. 实验设备

数字医用 B 超,水槽,M 超仿真运动模型。

3. 实验要求

构建运动物体模型,并能测量平均速度与运动的频率,并按时提交实验报告。

4. 实验内容

(1) 在 B/M 模式下,在水槽中构建运动物体模型,观察 B 超仪器显示屏图像,以及 M 超的运动轨迹,并测量运动物体的平均速度以及周期运动的频率(模拟心率)。

(2) 试着观察记录颈动脉以及肾脏等人体的 B 超图像。通过 B 超图像了解人体的脏器的结构,体会超声成像的原理。并对所得图像进行解读。

(3) 采集记录颈动脉的彩色多普图像,设置合适的参数,如工作频率,取样容积,声束的方向等,并解读图像信息,如声谱图中最大流速,血流方向,流速分布等。

思考题

1. M 超工作原理是什么?

2. 如何采集高质量的彩色多普勒图像(以颈动脉为例)? 并能明晰解读其中的各参量信息。

附录 综合思考题

1. 请问我们可以从超声回波信号的哪些参量中,提取被测介质的哪些信息(至少三条)? 请图示或者量化分析其中对应的物理含义?

2. 请解释并图示什么是剪切力? 固体、气体、液体中,哪些(个)可以承受剪切力,剪切力与横波、纵波有什么关系?

3. 以 3.5 MHz 的脉冲超声波为例,试分析超声诊断设备的纵向分辨率的理论极限是多少? 给出分析的理论依据与估算过程。

4. 单频平面行波分别在空气和水中传播,质点振动速度相同的情况下,声波传播在哪种介质中产生的声压较大? 推理的依据是什么?

5. 线性声学要求满足的条件是什么? 有哪些参量用来描述声场的非线性特性? 声波传播的过程中,什么情况下会发生哪些非线性现象? 并说明各非线性现象的物理含义。

6. 请描述非线性波动中,波形畸变、激波和色散等现象的含义。

7. 在医学超声的实际应用中,哪些情况需要考虑超声的非线性效应。非线性声学参量在临床上有哪些潜在应用,并举例说明。

8. 水下发出的声波能不能通过水面传播到空气中? 为什么? 用你学过的知识给出物理解释。

9. 超声波辐照到生物组织上会发生哪些物理现象,科技工作者是如何将这些物理现象应用于临床疾病诊断和治疗的? 举例说明。

10. 简述压电材料的机械品质因数 Q_m 的含义? Q_m 大意味着什么? Q_m 小意味着什么? 在实际工程应用中 Q_m 的选取有什么要求? 比如大功率设备中和以 B 超为代表的检测设备中分别对 Q_m 有什么要求? 对于一个给定的换能器 Q_m 的大小与哪些因素有关?

11. 请定性、定量或者用图示分析,声波折射对超声成像诊断的影响,会产生哪些图像伪差?

12. 请图示单振元超声换能器的结构,并给出各个关键部件的设计原则,可以以诊断或者治疗换能器的设计为例加以描述。

13. 生物组织的超声散射特性以及超声散射在 BME 中的应用(举一例详细阐述其原理,建议以公式或者图表的方式说明)。

14. 以血液中的红细胞超声散射为例,简述超声散射与哪些因素有关,并给出这些因素与散射波场参数的具体关系。

15. 超声的生物效应主要有哪些(至少列 3 种)? 并简述其具体机理。

16. 气体的声阻抗率与生物软组织的声阻抗率差异很大,大约差 2 000 倍,所以像 B 超这样的诊断设备不用来诊断含气多的肺部疾病,但是临床上,也有利用气体声阻抗率小这一特性来提高超声影像质量的应用,请简述这一应用原理。

17. 从剂量(能量)和工作频率这两个因素考虑,诊断超声与治疗超声的取舍原则是什么? 并给出理由。

18. 除了损耗角正切 $\tan\delta$,描述压电陶瓷材料的性能主要还有哪些参数(至少再列 4 个)? 请简述损耗角正切 $\tan\delta$ 的物理含义,以及在制作换能器时选取该参数的注意事项。

19. 简述 B 超探头的结构以及工作原理,什么是横向和纵向分辨力,从探头的角度考虑,有哪些技术设计可以提高 B 超的分辨力? 请具体说明。

20. 超声多普勒信号接收到之后,需要经过一系列的处理,才能得到所需的信息,比如血流的速度和方向,请简述超声多普勒信号的处理过程和具体方法。

参考文献

［1］白净.医学超声成像机理［M］.北京：清华大学出版社,1998.

［2］金树武.医学超声［M］.浙江：浙江大学出版社,1992.

［3］周康源.生物医学工程丛书——生物医学超声工程［M］.四川：四川教育出版社,1991.

［4］王鸿樟.声学及医学超声应用——生物医学声学［M］.上海：上海交通大学出版社,1991.

［5］他得安,王威琪,汪源源,等.超声背向散射系数评价松质骨状况的可行性研究［J］.航天医学与医学工程,2005,18(5)：365-369.

［6］万明习,卞正中,程敬之.医学超声学——原理与技术［M］.西安：西安交通大学出版社,1992.

［7］周永昌,郭万学.超声医学［M］.北京：科学技术文献出版社,2006.

［8］冯若,汪荫棠.超声治疗学［M］.北京：中国医药科技出版社,1994.

［9］杜功焕.声学基础［M］.南京：南京大学出版社,2001.

［10］(美)P.M.莫尔斯,K.U.英格特.理论声学(上册)［M］.吕如榆,杨训仁,译.北京：科学出版社,1984.

［11］万明习.生物医学超声实验［M］.西安：西安交通大学出版社,2010.

［12］寿文德,钱德初.超声诊断中脉冲声强的测量及其意义［J］.中国生物医学工程学报,1987,6(3)：125-131.

［13］范军.水下复杂目标回声特性研究［D］.上海：上海交通大学,2001.

［14］陈克安,曾向阳,李海英.声学测量［M］.北京：科学出版社,2005.

［15］张宏建,孙志强.现代检测技术［M］.北京：化学工业出版社,2007.

［16］伍于添.医学超声设备——原理设计应用［M］.北京：科学技术文献出版社,2012.

［17］陈桂生.超声换能器设计［M］.北京：海洋出版社,1984.

［18］王鸿樟.换能器与聚焦系统［M］.上海：上海交通大学出版社,1996.

［19］林书玉.超声换能器的原理及设计［M］.北京：科学出版社,2004.

［20］陶砚蕴,单鸣雷,徐萃华,等.MATLAB与VC++混合编程在HIFU声场仿真中的应用［J］.计算机工程应用,2007,43(2)：224-226.

［21］许坚毅.水柱法测量HIFU的声场［J］.声学技术,2001,20(CYCA'01)：302-304.

［22］霍彦明,陈亚珠.球面自聚焦换能器声场的焦域温度分布估计［J］.北京生物医学工程,2000,19(4)：212-216.

［23］王旖旎,惠春,寿文德,等.用于治疗宫颈疾病的微型自聚焦超声换能器聚焦特性与图像［J］.中国医学物理学杂志,2009,26(3)：1196-1200.

［24］Clarke R L, terHaar G R. Temperature rise recorded during lesion formation by high-intensity focused ultrasound［J］. Ultrasound in Med Biol, 1997, 23：299.

［25］戴启军,周秦武,卞正中,等.超声治疗换能器的声场分析［J］.压电与声光,2001,23(6)：433-436.

［26］李衍.超声相控阵技术第一部分基本概念［J］.无损探伤,2007,31(4)：24-28.

［27］李君安.压电换能器驱动电路的设计［J］.辽宁学院学报(自然科学版),2015,22(1)：39-42.

［28］袁易全.近代超声原理与应用［M］.南京：南京大学出版社,1996.

［29］夏稻子.超声诊断学教程［M］.北京：科学出版社,2009.

[30] 解瑞谦,孟庆峰.实用超声医学[M].北京：中医古籍出版社,1999.

[31] 郑德连.医学超声原理与仪器[M].上海：上海交通大学出版社,1990.

[32] 张平.超声多普勒自相关彩色血流成像原理和数字实现技术研究[J].中国医疗器械杂志,2001,25(1)：1-5.

[33] 汤乐民,包志华.医学成像的物理原理[M].北京：科学出版社,2012.

[34] 周佩瑶.脉冲超声多普勒系统前端电路及信号处理的研究[D].天津：天津大学,2009.

[35] 肖磊.彩色超声多普勒血流成像关键技术的研究与实现[D].成都：西南科技大学,2012.

[36] 付亚光.基于FPGA的彩色多普勒超声信号处理[D].成都：电子科技大学,2013.

[37] 万明习.生物医学超声学上册[M].北京：科学出版社,2010：278-279.

[38] 万明习.生物医学超声学下册[M].北京：科学出版社,2010：756-765.

[39] Samir Mitragotril. Healing sound：the use of ultrasound in drug delivery and other therapeutic applications[J]. Nature Reviews Drug Discovery, 2005, 4(3)：255-260.

[40] 冯若.实用超声治疗学[M].上海：科学技术文献出版社,2002.

[41] 王慕冰,袁泽惠.超声波在医学中的应用[J].中国西部科技,2004(10)：125-126.

[42] 陈亚珠,霍彦明.高强度聚焦超声技术的原理及机理研究[J].中华物理医学与康复杂志,2000,22(3)：172-174.

[43] 刘红,龚忠兵,候孝林.高强度聚焦超声及其应用[J].中国医疗器械信息,2003,9(5)：8-10.

[44] 叶欣,费兴波.高强度聚焦超声治疗肿瘤[J].国际肿瘤学杂志,2010(8)：584-587.

[45] Andreas Blana a,François J. Murat,Bernhard Walter, et al. First analysis of the long-term results with transrectal HIFU in patients with localised prostate cancer[J]. European Urology, 2008, 53(6)：1194-1203.

[46] 唐雪梅.高强度聚焦超声治疗肿瘤的临床疗效评价[J].国际肿瘤学杂志,2010,37(4)：281-283.

[47] 王志舟.高强度聚焦超声治疗子宫肌瘤的临床疗效分析[J].中国社区医师：医学专业,2010,12(15)：109-110.

[48] 葛辉玉,熊六林,苗立英,等.HIFU治疗胰腺癌热损伤效果的超声影像学研究[J],中国医疗设备,2008,23(6)：140-142.

[49] 王海燕,曾燕,赵建农,等.磁共振扫描用于评价HIFU治疗乳腺癌的效果[J].重庆医科大学学报,2008,33(3)：320-324.

[50] 史建伟,邓林云.高强度聚焦超声在良性疾病中的应用及前景展望[J].江西医药,2006,41(10)：808-810.

[51] 崔振宇.经皮肾镜Cyberwand双导管超声碎石术治疗肾铸型结石的体会[J].中国全科医学,2011,14(14)：1601-1602.

[52] 陈景秋,韦春霞,邓艇,等.体外冲击波碎石技术的力学机理的研究[J].力学进展,2007,37(4)：590-600.

[53] 周水根,孙西钊,叶章群.体内碎石技术的原理与临床应用[J].临床泌尿外科杂志,2000,15(7)：332-334.

[54] Thomas L. Szabo. Diagnostic Ultrasound Imaging[M]. ISBN-13：978-0-12-680145-3.

[55] TMS320C64x+DSP Little-Endian DSP Library Programmer's Reference (SPRUEB8. pdf)[OL]. http://www. doc88. com/p-286435075989. html.

[56] TMS320C64x+DSP Image/Video Processing Library (v2.0) Programmer's Reference (SPRUF30. pdf)[OL]. http://www. ti. com/lit/ug/sprueb9/sprueb9. pdf.

[57] Signal Processing Overview of Ultrasound Systems for Medical Imaging (SPRAB12. pdf)[OL]. http://k-space. org/ymk/sprab12. pdf.

［58］ Efficient Implementation of Ultrasound Color Doppler Algorithms on Texas Instruments' C64x$+^{TM}$ Platforms (SPRAB11. pdf)［OL］. http：//www. ti. com/lit/an/sprab11/sprab11. pdf.

［59］ Digital Signal Processor (DSP) for Portable Ultrasound［OL］. http：//www. ti. com/lit/an/sprab18a/sprab18a. pdf.

［60］ 3D ULTRASOUND GALLERY［OL］. http：//www. perfectpreview3d. com/3d-ultrasound-gallery/.

［61］ YYT91288－1999 医用超声诊断仪的脉冲声强测量方法［OL］. http：//www. doc88. com/p-6252340002599. html.

［62］ Doppler ultrasound：princple and practice［OL］. https：//sonoworld. com/Client/Fetus/html/doppler/capitulos-html/chapter_01. htm.

［63］ 郭腾飞. 经颅超声刺激在缺血性脑损伤中的保护研究［D］. 上海：上海交通大学,2014.

［64］ 吴敏. 用于浅表肿瘤治疗的聚焦超声换能器装置的设计［D］. 上海：上海交通大学,2012.

［65］ 牛金海. 生物组织的超声散射及热疗无损测温［D］. 上海：上海交通大学,2001.

［66］ YY/T 0111—2005,超声多普勒换能器技术要求和试验方法［S］. 中华人民共和国医药行业标准.

［67］ 李威. 生物组织温度场的超声无损检测及可视化表达［D］. 上海：上海交通大学,2009.

［68］ 张静江. 几何光学［M］. 上海：上海教育出版社,1980.

［69］ 钱祖文. 非线性声学［M］. 北京：科学出版社,1984.

［70］ 杨霞. 关于声光衍射的教学探讨［J］. 黑龙江科技信息,2017,12：126－128.

［71］ 寿文德. 医用超声功率和脉冲超声场特性的测量［J］. 应用声学,1987,1：6－12.

［72］ James A Rooney, Wesley L Nyborg. Acoustic radiation pressure in a traveling plane wave［J］. American Journal of Physics，1972，Vol 40：1825.

［73］ Liping He, Fulong Zhu, Yanming Chen, et al. Ultrasonic power measurement system based on acousto-optic interaction［J］. Rev. Sci. Instrum，2016，Volume 87：054903.

［74］ 左全生. 压电换能器的导纳分析及其应用［J］. 常州工学院学报,2000,3(2)：P37－42.

［75］ 冯若主编. 超声诊断设备原理与设计［M］. 北京：中国医药科技出版社,1993.

［76］ 华南工学院,天津大学［M］. 北京：国防工业出版社,1979.

附页彩图

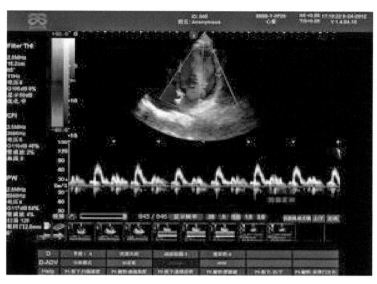

图1-13　超声多普勒测血流实测图（b）

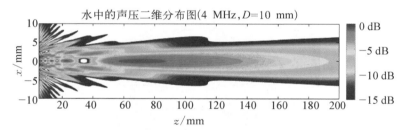

图4-18　平面圆片换能器的二维声场剖面图（4 MHz非聚焦圆片超声换能器，近场距离 N=67 mm，换能器口径 D=10 mm）

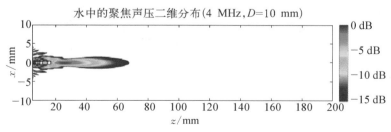

图4-30　凹形压电材料聚焦换能器的声场二维分布，f=4 MHz（频率），D= 10 mm（换能器孔径），R=30 mm（曲率半径），介质为水

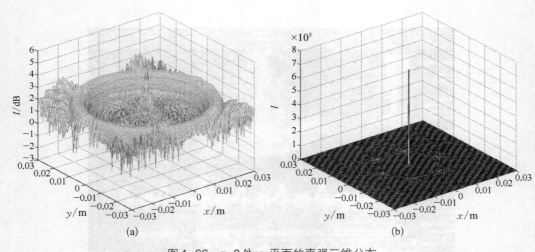

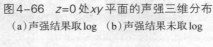

图4-66 $z=0$ 处 xy 平面的声强三维分布

（a）声强结果取 log （b）声强结果未取 log

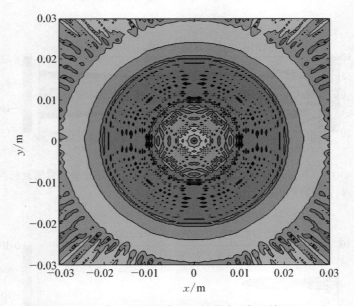

图4-67 $z=0$ 处 xy 平面的声强二维分布（声强结果取 log）

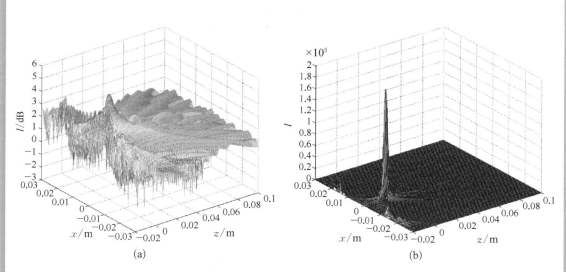

图4-69　$y=0$处xz平面的声强三维分布

（a）声强结果取log　（b）声强结果未取log

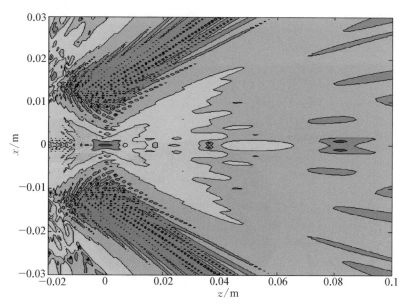

图4-70　$y=0$处xz平面的声强二维分布（声强结果取log）

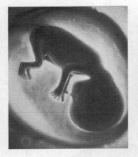 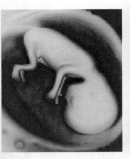 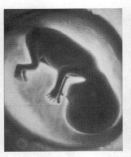 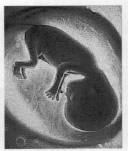

原始图像　　　　　　　负片　　　　　　　高斯平滑　　　　　拉普拉斯锐化

图 7-44　处理效果对比 1

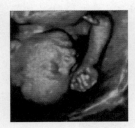 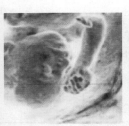 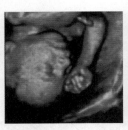 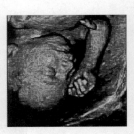

原始图像　　　　　　　负片　　　　　　　高斯平滑　　　　　拉普拉斯锐化

图 7-45　处理效果对比 2

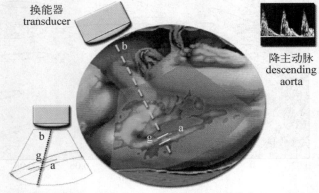

换能器
transducer

降主动脉
descending
aorta

b direction of the Doppler beam　　　多普勒声束的方向
g gate or sample volume　　　　　　采样容积
a angle correction　　　　　　　　　提示正确的角度

图 8-13　胎儿降主动脉的 B 超与彩色多普勒的组合,右上角为声谱

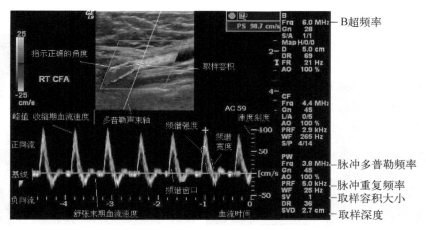

图8-14　彩色多普勒血流图解读

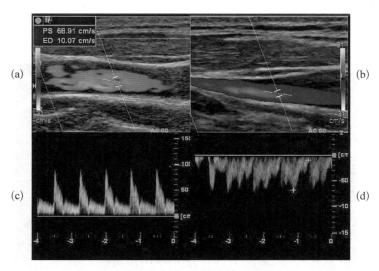

图8-15　正向流(a)和反向流(b)及其声谱图(c、d)

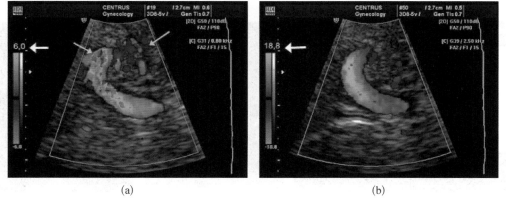

图8-17　(a)有混叠的彩色多普勒图　(b)提高PRF消除混叠之后的图

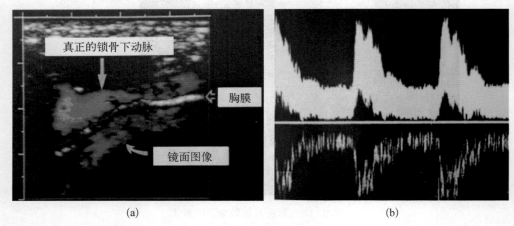

图8-19 （a）锁骨下动脉的彩色血流图像在胸膜下方形成镜面伪影 （b）接收增益过高引起的频谱多普勒镜面伪影

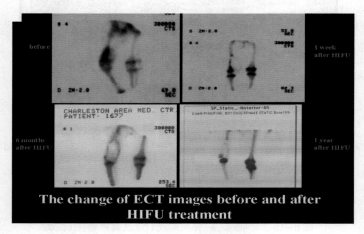

图11-4 骨肉瘤HIFU治疗前后ECT影像对比

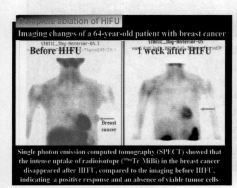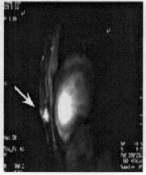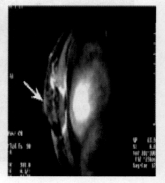

图11-6 乳腺癌HIFU治疗前后SPECT对比及MR影像对比

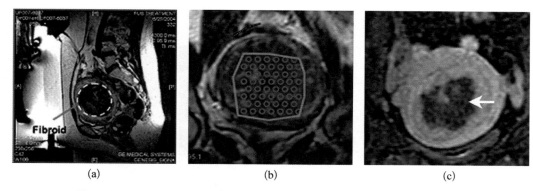

(a)　　　　　　　　　(b)　　　　　　　　　(c)

图11-7　MRI 引导的聚焦超声治疗子宫纤维瘤示意图（采用ExAblate 2000
机器）

（a）治疗前的MRI图像　（b）HIFU可以辐照到的区域　（c）HIFU治疗之后的MRI图像，
箭头所指是HIFU焦斑区域

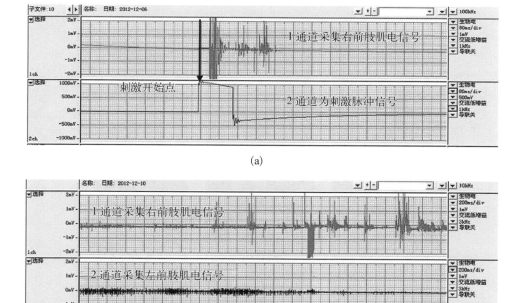

(a)

(b)

图13-8　采集SD大鼠的肌电图

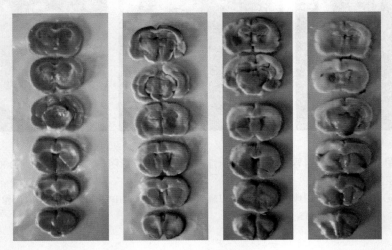

图13-9　时间窗选择实验的切片结果：从左至右依次为：A组,B组,C组,D组

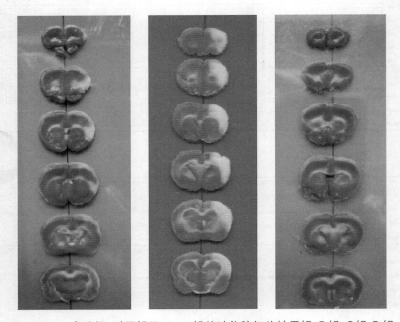

图13-10　实验组、对照组及sham组的动物脑切片结果组,B组,C组,D组